生命倫理コロッキウム 2
Bioethics Colloquium

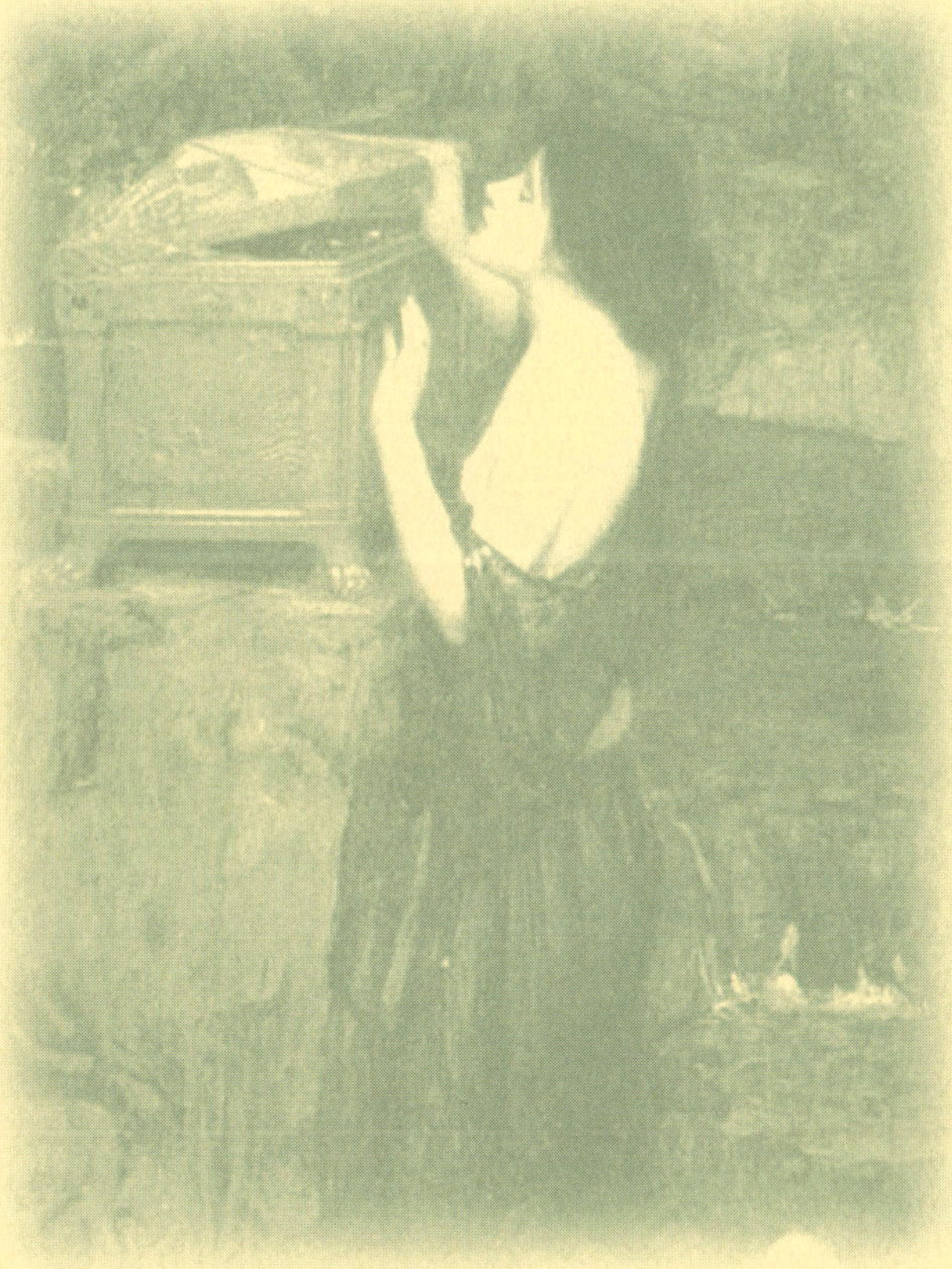

臓器移植と生命倫理

倉持　武
長島　隆　編

臓器移植と生命倫理◉目次

第7章 子どもの脳死をめぐって——現場の小児科からの発言として……………鞭　熙

第8章 異種移植——医療倫理への新たな挑戦——……………………浅見昇吾

序章　脳死移植のあとさき

一九九七年十月に「臓器の移植に関する法律」が施行され、五年近くの時が過ぎようとしている。この間、二〇〇二年七月三十一日現在で、二十例の法的脳死判定が行われ、八例目を除く十九名から臓器が摘出された。提供された臓器・組織によって、十三例の心臓移植、十例の片肺移植、十七例の肝臓移植（うち、四例は分割移植だから、提供肝臓数は十五）、六例の膵腎同時移植、一例の膵臓移植、二十九例の腎臓移植、そして一例の小腸移植、合わせて七十七例の脳死移植が行われた。レシピエントのうち、肺移植を受けた三名、肝臓移植を受けた三名、小腸移植を受けた一名、計七名の死亡が報告されている。この死亡者のうち、肝移植二名そして小腸移植一名の手術は生体移植を受けた後の再移植手術であった。

日本移植学会前理事長で日本臓器移植ネットワーク前副理事長の野本亀久雄氏は、元移植学会理事長大田和夫氏の前の学会長でもあった。野本氏は、当時から移植医療はフェア、ベスト、オープンな医療でなければならないと主張し続けており、二〇〇一年二月十二日のNHKラジオで、現行法施行以降の移植医療の現状をこの三つの観点からどのように評価しているか、見解を明らかにしている。

移植を受ける機会の公平性、公正性を確保するという意味でのフェアという観点から見るならば、レシピエント候補者の登録は移植医によってではなく、移植に進む前の患者の治療に当たってきた内科医によって行われてきており、「人の命を救うということに関しての公正さ」は達成できた。脳死判定の適正さ、移植医療体制のあり方についてベストだったかという点から見るならば、前者については問題があった。脳死判定に関してミスが指摘された時に、「手順のミスであって、医療のミスではない」というコメントが医療側から与えられたこともあったが、これは認識不足である。「今は命の取り扱いに関して、一般市民と医療界と政府と、そういうシステムが新しい協定を創ろうとしている。だから新しい協定を創る時には、システムとして約束事が守られるか、ということが非常に大事」だからである。移植体制についてはベストだといえる。短期の成功率が世界の水準九〇％を越えているからである。これは予想したレベルをはるかに越えているが、「日本の場合、ありとあらゆるところに留学して、情報を入れ、技術を入れて」構築した体制だったからである。

情報公開に関わるオープンという点では、これで十分という水準に達することはできていないが、最大限の努力が払われてきたといえる。移植医療は「全国民が参加する、社会的医療」であり、社会的医療に「情報公開がなかったら、そこに医療は成り立たない」のである。だから「まったく、情報を公開しない。一切、家族と医者しか知らない形で移植をしてくれ」といわれた場合、斡旋はしないことにしていた。「本来はプライバシーに属するような悩みもデータ化できる、数値化できる」ようになれば、つまり「先行する人達の情報があれば、どれほどみんな考えやすいか。反対するのも賛成するのも、はるかに安心して考えられる」ようになる。しかし現段階では「これはあの人だと、きっとあの人に違いないという、個人につながる可能性」があるので、家族の方々の認める範囲での情報公開に止まっている。この点については移植例が二十、三十例と増えていくにつれて改善されていくだろうし、そこまで行かないと、「国民全部が〈うん、なるほど。自分はよくわかったから脳死に賛成〉と、〈いや自分はよくわかったけれど、脳死に反対〉と、いずれも〈よくわかったけれど〉が前提で、賛成や反対であって欲しい」という自分の考えの実現とはならない。

三年目という法律の見直し時期が来て、子供の移植への道を拓くために法律の改正が議論されているが、基本的には子供の移植も是非できるようにして欲しいと思っている。しかし具体的に「子供さんのことに関して〈こうして欲しい、ああして欲しい〉という考え、〈それをどういうシステムでやったらいいのか〉という考えは持っていない」。現在は大人の自己決定権に基づいた臓器の提供という線に沿って進んでおり、子供への道を拓くには「大きく今度はもう一歩、大きな川を越えなければいけない」。したがって、「私は市民レベルでよく考えて、よく議論して〈これがもっとも正当なやり方だろう〉、というのを決めていただきたい。それには、まず前提段階として私は二十例を越えるまで、国民が信頼できるような臓器移植を実行していって〈こういう集団になら、我々の命は託せる〉ということをベースにして子供さんのことを考えてほしい」と思っている。

これは移植学会理事長で移植ネットワーク副理事長であるという当時の野本氏の立場を見事に反映した、いかにも野本氏らしい老獪な話し振りである。正面から答えているようで急所は巧みに避けている。例えば、フェアについてだが、「命を救うということに関しての公正さ」は、野本氏が触れている、誰を移植待機患者として登録するかという待機登録患者選定の公正さに関わる問題につきるわけではない。提供された臓器・組織に最も適切なレシピエントを選定することも重要な問題なのだが、この点に関しては、野本氏は何も言わない。法律制定後第一例となった高知県の四十歳代の女性から提供された心臓は、当初国立循環器病センターの患者に移植されると報道されたが、実際には大阪大学で拡張型心筋症の四十歳代の男性に移植された。これはレシピエント入院日のコンピューターへの入力ミスによるものと説明されたが、当時の心臓移植適応登録患者総数が十名をわずかに越えるにすぎなかったことを考えれば、この説明を受け入れるのは難しい。さらに、この第一例では心臓が大阪大、肝臓が信州大、腎臓が東北大、国立長崎中央病院、そして角膜が二つとも高知医科大で移植された。偏りなく全国に広がっている。一見、まことに配分の公正が実現されているように見えるが、このあからさまな公正がもっぱら医学的必要性に基づく真正なものだと納得するのも難しい。

本来、移植医療に関わる配分の公正については三重の観点からの考察が必要である。一つは、適応患者登録及びレシピエント選定に関する公正の問題である。二つ目は、医療全体の中での移植医療の位置と重さの考量である。二〇〇一年九月二十五日、厚生労働省から平成十四年度をめどとする医療制度改革案が発表された。医療費総額の問題が重要視され、健康保険料の実質値上げにつながる、被用者保険自己負担分一〇％増加、老人医療対象年齢七十五歳への引き上げ、外来患者一部負担月額上限制の廃止が検討されている。すでに入院中の食費が自己負担となっている。脳低体温療法に関わる補助金がカットされた。こうした中で、移植医療に関わる部分だけは高度先進医療適用化、健康保険適用化が進み、海外渡航移植への公的助成金が要求されている。三つ目は、社会全体における医療の位置付けである。フォックスとスウェイジーの言葉を借りれば、国民全体からみて「最善の医療にとって最善の社会とはなにか。最善の社会にとって最善の医療とは何か(1)」が考え抜かれなければならない。この議論こそが医療制度改革論議の大前提であるはずだ。この議論を欠いた医療制度改革は時代の経済状況に左右された小手先のつじつま合わせに終わらざるを得ない。これら三重の観点からの考察を経なければ、移植医療に関して公平性云々は論じられない。移植待機患者登録が内科医によっているか否かによって決められるような単純な問題ではないのである。

野本氏のいうベストについては厳密な検討を必要とするので、本書の第3章および第4章をこれに充てる。これまでドナー候補者の救命治療、脳死判定に関して報道されてきたさまざまな「ミス」がベストとの関連において問題とならざるを得ない。「ミス」の原因は一人ひとりの救急医、脳死判定医の判断にあったというよりも、むしろ「厚生省脳死判定基準」の曖昧さ、あるいは「臓器の移植に関する法律」の基本構造にあったのだが、本書ではもっぱら後者を原因とする問題に議論を集中させたいと考える[2]。現行法は提供要件として、提供意思および提供のための脳死判定に関して本人の書面による意思表示のみならず家族の不拒否をも求めている。この点について、本人の意思表示が必要不可欠であることの根拠がこれまで理論的にはほとんど示されてこなかったという問題がある[3]。さらに、本人の意思表示を重要視しつつも家族の意思も問うているが、家族の意思にはどのような意味があるのかという問題もある。倫理的には、人道的観点からの臓器提供には本人が自分の考えを家族に説明し理解してもらうことも含まれる、と考えることもできる。しかし法的には、本人の意思表示と家族の意思表示との関連が依然として不明瞭であって、その結果として、実際には、家族が臓器提供の最終的決定権を握り、提供先を決定し、開示される情報の範囲を承認するという事態を招来している。「大きな川」は家族の権限のなしくずし的な拡大によって知らず知らずのうちに埋められ、すでに涸れかけたか細い小川になってしまっている。「大人の自己決定権に基づいた臓器の提供」はいまや風前の灯である。

移植医療はドナーという第三者を必要とする医療であるが、現行法はドナーについて、もっぱら臓器の摘出要件に関心を集中している。このため脳死判定費、臓器保護技術費、組織適合性検査費、提供病院必要経費、臓器搬送費等、ドナーに関わる経済的側面の処理法については何の法的規定も置かれぬままとなってしまっている。事務職員全員に休日出勤を命じ五〇〇万円以上の経費がかかった提供病院もある。搬送費に二五〇万円かかった心臓もある。(4) 提供病院にはさらに検証会議への出席と報告という負担がかかる。この負担が思いのほか重く、検証会議は廃止寸前にまで追い込まれた。「臓器の移植に関する法律」が移植医療の経済的側面に関して何の関心も払っていないという事態は、移植医療のインフラに不安定と曖昧性を引き起こしている。臓器提供意思表示カードの配布やドナーとレシピエントとをコーディネイトするネットワークの経済的基盤に、何ら法的基礎付けが与えられていないのである。「臓器の移植に関する法律」についてはこの方面からの検討も必要であると考える。

七十七名のレシピエントのうち七名の方が亡くなられているのだが、そのほかの方々はお元気なのだろうか。二〇〇一年十月三十一日の毎日新聞には「〈心臓移植〉四例ともに問題なし　国循センター評価委」の記事が載っている。国立循環器病センターで二〇〇〇年七月から二〇〇一年三月の間に実施した四例の心臓移植に対する、外部のメンバーも入った移植医療評価委員会の結論を伝える記事である。委員会は移植の「技術面、倫理面、患者への精神的ケア」について検討し、「技術は国際水準に達している」と評価したそうである。この四人の方はお元気なのだろうと思う。ほかの方々はいかがお過ごしなのだろうか。他ところで、循環器病センターは委員に対してどのような資料を提出した上で評価を求めたのだろうか。それぞれの施設での評価を一カ所に集めての、全国の移植施設でも評価委員会を置いているのだろうか。

的観点に立った移植医療に対する評価、レシピエント全員の予後についての生涯記録の観点からの評価、そしてこれに基づくデータベースの構築は行われているのだろうか。一九六八年の和田移植に対する日本弁護士連合会心臓移植事件調査特別委員会が、すでに、移植医療の客観的評価のためにはレシピエントについての生涯記録観察が必要であるとの勧告を出しているのであるが。(5)

移植医療の検証は、提供第四例までは「厚生省公衆衛生審議会疾病対策部会臓器移植専門委員会」が行い、それ以降は藤原研司氏を長とする「検証会議」が担当している。ただ、これらの検証会議が検証の対象とするのは、ドナーの救命治療、脳死判定、そしてレシピエントの選定までである。移植手術、回復入院、退院、予後という肝心の移植医の関わるところは一切検証対象から外されている。それゆえ、たとえ検証会議が公開される、あるいは議事録が公表されるとしても、レシピエントのその後について知ることはできない。

「移植の評価に関する研究」を第三テーマとする「北川班　臓器移植の社会資源整備に向けての研究」が、平成十一年度「免疫・アレルギー等研究事業　臓器移植部門　総括・分担研究報告書」において公表されている。「移植の評価に関する研究」として、「臓器移植直後の追跡・評価の情報システムに関する研究」(分担研究者・大田和夫前日本移植学会理事長)および「海外渡航移植の追跡調査に関する研究」(分担研究者・小柳仁東京女子医科大学循環器外科教授)の二論文が掲載されている。しかし、この二つの論文を詳しく読んでみても、それまでに国内で行われた腎臓移植や海外で移植を受けた人たちに関する、移植された臓器の生着率、レシピエントの生存率はある程度分かるが、レシピエントたちの生活の具体的状況は全く分からない。逆に、腎臓移植患者の術後フォローアップさえ一九九四年の中間報告から一九九八年の調査再開まで中断されていたことが分かる。一九九八年といえば現行法施行後であり、この研究班が設置された年である。

日本移植学会広報委員会は、「海外および日本での移植医療の状況を正確に理解し、今後の我が国の移植医療の発展に寄与するため、移植に関する基本的な参考資料を提供する」ことを目的として「臓器移植ファクトブック」を発行してきた。その最新版である二〇〇〇年十月五日発行の「臓器移植ファクトブック二〇〇〇」にもレシピエントの具体的生活状況に関する記述は一切現われてこない。日本移植学会にとってはレシピエントの術後生活は「移植に関する基本的参考資料」ではないようだ。

二〇〇一年度日本医学哲学・倫理学会において、臓器提供に携わった救急医、脳死判定医、ドナー管理担当麻酔医、臓器摘出担当麻酔医からの聞き取り調査の結果に関する貴重な報告があった。「移植医療の目的であると同時にこの医療を推進する原動力となるものは、ひとえにレシピエントが助けられたという事実である。しかし提供病院のスタッフへその事実がフィードバックされることはなく、この医療の成果を実感できるシステムにはなっていない」というのが報告の結論であった(6)。手術の結果は提供病院にさえ報告されることがない。移植学会の一般会員にも分からない。レシピエントの術後は手術実施施設から外に出ることのない業界内秘密とされているらしい。

現行法は、臓器提供およびそのための脳死判定に従う旨の本人の書面による意思表示、ならびに、それに対する家族の不拒否を要件として臓器摘出、つまり医師の手による人為的な心停止の早期化を、刑法三十五条に定める「法令又ハ正当ノ業務ニ因リ為シタル行為」とするものであるから、現実の本人の提供意思表示を必須の要件としている。さらに、現行法審議過程でなされた国会での議論から明らかなように、提供意思表示は脳死および移植医療についての十分な理解に基づくものでなければならないのである。このため、「ガイドライン」（「臓器の移植に関する法律」の運用に関する指針）において、有効意思表示年齢が十五歳以上と定められている。現行法は小児心臓移植断念とのトレイドオフによって成立したのである。

二〇〇〇年十月は現行法施行三年目に当たり、この「見直し」期をめざして小児心臓移植を可能にしようとする動きが強くなった。小児心臓移植には小児脳死判定基準が必要だが、一九九八年発足の「小児脳死研究班」（竹内一夫班長）が、二〇〇〇年十月六日、経過観察時間を二十四時間とすることを骨子とした、六歳未満の小児に対する脳死判定基準を発表した。また、現行法に定める提供要件を改定して小児からの臓器提供を可能にするための法案が、町野朔氏を代表とする研究班から「臓器移植の法的事項に関する研究（一）――特に〈小児臓器移植〉に向けての法改正のあり方」として、二〇〇〇年八月二十二日に発表された。小児からの臓器提供要件を「本人の書面による提供意思表示」とするわけにはいかないから、この改訂案は、現行法の「本人の現実の意思表示」原則に真っ向から対立する。本人意思表示の意味と意義が理論的に明示されない限り、「家族という自己」の提供意思を尊重するという仕方での家族の権限強化という形をとって、現行法はいずれ改訂される可能性が高い[7]。

注

（1）レネイ・フォックス／ジュディス・スウェイジー『臓器交換社会』（森下直貴他訳、青木書店、一九九九年）一四七頁。

（2）前者を原因とする問題については、倉持武「厚生省脳死判定基準の再検討」（日本医学哲学倫理学会国内学術交流委員会ホームページ〈http://plaza.umin.ac.jp/~pe-med/kuramochi.htm〉）。
（3）倉持武『脳死移植のあしもと』（松本歯科大学出版会、二〇〇一年）第七章。
（4）二〇〇一年十一月四日付朝日新聞によれば、同月三日国立循環器病センターで行われた十七例目のドナーからの心臓移植の際の搬送費は二五〇万円。当センターではこれまで心臓移植の手術費（およそ三五〇万円）と臓器搬送費を含む医療費のほぼ全額を研究費で賄っていたという。当センターでの心臓移植には今回から高度先進医療制度が適用されるため、施設負担は軽減されるが、レシピエントの負担は増えることになる。
（5）日本弁護士連合会心臓移植事件調査特別委員会「患者の心臓移植（心臓移植事件）」（日本弁護士連合会人権擁護委員会編『日本弁護士連合会　人権事件　警告・要望例集』明石書店、一九九六年所収）。
（6）本書第4章参照。
（7）筆者は注（3）で示した個所で、本人意思表示の必要不可欠性の理論的基礎付けを試みた。諸氏のご批判を乞いたい。

倉持　武

第1章　臓器移植法における同意要件

1　はじめに

「臓器の移植に関する法律」（以下、臓器移植法）は一九九七年六月十七日に可決され、翌月十六日に公布、同年十月十六日施行となった。これに基づいて二〇〇二年一月末現在までに十八件の脳死移植が行われている。臓器摘出にあたっては、臓器提供者の事前の提供意思がドナーカードで表明されていることが要件とされているが、さらに臓器提供の前提となる脳死判定に関しても、判定に従う旨の本人の意思表明が必要である。これは臓器摘出要件を定めた第六条によるものであり、以下同意要件と呼ぶが、同規定については法案審議の段階から多くの問題点が指摘されており[1]、法が施行された現在も議論は決着をみていない。臓器移植法は個人の意思に基づかせた「二つの死」を認めるものなのか、さらに死とは個人の意思によって左右し得るものなのかという議論が絶えないのは、脳死の法的評価が曖昧である以上に、同規定の意義が不明確なためである[2]。

臓器移植法の抱える問題点は数多いが、本稿では主として臓器提供者（以下、提供者）の同意要件という観点から検討を試みたいと思う。同意要件の基礎には「自己決定権」尊重という姿勢が見られるが、臓器移植法における同意要件が果たして何を意味するのかは明確ではない。臓器移植法における脳死の法的評価が分かれ、したがって人の死が不安定となり得るのは、ひとえに同意要件のこの不明確さに起因するといえる。そこで、提供者の同意が果たす役割を確認することが、臓器移植法の解釈には不可欠である。また本法は附則二条一項に施行後三年を目途とした見直しが規定されており、これに基づいて法改正の方向で検討が進んでいるが[3]、改正の主眼は同意要件の緩和である。しかも形式面のみならず、実質的側面からの緩和が検討されている。だが同意要件の緩和は、同意に基づく臓器摘出が人の生死を決定づけるだけに慎重でなければならず、まず先立って同意要件の意義を明らかにすることがやはり求められるであろう。

以下ではまず第六条の解釈について諸説を紹介し、各説における同意要件の意義について考えてみたい。それによって臓器移植法が、人の死と本人の意思についていかなる立場をとっているかが示されるであろう。結論からいえば、臓器移植法は人の死を個人の意思に基づかせており、脳死を人の死としているわけではない。それゆえに違法性阻却説の再考の余地があり、その観点から提供者の同意の意義を問い直すことが必要である。その場合、提供者（脳死が個体死でないならば「患者」といえる）の自己決定権は脳死のみならず尊厳死・安楽死をも対象とした、末期医療の場の包括的問題として捉えられる必要がある。

2　臓器移植法の解釈

（一）三つの解釈

臓器移植法が議論を生む最大の理由が、臓器摘出に関して定めた諸規定のうちとくに第六条の同意要件にあることは多くの論者が指摘するところである。第六条は第三項で、臓器摘出とその前提となる脳死判定を行うにあたって本人の事前の同意を求めている。そこで、本人の意思によって、ある状態が「生」になったり「死」になったりするのではないかとの疑問が生じる。ただし、第六条の規定が死を自己決定に基づかせていることを否定することも可能であり、本条の解釈について見解は分かれている。違いは臓器移植法における脳死の法的評価に対応しており、法が脳死を人の死と認めているか否かに従って三つに分類できる。(4)

(1) 脳死説（脳死一元説）：脳死の時点で常に人の死は訪れるが、脳死判定およびそれを前提とする臓器摘出だけは、本人の書面による明示の意思表明と遺族の受容のある場合にしか行い得ないとする解釈。この場合に同意要件は「死」の要件ではなく、臓器摘出と脳死判定の要件にすぎない。(5)

(2) 脳死選択説：提供者の書面による同意に基づく臓器摘出の場面に限っては脳死を人の死とするが、それ以外の一般の場合には心停止が訪れて初めて人が死亡したとする解釈。(6)

(3) 三徴候死説（脳死否定説）：脳死を人の死とは認めず、人の死を従来の心臓停止、呼吸停止、瞳孔散大の三徴候のみで判定し、脳死下での臓器摘出を違法性阻却で説明しようとする傾向にある（以下、この主張を三徴候説または違法性阻却説と呼ぶ）。第六条はまさに違法性阻却説の趣旨を立法化した規定であり、臓器移植の場合のみ本人の意思に基づいて「残りわずかな生命」の放棄を許したものとする解釈。

上記三つの解釈のうち、いずれの説が妥当であろうか。解釈論として最も一貫しているのは(1)の脳死説であり、原案（いわゆる中山案）も脳死説に立脚していた。確かに脳死事例の圧倒的少なさや、いわゆる社会的合意の非存在、判定基準の未確立、脳死判定拒否者や遺族への対応など、現実面・実際面での問題は大きい。また、前提となる脳死説自体の妥当性にも疑問の声がある。だが脳死説の支持者は多く、同説に基づいて臓器移植法の改正を求める傾向は強い。

では(2)の脳死選択説による解釈は可能であろうか。臓器移植法を文字通り読めば、脳死を選択する権利を認めたものとするのが素直で、このように解釈する論者も多い。第六条第一項にある「『脳死した者の身体』とは、その身体から移植術に使用されるための臓器が摘出されることとなる者」との文言も、脳死選択説を採用したゆえの規定と読めるし、世論や医療現場の実情に即した現実的な解決策との評価も見られる。だが死の基準や概念を個人の意思で決定できるとする点が、脳死一元説・脳死否定説の両者から激しく批判された。死の基準は一律かつ客観的に決められるべきであり、これを相対化することで死の平等性を損なう脳死選択説は、法理論的に不可能で受け入れ難いとする見解が圧倒的で、個人の意思によって同じ状態が「生」になったり「死」になったりすることを正面から認める法学者は少ない。したがって、脳死選択説に基づく同意要件の解釈は、死の基準を個人の意思に基づかせるという、まさに同説の核心部分を理由に放棄されるのである。

また(3)にあげた三徴候死説での解釈も、第六条第一項にある「死体（脳死した者の身体を含む）」という文言上の障害もさることながら、「生体」からの臓器摘出を合法的な行為とすることに対する激しい抵抗や「生命の相対化」につながるとの危惧が存在する上に、違法性阻却による根拠づけがそもそも理論的に問題であると批判されてきた。脳死選択説では「死の基準を個人の意思に基づかせること」が致命的欠陥とされたが、違法阻却による根拠づけでは「臓器摘出による死を個人の意思によって可能とすること」、言い換えれば「殺人を個人の意思により許容すること」が問題となったともいえる。刑法第二〇二条の存在から、殺人はたとえ被殺者本人の同意があっても違法であるとのわが国の通説的見解からは、臓器提供者の同意を「殺害に対する同意」と同視する三徴候死説も法理論的に受け入れ難い、さらには法理念的にも到底受容できないと非難されるのである。また自己決定権を強調する脳死選択説、三徴候死説による解釈では、提供者本人の同意のみならず、家族の受容が必要とされる点が説明できない。自己の死の基準や死の時、死の方法を決定することをも含むような、広範かつ積極的な自己決定権を容認しつつ、これを第三者の判断により制約することは矛盾であるからだ。

結局、脳死説・脳死選択説・三徴候死説のどれによっても現行の臓器移植法の解釈は困難であり、政治的な妥協の産物で法的に許容できないとの評価は避けがたい。その矛盾の源が臓器摘出における同意要件であることは明白であり、法改正の際には同意要件の検討が中心となるのも当然であろう。

しかしながら、臓器移植法をなお検討することが不必要とはいいきれない。どの解釈も不適当であるとして法理論的解釈を放棄する前に、あるいは消去法的にある解釈をとる前に、この法の実質がいかなるものであるかを再度検討することが求められる。なぜなら、「脳死説での解釈も結局は三徴候死説に帰着する」との注目すべき指摘が一方ではあり、[7]他方では脳死説の医学的妥当性が揺らぎ始めているとの発言が見られるからだ。[8]この点を検討し、提供者の同意がいかなる意義を有するべきかを決することなしには、臓器移植法の向かうべき方向は見えてこないであろう。以下では臓器移植法の実質的解釈により、それが違法阻却説に接近するものであることを指摘した上で、同説の再検討を行いたいと思う。

（二）臓器移植法の実質的解釈

臓器移植法の実質的解釈にあたっては、上述のように第六条が焦点となる。本人の意思と、その結果生じる効果との関係こそが明らかにされねばならない。脳死選択説に基づいて解釈した場合、本人の意思によって、その者は死体として取り扱われることになる。三徴候死説であれば、本人の意思により、その者の生命に対する保護がある意味減少する。本人意思にこのような効果を認める脳死選択説、三徴候死説が重大な法的問題を孕んでいることは前述の通りである。一方、脳死説に立脚した場合、本人意思と脳死体の評価自体は原則的には無関係である。提供者の意思は臓器提供とその前提としての脳死判定の要件にすぎず、現行の臓器移植法について最も妥当な解釈を導き得る。しかし、脳死説の観点から臓器移植法を解釈した場合においても、脳死体は通常の死体と全く同様に捉えられているわけではなく、臓器移植法が最終的に脳死説を採用したとは考えがたい。脳死説は臓器移植法における「自己決定権尊重」を十分説明できず、切迫脳死と脳死で異質な論理を適用せねばならないからだ(9)。つまり同じ死体であるはずの脳死体とそれ以外の死体（それがどれほど脳死に近くとも）を区別して扱うこと、その区別を提供者の同意により根拠づけることの正当性に疑問が投げかけられているのである。より詳細には、以下の指摘が重要であろう。臓器移植法附則第四条第一項に従えば、脳死体では臓器摘出にあたって厳格な要件が課されるのに対し、それ以外の死体、すなわち心臓死体の場合には本人の意思が不明な場合でも、遺族の承諾で眼球や腎臓などの臓器を摘出することができる。これは、脳死体については最も狭い承諾意思表示方式、それ以外の「通常死体」については拡大された承諾意思表示方式を採用していると考えられる。つまり自己決定が尊重される死体と、それほど自己決定が尊重されない死体の二つを認めていることになり、脳死説では臓器移植法のこの点を首尾一貫して説明することはできないのだ。[10] なぜ脳死した者はその意思を事前に、しかも書面によって表明しなければ死体として扱われないのか。そして、なぜそこに家族の承諾までが必要とされるのか。さらには、脳死した者が死体であれば死体損壊罪になるにすぎない臓器摘出に、なにゆえこれほどまでに厳格な要件と手続きが必要なのか。臓器移植法が単に死体からの臓器摘出要件・手続きを定めているにすぎず、本人の同意は臓器摘出と脳死判定のための要件にすぎないのであれば、こうした結論は不合理である。たとえ「法的な脳死判定をしていない者は判定基準を満たしていないので死体とはならない」と構成しても、臨床的脳死判断の後に無呼吸検査をしたならば同様の基準を満たしたことになり、にもかかわらずその場合、脳死者は生体として扱われる。つまり、何らかの理由で「脳死体＝死体」とする構成がためられているのだ。脳死体とそれ以外の通常死体の取り扱いにここまで大きな差が生じるのであれば、もはや「二つの死体」を認めるというよりは、脳死体を死体としないままで、一定の厳格な要件下での臓器摘出を許していると考える余地もあるだろう。そうであれば、臓器移植法は脳死状態下での本人の意思による生命処分を認めているのであり、脳死説ではなく三徴候死説に基づく違法性阻却を定めたものと解釈することさえ可能である。[11]

「残りわずかな生命」の処分を認める三徴候死説に対して激しく反発した脳死説が、現行の臓器移植法を統一的に解釈し得ず、逆に違法性阻却説に接近することは興味深いが、これは脳死選択説による解釈にもいえる。脳死選択説は心臓死と脳死という二つの基準を認め、さらにその選択を個人の主観的意思に委ねるものであるが、なぜ臓器移植の場合のみ脳死が選択肢になるのかが不明確なのである。脳死選択説では、臓器移植の場面以外で個体死としての脳死を選択することはできない。本人が脳死時点で死と判定されることを選ぶのであれば、その時点以降は死体となるはずであるのに、臓器摘出以外の加害行為は生体への攻撃と見なされ、本人が放棄したはずの生命が保護されることになるのだ[12]。したがって、脳死と心臓死という二つの死の基準を認めるというよりは、臓器移植という特定の目的による場合には、いまだ生者である脳死患者が生命法益を放棄することを認めていると解釈することも可能である。特定の目的に従って特定の時点で「死体」となることを本人が決定できるという構成は、むしろ同じ状況下で特定の「生体」に生命法益の放棄を認めると解するのが自然であろう。臓器提供者のみが早い時点で死の判定を受けるということは、極めて限定された範囲ながら本人の意思に基づいて死を選択する権利を認めたものに他ならず、それはすなわち自らの生命を短縮することなのだ[13]。こう考えるならば、脳死説による臓器移植法の解釈と同様、脳死選択説による解釈であっても「残りわずかな生命」の処分を許容するという性質は拭いきれず、結局は違法性阻却説に接近するのである。

以上のことから、脳死説と脳死選択説のいずれによっても現行の臓器移植法の統一的解釈は困難で、実質的には三徴候死説による構成と明確に区別することはできない。これを回避するためには、脳死説であれば、脳死体からの臓器摘出にあたって同意要件を相当程度緩和しなくてはならない。形式面での緩和はもとより、そもそも本人の同意が必要なのかという点が検討されるであろう。そこで推定的同意、あるいは家族の同意のみ（あるいは家族の受容）に基づく脳死体からの臓器摘出の許容性が模索されることになる。一方、脳死選択説による解釈を一貫させるためには、臓器移植の場面以外でも脳死体を死体とするだけでは足りない。死体となることに本人の意思が関わるという点を説明せねばならず、根本的な解決への道のりは遠い。それゆえ脳死説に基づいて同意要件を緩和することで死の客観性を保持し、臓器移植法の一貫した解釈を導くべきとの動きが強まることは想像に難くない[14]。また同意要件を緩和することによって脳死移植の可能性が広がり、現状のように要件の厳格さから移植を断念する事例を避けることができるという、実際的利点が背後にあることも否定できないであろう[15]。

しかし脳死説による解決は妥当であろうか。確かに脳死説に基づいた改正が最も容易に法律の矛盾を解消でき、移植医療の拡大にもつながる。だが、たとえ法律としての整合性があっても、そこに倫理的妥当性がなければ無意味である。なぜ臓器移植法は三徴候死説による違法性阻却を明確に否定しつつ、その態度を貫徹することができなかったのだろう。脳死状態が通常の生とは異質の段階であることを強く意識しつつ、本人の意思を積極的に求める背後には、脳死を個体死と見ることへのためらいと、脳死体から臓器を摘出することへのためらいがある[16]。このためらいを捨てきれないのであれば、むしろ三徴候死説に基づく違法性阻却という観点から臓器移植法を解釈し、この理論に沿った改正を目指すのが適切ではないか。

違法性阻却説に基づいて臓器移植法を解釈した場合に問題となるのは、臓器移植という目的への限定の合理性、提供意思や判定意思への家族の関与である。だがその前に、違法性阻却説の正当性がまず確認される必要がある。違法性阻却説に反対する論者が言うように、法理論として受け入れ難いのであれば、その先の検討は不毛であろう。そこで以下では、脳死体からの臓器摘出という侵襲行為（殺害行為）の違法性が、いかにして阻却され得るのかを改めて検討することとしたい。

3　違法性阻却説の再考

（一）違法性阻却説

脳死を個体死と考えず、従来の三徴候による死の判定を求める脳死否定説は、だからといって脳死下の臓器移植を一切禁ずるものではなく、一定の要件を備えた場合にそれを許容しようとするものである。しかし脳死を生体と考えるため心臓摘出は殺害行為となり、これを正当化する論理として違法性阻却による処理を主張してきた。その代表はいわゆる脳死臨調の少数意見であり、この趣旨を立法化しようと衆議院では金田案、参議院では猪熊案が提出されたほか、日弁連修正案や生命倫理研究会試案といった数多くの提案がなされた[17]。摘出行為の違法性を阻却する主要な根拠は臓器提供者の自己決定権の尊重であり、要件として第一に提供者本人の自発的な提供意思、および脳死状態であるという判定の確実性・客観性を求める点が共通している。さらに厳格に、臓器移植がなければレシピエントの生命に危険が及ぶ蓋然性が高いという要件を求める説も少なくない[18]が、より差が生じるのは生命処分が認められる根拠である。生体からの臓器摘出とその結果としての死を認めることは、刑法二〇二条に例外を設けることになる。通説のように、たとえ本人が放棄した生命法益であっても他者が関与することは許されないと解すれば、なぜ脳死状態に限ってそれが可能なのかという問題が当然生じ、この点が違法性阻却説批判の核心である。いかに自己決定権の尊重を掲げようと、それは生命放棄の承認にまでは及ばず、この大前提を崩すことは許されないと言うのである。むろん、自己決定による生命法益の放棄がいかなる場合にも許されないわけではないことは、尊厳死論や安楽死論を見れば明らかである[19]。しかし臓器摘出の場合には、積極的な殺害行為が必要とされる点、また他者の利益を目的とした行為であって、本人の身体利益の維持・増進には全く関係がない点が、尊厳死や安楽死とは異なる。したがって、臓器摘出行為の違法性を阻却するためには尊厳死論や安楽死論を直接的に援用するだけでは足りない。臓器移植に特有の理論を補うか、あるいは尊厳死論・安楽死論を、臓器摘出行為をも包含し得る形で構成する必要がある。しかしこれが容易ではないため、臓器摘出行為に関する違法性阻却論は確立されていないのだ。そのため違法性阻却説のバリエーションは、臓器摘出行為の違法性を阻却する理論構成の違いに対応する。たとえば安楽死をも許容する見解からは、耐え難い肉体的苦痛の存在および苦痛の緩和という安楽死許容の要件を、自己決定権の尊重から臓器移植の場合には後退させることが可能とされる。また尊厳死との関係からは、脳死者から生命維持装置を撤去して尊厳のうちに死なせることが可能であれば、移植のために臓器を摘出することで死なせることも許されると解する余地はあるのではと説明されている。あるいは、自己の生き方・死に方を選ぶ権利として構成する説もあるが、これも尊厳死類似の論理といえよう。

しかしいずれの説も、尊厳死や安楽死との関連において不明確な点が多い。尊厳死との関連づけでは、「延命治療を中止すること」と「心臓を取り出すこと」が果たして同視し得るものかが論じられなければならず、摘出行為の作為性を考えるに安楽死との類似性が強い。だが安楽死の許容性は議論のあるところで、とくに積極的安楽死に関しては、ペイン・クリニックの発達した現在では否定論が優勢といってよい。そのため安楽死との関連づけは避けられ、逆に安楽死との違いが要件として強調されることとなったものと思われる。それが臓器提供という目的の崇高さ、あるいは脳死状態の特異性であろう。たとえば脳死臨調少数意見は、脳死を限りなく死に近い状態であるとした上で、「……臓器を贈りたいという意思を強くもっていたならば、その意思を拒む理由を探すのは困難……まだ死ではない状態の体を移植でしか助からない人のために捧げるのは、キリスト教の愛の行為とも、仏教の菩薩行とも矛盾しない……」と述べているのである。[20]

だがこうした理論構成は、生体から臓器を摘出して死なしめるという行為の本質から目をそらすものである。自己決定権の尊重を重視するならば、目的の性質を問うことは矛盾である。目的や決定内容によって区別しないこと、他人にはいかにばかげた決定であろうと尊重することが自己決定権尊重の中核でなければならず、事情を十分に理解した上で自発的に自由な意思によって決定が下されれば十分である。脳死臨調少数意見のように、臓器移植という目的を限定した上でさらに家族の承諾を求める見解は、自己決定権尊重の理念との乖離を広げている。脳死状態の特異性に関しても、これこそが脳死否定説が否定していた点であろう。脳死患者は生きており、決して死体ではないと主張して、脳死患者と他の末期患者との間に質的な差はないと定義したはずであった。それにもかかわらず、脳死状態の特異性に立脚して理論構成したため、違法性阻却説にとってこの点が逆に弱点となったのである。出発点であった「脳死が個体死とは思えない」という主題が明確で、一般には説得力を有していたにもかかわらず、三徴候死説が優勢となり得なかった理由がここにある。

脳死説から違法性阻却説に向けられた批判も、移植目的や脳死状態の限定に集中した。そしていずれの批判も、違法性阻却説のこのような問題点が、積極的安楽死や、それを超えて「生命の質なき者」の抹殺をもたらす危険性を強調するのである。[21] 自己決定権尊重の思想からは、目的によって行為の許容性を決定することが矛盾であるのが上述の通りだが、利他性を根拠にした上で移植のみに目的を限定すること自体が不可能である。「自己の残り僅かな生命を犠牲にして他者を救う崇高な行為」という定義は、何も臓器移植に限られない。医学の発展のために自己の身体を研究利用させることはむろん、重病患者を抱えた家族の経済的・精神的負担を解消することとの区別は原理的に困難である。

また、仮に臓器移植の場面に限定することが可能であるとしても、なぜ利他的目的があれば殺害行為が許されるのかという点が追及されよう。自殺関与や同意殺人は利他的目的に基づいても許されない（刑法二〇二条）。脳死状態でのみ殺害を認めることは、脳死段階での生命法益に対する法的保護を弱めることではないのか、そうであれば回復見込みのない重度末期患者の生命を切り捨てることと同じではないのか、という論法である。脳死臨調少数意見に代表される違法性阻却説を、生体であっても一定の場合には死体なみの扱いをする「ねじれ現象」であり、反倫理的なものと厳しく批判する説は、この点を指摘している。(22) 臓器提供という自己決定を持ち出すにしても、結局それは他者の利益擁護であり、そうであるならば脳死者の生命をレシピエントの生命に比して劣るものと判断して生命の質を比較衡量しているに他ならない。そして、脳死者をそれ以外の重病者と区別できないのであれば、脳死者のみならず植物人間、末期患者からの臓器摘出の許容へと拡大されざるを得ず、受容できない「危険な坂道」であると非難するのである。

違法性阻却説に対するこのような批判はもっともである。違法性阻却説は、脳死状態を他の末期状態と質的に区別し得ないままで生命処分権を許容しつつ、尊厳死や安楽死、とくに積極的安楽死の容認へ至る可能性を排除できなかった、あるいはその可能性自体を認めなかったのだ。利他的目的への限定や、家族の関与という自己決定権概念と矛盾する形でこの可能性を封じ込むのは不可能である以上、違法性阻却説は批判を免れ得ない。いかに構成しようとも違法性阻却説は尊厳死・安楽死との接近を否定できず、この点を避けての構成は真実を隠蔽しようとするまやかしと評価されるであろう。そのため「移植のためであれば死が切迫した患者を殺害することも許す理論」だと非難されるのである[23]。違法性阻却説の脳死説への批判が、脳死を個体死とすることによる「死」という結果の重大性から生じたものであるならば、違法性阻却説自身も臓器摘出による「死」の結果を直視せねばならない。脳死状態を生と位置づけるのであれば、摘出行為と「死」の関係はより強く意識されるはずなのだ[24]。この認識の不足は、違法性阻却説が尊厳死・安楽死における自己決定権の位置づけを不明確なままにしたことに起因する。自己決定権がなぜ生命処分を許されないのか、許される場合があるとすればそれはなぜか、その要件とは何か。この点を明確にした上で脳死状態下の臓器摘出を位置づけることができなかったために、違法性阻却説は十分な説得力を持ち得なかったのである。

そこで、自己決定権が生命放棄や、他者による生命処分を許す理論を構成しさえすれば、違法性阻却説は強固になると考えられる。だが、その道のりは険しい。自己の身体的利益よりは尊厳性や他者への奉仕という精神的利益を追求しているという点では、脳死患者からの臓器摘出行為は尊厳死に近いともいえる。しかし、治療行為と呼べる行為が一切なく、患者本人の身体的利益の増進に結びつかない直接的な殺害行為が行われるという点では、積極的安楽死との類似性が際立つ。積極的安楽死という評価がもたらす衝撃は、尊厳死や消極的・間接的安楽死の比ではなく、近年は積極的安楽死否定論が勢力を強めている。自己決定権の無制約な尊重に対する危機感がこの動きを後押しし、生命との関わりでは自己決定権を制限しようとする傾向が生じている。そのため、違法性阻却説への抵抗がより厳しいものとなることが予想されるのだ。

(二) 違法性阻却説の意義

それでもなお違法性阻却説による解決を目指すべきなのだろうか。違法性阻却説は尊厳死・安楽死論に接近するため、自己決定権による生命放棄は許されるのか、生命放棄の手段は臓器摘出を含むほど広範であるのかという重大な論点を内包する。生体からの臓器摘出とその結果としての死の到来を直視した場合、違法性阻却説に対する批判を克服することは容易ではない。

しかし違法性阻却説の役割は終わっていない。現行の臓器移植法の根底に脳死を個体死とすることへのためらいがあり、それは脳死説、脳死選択説のいずれによっても説明がつかないものであることは先に述べた。その意味するところは、単に臓器移植法が政治的妥協の産物というにとどまらず、臓器提供の場に限っては、死体といえない脳死体からの臓器摘出行為の合法化が模索された結果であって、違法性阻却説と志向性を一にする。確かに違法性阻却説は大きな問題を孕んでいるが、放棄したはずの違法性阻却説がこのように現行法の背後に存在することを見るに、その役割はいまだ終わったとはいえない。むしろ違法性阻却説の完全なる放棄よりは、その問題点を克服することの方が長期的には現実的であり、合理的であるとさえ思われるのだ。

また違法性阻却説を改めて検討する根拠はそれにとどまらない。近年、アメリカやドイツで新たな医学的知見が紹介されるに伴って、脳死否定論が再燃しているとの指摘がある。[25] 脳死説はすでに諸外国では定着し、日本も従うべきとの主張はよく目にするが、模範とされるアメリカやドイツでも脳死説はいまだ確立した見解ではないようだ。医学的な議論がどのような決着を見るかは不明だが、脳死概念が揺らいでいるのは事実であり、脳死否定論の指摘は根本的で説得力もある。そうした状況で脳死状態下での臓器摘出を認めるならば、やはり違法性阻却説によらねばならないであろう。

それゆえ違法性阻却説の放棄は妥当ではなく、臓器移植法が向かうべき方向を定める今こそ検討が必要である。それにあたっては、尊厳死・安楽死論の考察が不可欠だ。自己決定権と生命の関係を明らかにした上で、一定の状況下では自己決定による生命放棄が可能となる理論の構成なしには、違法性阻却説は単なるスローガンから脱却することはできないであろう。

4　尊厳死・安楽死と自己決定権

（一）尊厳死・安楽死論議の現状

安楽死問題は日本では一九五〇年代前後から議論されてきたが、一九七〇年代初頭に尊厳死問題が認識されるとともに、両者に関する一般的な関心も高まり、尊厳死を求める運動や、医学界や法学界での議論も活発になった。ただし制定法の分野では、たとえばアメリカ・オレゴン州の自殺幇助法[26]はもとより、自然死法や持続的委任状法に類した法律は存在しない。関連する事例も非常に少なく、現在までに尊厳死行為が起訴され、合法性が争われた事例はない。安楽死に関しても刑事事件となって実際に裁判所の判決が出たのは七件にすぎない[27]。有名なのは昭和三十七年の名古屋高裁判決[28]で、ここでは安楽死の違法性が阻却される一般的要件が世界で初めて示された。同判決は大きな影響力をもって後の安楽死事例を導いたが、被殺者の意思が不可欠の要件とはされなかったこと、本人の苦痛よりも周囲の者の感情に主眼が置かれていたことから、「慈悲殺」合法化のための要件であるとか、殺害方法に倫理性を求めたことから実質上は安楽死を禁ずるに等しいなどの批判が当時から見られた。この要件を修正したのは、被告人が医師という初のケースとなった平成七年の東海大学安楽死判決[29]である。救命の可能性が不可逆的に消失した末期状態における治療義務の限界と、患者の自己決定権を組み合わせた理論によって安楽死要件を修正するとともに、起訴事実にはなかった尊厳死についても一般的な適法化要件を示したために注目された。同判決に対しては、名古屋高裁の示した要件の問題点を克服し、合法な積極的安楽死の可能性をもたらしたと評価する見解もあるが、患者の推定的意思や家族による推定の許容、患者の肉体的苦痛を除去・緩和するための代替手段がないという緊急状態を求める点から、消極的に評価する学説も多い。

学説上の議論はより複雑で多岐にわたるが、尊厳死論議はおおむね決着しており、死期の切迫性、中止できる治療の限定[30]、患者の自己決定などを要件として合法性を認める見解が支配的である。一方の安楽死では、消極的安楽死と間接的安楽死の合法性については肯定的な見解が有力である。消極的安楽死は耐えがたい肉体的苦痛が存在するという点以外は尊厳死と違いはなく、同様の要件下で認められる。間接的安楽死とは、麻酔薬や鎮痛剤を使用した苦痛緩和措置が死の早期化を招く場合を指すが、死の早期化という危険についての患者の同意を要件として、適法な治療行為として違法性が阻却されるというのが通説である。ただし注意が必要なのは、尊厳死・安楽死論において患者の自己決定権は重要な要素とされているものの、正当化のための決定的要素ではなく、むしろ客観的な治療義務の限界が重要とされている点である。背景にあるのは、治療行為がもたらす客観的な優越利益の承認であり、自己決定権を強調する説においてもこの傾向が認められる。消極的安楽死や間接的安楽死も積極的安楽死と同様に患者の死を招くことは確実である以上、これがなぜ患者の同意（時には推定的同意）によって正当化されるのかを突きつめると、治療行為に客観的な優越利益を与えていることを否定できないのである。[31] さらにいえば、このような日本の尊厳死論、安楽死論を導いたのは、そもそも一般の治療行為の正当化に患者の同意、医学的適応性、医術的正当性という要件が必要とされながら、患者の同意には積極的意義が認められていないことが原因であろう。患者の同意とは無関係な治療義務の消失が、尊厳死や安楽死を正当化する根拠であり、したがって無益な過剰医療の非合理性を回避するための論理といった性質が強い。そして治療行為に独立の意義を認めた結果、患者の同意はこれを担保する役割を与えられているにすぎないため、推定に馴染みやすい。近年では治療行為の客観的優越利益性を積極的に認め、尊厳死や安楽死は患者の自己決定権ではなく、客観的な治療義務の限界を基軸に正当化すべきと明言する説も現われている。あるいは、尊厳死問題や安楽死問題の本質は医療による人間性の疎外や剥奪であり、従来の自己決定権概念で解決すべき問題ではないとして、自己決定権概念の再構成を目指す説もあり、いずれも末期医療の問題を考えるにあたって患者の自己決定権を後退させているのである。[32] 尊厳死論や安楽死論がこのように自己決定権よりも治療行為の意義を重視するのであれば、殺害によって苦痛を除去するという積極的安楽死の許容性が否定されるのは当然である。ペイン・クリニックの発達やホスピス思想の普及により積極的安楽死が必要とされる場面が減少したという理由以上に、積極的安楽死の段階では、もはや治療行為と呼べる行為はないからだ。[33]

(二)　自己決定権と生命

しかし死の結果を直接にこうむる唯一の存在である患者が、なぜ自己の死に関わることができないのであろうか。やはり末期医療の問題は患者の自己決定を基軸に捉えられるべきであろう。アメリカにおける生命維持治療拒否権の無制約な拡大や、緩やかな意思認定に基づく無能力患者の生命維持治療中止といった問題が、ヨーロッパや日本における自己決定権後退を推進していることは確かだが、しかしそうした問題は自己決定権を放棄せずに解決することが可能である。[34] 生命放棄の自己決定が許されるのはいかなる場合なのかという形で、生命と自己決定権の関係を再検討することで、適切な枠組みを導くことができるからだ。そのためには生命放棄の自己決定がなぜ通常の場合には許されないのか、換言すれば自殺はなぜ許されないのかを考えねばならない。

自殺の違法性が問題となるのは、刑法二〇二条の存在による。同規定によれば、たとえ本人の自由で真摯な要請があっても、その者の殺害行為に関与した者は処罰されるのである。同条の可罰性根拠については諸説あり、自殺の法的評価に関する議論は決着を見ていないが、自殺の違法性を否定しつつ関与行為のみを違法とする見解が優勢である。人生を形成するという自己決定の意義を認めた場合、自らの生の処分も当然その自己決定として許されると考えるのが自然であるから、一般的な感覚からも自殺自体の違法性を否定する説は受け入れられやすいであろう。生命の絶対性や不可侵性、重大性、特殊性を理由に自殺の違法性を肯定する立場もあるが、[35] 死刑や正当防衛を説明できない上に、尊厳死や安楽死もすべて許されないという結論に至る。また自殺を違法とする根拠、つまり生命がなぜそれほどまでに絶対視されねばならないかを理論的に説明しておらず、自己決定権尊重とは相容れないとの批判が多い。これに対し自殺の違法性を否定しつつ関与行為の違法性を基礎づける立場としては、まず生命の一身専属性を根拠とする見解がある。自殺は法的に放任された行為であり違法ではないが、他人の生命に干渉する行為は独立に違法であると解するのである。[36] しかしこの見解にあっても、違法性肯定説と同様に生命の一身専属性の根拠づけが曖昧である。財産や身体は他者による干渉、処分を許すにもかかわらず、なぜ生命に限ってはそれが許されないのかを考えるに、やはり生命に何らかの特殊な立場を付与していることは否定できず、その点の説明が必要である。(37) また自殺は自由な自殺意思による場合には違法ではないが、現実的には精神的疾患などを原因とする不自由な自殺意思に基づく自殺が大半であり、二〇二条は不自由な自殺者の生命を後見的に保護する趣旨の規定であるという見解もあり、(38) 一定の支持を得ている。しかし自殺意思が何をもって「自由」と評価されるかが不明確で、結局は合理的一般人の基準から「この状況下では自殺を選択するのも当然である」か否かが判断される可能性がある。また自殺という生命放棄の場合のみに動機を考慮するのは、やはり生命に特別の価値を認めているのであって、この点が自己決定権との関係で説明される必要がある。(39) 自殺の違法性を否定しつつ二〇二条の可罰性根拠を説明する見解としてはもう一つ、自殺は本来違法ではないが、将来の自律的生存の可能性がある場合は違法であり、二〇二条はこれを後見的に保護する規定と解する説がある。(40) この見解に対しては、パターナリズムの援用を積極的に認めることから、自己決定権の尊重と相容れない、あるいは自己決定権よりも生物学的な生命に優越的価値を認めているなどの批判が加えられた。しかしこの見解の趣旨は以下のように要約できる。何が本人の利益であり、何が不利益であるかは本人の意思に委ねられるべきであり、これを自己決定権として尊重すべきであって、理論的帰結としてそこには当然、自己の生命に対する処分権が包含される。しかし、このことはただちに無制約な自殺の権利の一般的承認へと直結するものではない。生命は自己決定権の基盤であり、これを破壊することは自由の原理そのものを維持し、貫徹するために内在的に制約される。これが二〇二条の可罰性根拠であって、自己決定をして生きるという将来の自律的生存の可能性を保護するために、それを根底から滅却することを本人の利益のために妨げるものである。そうであるならば、将来の自律的生存の可能性がもはやない場合には、この制約は不要である。したがって、死期が切迫した末期の場合には、自己の生命に対する包括的な処分権が認められる。これは本人の最後の自己決定権行使として尊重されねばならず、行使を促進する他人の行為もまた正当な行為となる。

ここで見られるように、右の説では、まさに自己決定権を尊重するために制約が課されているのであって、自己決定権尊重と相容れないという批判は妥当ではない。また生命の特殊性が自己決定権との関連で根拠づけられており、上述の諸見解の問題点も克服されているのである。

また、たとえ積極的安楽死の許容性を肯定する説であっても、手段を致死薬投与に限定したり、苦痛を緩和・除去するための代替措置がないという緊急状態を求めるなど、範囲を厳格に限定するものが多い(41)。しかし上記の見解に立てば、末期の場合には広範な自己決定権が認められるため、手段や状況の限定はない。患者の自己決定は同意を超えて、積極的な権利という性質を強めるのだ。そのため無制約な積極的安楽死の権利の容認に至るとの批判を招いたのだ。しかし、末期患者は自分が安楽で尊厳的だと感じる方法を許されるべきである。たとえば致死薬の投与が、生命維持装置の撤去より安楽である場合もあるだろう。末期とはいえ人工的な栄養水分補給しか施されていない患者も多いと聞く。彼らは栄養水分補給を中止して餓死、脱水死する以外に、現在の状況から解放されることはできないのだろうか。また、他に苦痛を除去・緩和する代替措置がないことを求めるのであれば、患者は最後に積極的安楽死が許されるまで、あらゆる治療を施されてすべての苦痛を残らず味わわなくてはならないのだろうか。あるいは苦痛を感じないようにするために、死の瞬間まで無意識状態に陥れられなければならないのだろうか。そうではなくて、患者自身が安楽だと思う方法を追及することが許されるべきである。死期が切迫していることが客観的に担保されたならば、原則的には、患者に認められる生命処分権に制約を設けるべきではない。また、これは必ずしも不合理な結論を招くものではない。末期への限定に加えて、患者本人が十分に状況とその結果を理解した上で、自由かつ真摯に決定することが必要とされるからである。したがって、緩やかな意思認定はもちろん許されず、治療さえ施せば長く健康な人生が保障された患者による死を招く決定も尊重されないため、アメリカのような絶対的な生命維持治療拒否権の承認には至らないのである。

積極的安楽死についての患者の権利をこのように構成した場合、これが脳死患者の臓器摘出による死を含むことは明らかである。脳死状態はまさに死の切迫性が客観的に担保された状態であり、患者自身の決定に基づいた臓器摘出による死は、積極的安楽死の一つの形態として許容される。そしてこの場合、臓器摘出により死を迎えることとは、患者の生命処分権行使として尊重されねばならない。この構成に基づけば、死という結果の軽視、脳死状態や移植目的への限定という違法性阻却説の問題点を克服した上に、他者による生命の質判断に結びつく危険性も排除し、適切な結論を導くことができる。逆にいえば、自己決定権をここまで構成しなければ脳死患者からの臓器摘出行為を合理的に正当化することはできない。積極的安楽死といまだ生体である脳死患者の臓器を本人の意思に基づいて摘出する行為の関係を前提に、その許容性を理論化することなしには違法性阻却説の維持は困難である。

(三) 臓器移植法の問題点

上述のように構成された自己決定権と生命の関係からすると、現行の臓器移植法の最大の問題点はやはり第六条の同意要件であるが、脳死説からの提言とは全く逆の結論になる。本人が脳死という末期状態において、臓器摘出によって死亡することを決定した以上は、たとえ親密な家族であってもこれに干渉することは許されるべきではない。また本人の意思が不明確な場合、家族等の第三者がそれを推定して、臓器摘出による死を決定することもできない。家族等に認められるのは、患者の事前に表明した意思の信憑性を担保するという役割のみである。書面等によって事前に表明された意思が明らかに変更されているにもかかわらず、患者本人が変更手続きをしていない場合、家族等がこれを主張することは正当である。臓器摘出の前提となる脳死判定については、それを行うことで生命に及ぶ危険性という観点から、一般の危険な治療の延長上に捉えられるべきであって、臨床的脳死判定との関連が問題となるであろう。小児移植については、本人の自己決定の有効性が問題となる。脳死下の臓器摘出の性質を十分に理解することが可能でなければ、当然、臓器摘出という意思決定は無効である。だが成人であっても医学的知識のない一般人であれば、臓器摘出行為のように高度な医療措置を十分に理解するのは困難で、脳死下での臓器摘出による苦痛の有無、心臓停止までの状況や時間といった、本質的な点を理解することが求められるにすぎない。そして最も重要なのは、死が何であるかを理解できることである。こう考えたならば、必ずしも十五歳以上でなければ有効な臓器提供の意思を表明できないとは言い切れないであろう。しかし臓器摘出に同意する能力の評価については、さらなる検討が必要である。単独で完全な法律行為をすることができない者という法律上の無能力者の定義や、違法行為における能力の定義がそのまま当てはまるわけではない。尊厳死や安楽死を自己決定するために必要な能力基準の問題として検討されねばならないであろう。一方、現行の臓器移植法が提供意思を事前に表明するにあたって、一定の形式を有した書面を要求する点は不要である。患者の提供意思が何らかの形で明白かつ確信を抱くに足る程度に証明されるのであれば、ドナーカードがなくとも臓器摘出は可能であると考える[42]。また、利他的目的がとくに強調される必要もない。本人が有効に決定した以上は、その目的を問うことは自己決定権の意義を損なうからである。

臓器移植法を解釈し、その問題点を指摘し、向かうべき方向を明示するためには、まず脳死を法的にどのように評価するかが決定されねばならない。脳死がいまだ医学的に解明されるべき点を多く残している以上に、脳死を個体死と見ることへのためらいを重要視しなければならない。その上で臓器摘出を容認するのであれば、違法性阻却説を純化した上で、同意要件を厳格に維持することが必要であろう。その結果、脳死移植の件数があまりに限定されることもやむを得ない。臓器摘出によって脳死患者は死ぬのであり、まさに脳死説が違法性阻却説を批判したように、いかに死期が迫っていようともその生命は最後の瞬間まで保護されるべきであって、決して他者のために利用されてはならないからである。

注

（１）臓器移植法成立の過程については、中山研一『脳死移植立法のあり方―法案の経緯と内容』（成文堂、一九九五年）が詳しい。また同「臓器移植法案の成立の経緯」（中山・福間編『臓器移植法ハンドブック』日本評論社、一九九八年）三頁以下、町野・秋葉編『脳死と臓器移植〔第三版〕』（信山社、一九九九年）など。

（２）さらに判定、摘出ともに、家族がいる場合は家族が摘出を拒まないことが求められているため、問題は一層複雑になる。本人が提供意思を有していても家族が拒否した場合、医学的には脳死状態にありながら法的には生体となるのかについては議論がある。甲斐克則「医事法トピックス」（『年報医事法学』十三、一九九八年）一六〇頁以下参照。

（3）旧厚生省「臓器移植の法的事項に関する研究班」（分担研究者＝町野朔・上智大学法学部教授）による「研究課題：臓器移植の法的事項に関する研究—特に『小児臓器移植』に向けての法改正のあり方—」参照。

（4）井田良「臓器移植法と死の概念」（『法学研究』七〇・一二、一九九七年）一九九頁以下参照。

（5）たとえば、町野朔「臓器移植—生と死」（『田宮裕博士追悼論集』上、信山社、二〇〇一年）三六一頁以下、三六七頁および注（14）。

（6）たとえば、石原明『医療と法と生命倫理』（日本評論社、一九九七年）二二五頁以下、同「現代の先端医療と刑事法」（大野眞義先生古稀祝賀『刑事法学の潮流と展望』世界思想社、二〇〇〇年）三五三頁以下。

（7）井田前掲論文注（4）参照。

（8）中山研一「アメリカおよびドイツの脳死否定論」（『法律時報』七二・九、二〇〇〇年）五四頁以下。ただし、斉藤誠二「ドイツの臓器移植」（『西原春夫先生古稀祝賀論文集』三、成文堂、一九九八年）五九頁以下ではこれを否定する見解がとられている。

（9）中山研一「脳死と安楽死—『自己決定権』との関連をめぐって—」（同『安楽死と尊厳死』〈『刑事法研究』八〉、成文堂、二〇〇〇年）二〇八頁。

（10）井田前掲論文注（4）二一八—二二〇頁。

（11）町野前掲論文注（5）三六五頁も、三徴候説に立った金田案は衆議院で否決されたものの、その理論は臓器移植法で完全に排除されていないとすることも可能なのではないかと述べて、この可能性を指摘する。

（12）石原前掲論文注（6）「現代の先端医療と刑事法」三六九頁。

（13）秋葉悦子「臓器移植法の成立—死の選択権の認容」（『法学教室』二〇五、一九九七年）四三頁。

(14) 前掲注（3）「臓器移植の法的事項に関する研究班」報告書参照。

(15) 加藤久雄「新『臓器移植法』における問題点の検討―『法の見直し』への若干の提言―」〔前掲大野古稀注（6）〕三七五頁以下。また関連して櫛島次郎「臓器移植法見直し―真の論点」（『世界』六八一、二〇〇〇年）一三〇頁以下も参照。

(16) 第六条第三項が脳死判定を拒否できる一定の関係者を「遺族」と称さず、「家族」と称した点にも、脳死体を死者と見ることへのためらいが認められるとの指摘もある。町野前掲論文注（5）三六二頁。

(17) これらについては中山研一『脳死移植立法のあり方―法案の経緯と内容―』など。

(18) 日本弁護士連合会『臨時脳死及び臓器移植調査会［中間報告］に対する意見書』（一九九一年）、斎藤信治、前田雅英など。

(19) また正当防衛や緊急避難、死刑を認める法の存在から、他者の生命を断つ行為もいかなる場合でも許されないというわけではない。ただし生命対生命の緊急避難については学説に対立があり、死刑の合憲性についても疑問はある。

(20) 臨時脳死及び臓器移植調査会答申「脳死及び臓器移植に関する重要事項について」〔町野・秋葉編、前掲書注（1）〕所収など参照。

(21) たとえば、小田直樹「臓器移植法と脳死論（一）・（二）」（『広島法学』二三・三、二〇〇〇年、九一頁、同二四・一、二〇〇〇年、五一頁）は、違法阻却説の理論は人の死の実質を捨てて、名づけに拘りすぎており、他の重度末期患者と区別できない以上は、より広く生者を危険にさらしていると批判する。

(22) 町野朔『犯罪各論の現在』（有斐閣、一九九六年）四〇頁、町野前掲論文注（5）も参照。

(23) たとえば、町野前掲論文注（5）三六五頁。

（24）脳死説に対して、まだ心臓が動いているという感覚的反論をするのであれば、なおさら心臓摘出には強い感覚的な拒絶反応が生じるとの指摘がある。
（25）中山前掲論文注（8）参照。
（26）Death With Dignity Act, ORE. REV. STAT. §§127. 800-127. 995 (1995).
（27）一九九六年、末期癌患者に同意なく筋弛緩剤を投与して死亡せしめたとして京都府の病院長が殺人容疑で書類送検されたが、京都地検は筋弛緩剤の薬効が出る前に患者が進行性の癌で死亡したと判断して不起訴処分とした（「国保京北病院事件」）。また冤罪事件と弁護側が主張するいわゆる「仙台筋弛緩剤混入点滴事件」は、現在、仙台地裁で係争中である。
（28）名古屋高判昭和三七・一二・二二高刑集一五巻九号六七四頁（尊属殺人被告事件）。脳溢血で全身不随となり、末期と診断された父親が病による激痛から死を望むような言動を繰り返したため、これを見るに忍びなかった息子が最後の親孝行と考えて、牛乳に有機燐殺虫剤を混入して飲ませ、父親を殺害したという事例。
（29）横浜地判平七・三・二八判時一五三〇号二八頁（殺人被告事件）。多発性骨髄腫をわずらう患者の家族の執拗な懇願に従って、勤務医が点滴等の全ての医療行為を中止し、さらに呼吸抑制作用のある鎮痛剤および抗精神薬を大量に注射し、最後は心停止を惹き起こす薬剤を注射して患者を死亡せしめたという事例。
（30）近年の争点は人工的な栄養水分補給の中止の許容性である。学説上は、これを否定する見解が多いが、東海大学安楽死判決では中止が可能な治療としてあげられている。また床ずれ防止や乾燥対策などの基本看護について、同判決では全く言及がなかった。
（31）行為の不作為性、死ぬという意思や因果関係の不存在をあげる見解もあるが、説得性に欠ける。

(32) 町野朔「法律問題としての『尊厳死』」（加藤・森島編『医療と人権』、一九八四年）二〇九頁以下、同「『東海大学安楽死判決』覚書」（『ジュリスト』一〇七二、一九九五年）一〇六頁以下、同『犯罪各論の現在』（有斐閣、一九九六年）一七頁以下（ただし、同「違法論としての安楽死・尊厳死―複合的な視点―」も参照）。秋葉前掲論文注（13）、同「自己決定権の限界」（『法の理論』一七、一九九七年）七九頁以下、同「同意殺人―自己決定権の限界―」（『法学教室』二三二、二〇〇〇年）二頁以下など。

(33) 日本の尊厳死論・安楽死論に関するこのような解釈は私見であり、通説ではない。

(34) 自己決定の強要やそれによる孤立化といった問題も、自己決定権を後退させるのではなく、これを補完する形で構成するのが適切である。

(35) 自殺者には責任がないため、あるいは政策的観点から処罰しないと説明する。

(36) たとえば平野龍一『刑法総論Ⅱ』（有斐閣、一九七五年）二五〇頁、斎藤誠二『刑法講義各論Ⅰ〔新訂版〕』（多賀出版、一九七九年）九五―一二三頁。

(37) またこの見解は、「他人の生命への干渉」を許すことで、人間の生命の象徴的価値が侵食されることを防がねばならないという主張と親和性を有する。しかしこれは逆にいえば、生命の象徴的価値が侵食されないのであれば干渉を許容するということになり、アメリカの生命維持治療拒否権はこの理論によって拡大した。生命維持治療拒否権という自己決定を認めることが、むしろ生命の神聖さを促進するとされたのである。

(38) 秋葉悦子「自殺関与罪に関する考察」（『上智法学論集』三二・二、三、一九八九年）一三七頁以下（ただし後にこの立場は放棄されている）。アメリカで同様の見解を述べるものとしては Matthews, Suicidal Competence and the Patient's Right to Refuse Lifesaving Treatment, 75 Cal. R. Lev. 707 (1987) など。

(39) この見解に立つ論者は、自己決定権に絶対的価値を認める傾向が強く、自殺の違法性を否定するにあたって将来の自己決定の可能性よりも、現在の自己決定を認めることを重視する。したがって、かくも絶対的な自己決定権がなぜ生命の場合のみに「不自由性」を理由に後退するのか疑問は大きい。

(40) 福田雅章「大阪地裁安楽死事件解題」(『阪大法学』一〇八、一九七八年)一八五頁以下、同「安楽死」(莇・中井編『医療過誤法』青林書院、一九九四年)二七八頁以下。

(41) たとえば東海大学安楽死判決。

(42) ただしその範囲は非常に限定されることは当然である。想定しているのは、生命維持治療拒否事例においてアメリカ・ニューヨーク州の裁判所が一時期採用していたストーラールールである。Matter of Storar, 438 N.Y.S.2d 266 (1981); Matter of Westchester County Medical Center, 531 N.E.2d 607 (1988). または連邦最高裁のクルーザン判決における意思認定基準など。Cruzan v. Director, Missouri Dept. of Health, 497 U.S. 261 (1990).

古川原明子

第2章　日本と韓国の臓器移植法に関する比較法的考察
―新しい臓器移植術の発展に伴う医療倫理的・法哲学的アプローチを中心に―

1　日本と韓国の臓器移植法制の特徴

日本の臓器移植法[1]（一九九七年）と韓国の臓器移植法[2]（一九九九年）には、日本および韓国の社会が、まだ西欧社会に比べて脳死に対する大衆の拒否反応が強くて脳死者からの臓器移植がアクティブとはならないという社会的背景[3]をもとにして、一九九〇年代後半期に二年をおいて次々に立法されたという類似点がある。さらに、両国の家族の伝統的価値観によって、臓器移植で家族が支配的な役割を果たすという形での法制は、西欧の臓器移植法制とは際立った相異点を見せている。日本の臓器移植法によれば、臓器移植に限り、本人が生前に同意した場合に脳死を人の死と認める（条件付き脳死）。しかし韓国では、脳死と関連して、脳死者を死亡した者と別途に規定して、生きている者、死亡した者、脳死者の三段階の構造を採用し、脳死を人の死と見るという規定がない。脳死判定に従うことについて本人ないし家族の同意を求める手続きも持たない。日本、韓国ともに、臓器移植につき本人の同意の他に家族の同意を要件としている。しかし韓国では、本人の生前の意思を確認することができない場合に、家族に決定権を与えて臓器移植について家族の意思を優先している。また韓国では、脳死を死亡と見なす規定がないために、脳死者の臓器摘出による死亡は刑法上の殺人罪を構成することになるので、死亡の原因を臓器摘出ではなく、脳死の原因になった疾病または行為と見なす特別規定を置いている。さらに、日本の臓器移植法は、生体移植に関して沈黙しているが、韓国の臓器移植法は生体移植に関する明文規定を置いている。日本と韓国に共通する臓器の摘出要件は、本人の承諾意思があること、そして臓器摘出に対する家族の反対がないことである。脳死体や死体に対する本人と家族の自己決定権を認める形態と強度は、日本と韓国の臓器移植法制の明確な特徴を示している。とくに本人の承諾意思の他に家族の意思を尊重することは、日本と韓国の社会文化規範の要請と見ることができる[4]。

家族の意思が尊重される日本や韓国のモデルとは異なるモデルも、その社会文化的背景を持っている[5]。日本と韓国の脳死および臓器移植に対する社会文化規範は、日本と韓国の固有の生死観と家族観念を強調するものである。

同じ東洋文化圏でも、台湾は本人の明示的な臓器提供意思がある場合には、遺族の意思を問題としない（人体器官移植条例[6]〈一九八七年〉）、シンガポールでは事故による死亡者の腎臓に限定して生前に本人が反対意思を表示しない場合に、臓器摘出を可能であるとしている（人体臓器移植法[7]〈一九八七年〉）。以下では日本と韓国に現存している社会文化規範の特徴に対し、各々両者の思想的背景、言い換えれば医療倫理と法哲学の観点から日本と韓国の臓器移植法を検討して（2）、最近の医療技術の飛躍的な発展に伴う新しい問題点を検討した後（3）、最後に結論に代えて若干の提案をしようとするものである（4）。

2　日本と韓国の臓器移植法に関する医療倫理的・法哲学的検討

日本と韓国の「家族モデル」における自己決定権の意義

日本と韓国は、臓器移植と関連して、その領域全部でなく、その一部だけを法制化して、法定主義(legalism)を採択している。法定主義という用語は非常に広い意味を持っているが、医療領域では倫理的問題(moral issue)と法的問題(legal issue)が同化(assimilation)することを意味する[8]。このような法定主義は、結局、倫理的問題に対し、構成、分析、解決策を含めたモデルを提示し、使用する。臓器移植と関連して、同意モデル、拡張された同意モデル、反対意思表示モデル、通知モデルなどが議論されることが、典型的な事例である[9]。日本の臓器移植法第六条は死体臓器と脳死体臓器の共通の摘出要件として、(一)死亡した者が生存中に臓器を提供するという意思を書面に表示すること、(二)その旨の告知を受けた遺族が臓器摘出を拒否しないこと、を定めている。脳死体からの摘出には、上の二要件の他に、また(三)臓器提供者が脳死判定に従うという意思を書面に表示すること、(四)その旨の告知を受けた遺族が該当判定を拒否しないこと、が必要とされる。附則第四条は、当分の間、心臓死体から眼球と腎臓に限って本人の生前の意思表示がなくても家族の書面による同意に基づいて摘出できるとしている[10]。

韓国の臓器移植法第十八条は、死体臓器と脳死体臓器に共通の摘出要件として、本人の同意と家族の同意を要件としている。具体的には次の通りである。

(1)本人が脳死または死亡前に臓器の摘出に同意すること。ただし、その家族または遺族が臓器の摘出を明示的に拒否する場合を除く。

（2）本人が、脳死または死亡前に臓器摘出に同意または反対していた事実が確認されない場合で、その家族または遺族が臓器摘出に同意すること。ただし、本人が十六歳未満の未成年者の場合には、その父母が臓器摘出に同意した場合に限る。

韓国では脳死者を生きている者として、死亡した者と区別しているために、言い換えれば、脳死者は死亡した者と区別されるため、第十七条は脳死者が臓器摘出によって死亡した時には脳死の原因になった疾病または行為によって死亡したと見なす規定を置いている。

臓器摘出に関する本人の同意については、日本の臓器移植法は、原則的に「狭義の同意モデル」に基づいており、韓国の臓器移植法は、本人の同意以外にも、本人が生前に明示的な意思を表明しない場合にその家族に臓器提供の可否の決定を委ねる「拡張された同意モデル」に基づいている。しかしながら、いずれにせよ、両国は家族の同意要件を追加している。日本と韓国のモデルでは、本人の同意があっても家族が反対すれば臓器を摘出できないので、結果的に家族の意思が優先されることになるという点からして、「家族モデル」と呼んでもさしつかえないと思われる。[11]

自己決定権の医療モデルにおける基本構造

法定主義は、国家の法的介入の範囲と強度を定めるので、パターナリズムとも連結する。[12] 生命に対するパターナリズムは、本来、生命の絶対的保護から出発するが、言い換えれば、その処分権ないし自己決定権を否定するものであるが、場合によっては、パターナリズムは生命に関してその保護の程度を定めることもできる。これを生命保護の相対化という。たとえば、生命は個人的法益だが、法の後見的配慮があることを原則とする。しかし、このような後見的配慮が無用であると判断される場合（たとえば安楽死、尊厳死、臓器移植）には、被害者の自己決定権を最大限尊重して違法性が阻却されると規定することもできるのである。(13)

個人的法益に対する刑法的パターナリズムは、その介入の程度によって分類することができる。まず規範の名宛人（adressee；Adressaten）によって直接的パターナリズム、間接的パターナリズムに分類される。

前者は法益の享有者自らが自己の法益を侵害する場合をいい、後者は潜在的な自己危害者を保護しようとするもので、しかも名宛人が第三者となる場合をいう。後者の典型的な例として嘱託殺人罪（Totung auf Verlangen）をあげることができる。また軟性パターナリズムと硬性パターナリズムにも分類される。後者は国家が個人の意思に反して彼を保護する範囲を確定する場合であり、前者は法益享有者の観点から して保護する価値がある法益だけを保護する場合をいう。前者は、個人の意思に反して保護する場合であり、後者は個人の意思に合致するように保護する場合である。自由主義の刑法体系では軟性パターナリズムのみが正当化される。たとえば、生命に関して硬性パターナリズムと直接的パターナリズムが結合すると、自殺未遂も処罰するという不合理な結果を招く。硬性パターナリズムの場合、個人の行動の裁量がなくなり、国家が個人に彼自身の価値観でない価値観を強要することになるので望ましくない。日本と韓国の臓器移植法で臓器提供者の明示的な同意を求めることもパターナリスティックな立法だが、個人の価値観に従ってその個人的法益が保護されるので、軟性パターナリズムといえる。そして、臓器提供者が自身の臓器提供に対し金を要求することを――臓器受容者の危難状況を悪用することがなかった場合にも――

処罰することは、硬性パターナリズムであるという批判がある。[14]

しかし、法定主義とは単純な生命に対する保護の範囲と介入の程度を定めることではなく、「治療を受ける生命」に対する法的介入を定めることであるから、必然的に医療倫理と関連せざるを得ない。「医療倫理は患者−医師の相互関係を軸に形成される。ここで伝統的には、いわゆる「権利モデル(Rights Model)」が提示される。

このモデルでは、医療行為の決定以前に既に存在し決定されている「権利」を中心にして、権利の確定性、権利の確定のために適用される特定の相互関係、権利者と権利の執行の区別が、重要な特徴をなす。[15]たとえば、患者に自身の治療の継続可否に対し自己決定権を認めるならば、患者の権利行使に誰も介入できない。しかし権利モデルは、あらゆる医療行為の決定以前に既に存在する権利それ自体を中心に行われるので、患者の利益のために状況により相互適応の変容の必要性が提起される医療倫理に対しては、実効性がないという批判が提起される。[16]このような批判に基づいて、権利モデルに代えて「関係−義務モデル(Model of Relationships and Responsibilities)」が代案として提示される。このモデルの基本構造は次の通りである。

AはBのためにXをすべきだ。なぜならAはBと関連していて(ArB)、BはXが必要だからだ(BnX)。たとえば、ママは子供を食べさせて生かすべきだ。なぜなら子供はママの息子で、その子供は飲食が必要なためだ。

またこれを患者−医師関係に適用すれば、次の通りである。

具体的な治療関係が設定されれば、医師は能力を持っていて、患者は必要性を有するので、医師は患者が必要とする治療をすべきだ。ここでまた、しなければならない行為を責任（responsibility）の対象とするためには、ＡとＢの関係でＢの福祉（welfare）が挿入されることになる。福祉には生命の延長、健康、安全、教育等いろいろな利益が含まれる。ここでは、個人の権利を充足させる行為と、個人の福祉のための自身の責任を全うする行為は異なり得る。すなわち、権利の享有者である子供がその権利によって要求することと、ママの責任とは必ずしも一致しない⒄。

たとえば、宗教的信念（エホバの証人）に基づいて輸血を拒否する患者の要求は、患者の自己決定権に伴う権利から導くことができるけれども、このモデルによれば医師の責任は患者の福祉から出てくるために、患者の要求に従うことが医師の責任とはいえない。これは、他方で、パターナリズムとも関連したこととして把握することにもなる。ドウォーキン（Gerald Dworkin）によれば、パターナリズムの特徴は「個人の意思に反して彼の自由な行為に対する強制的介入が福祉、善、幸福、必要性、利益等の価値に基づいて正当化できる」という点にある⒅。

この点については、エホバの証人の輸血拒否判例で、ブランダイス（Louis Dembitz Brandeis）最高裁判事が「干渉を受けない権利（the right to be let alone）」に言及したのに対し、バーガー（Warren Burger）最高裁判事が「個人は良識ある信頼（sensible beliefs）、妥当な思考（valid thoughts）、合理的な感情（reasonable emotion）、根拠ある感覚（well-founded sensations）と関連した自己決定権を持つ」と反駁した点と一致する⒆。

関係－義務モデルが医療行為と関連した倫理問題を取り扱うにあたり、より当然のこととして、人道的解決が可能なために選択を行う傾向がある。しかし、脳死と臓器移植は、関係－義務モデルに基づいた医療倫理においても新たな葛藤を生んだ。ここで脳死体ないしそれから摘出される臓器に対する権利関係を分析する必要がある。より根本的には、患者の福祉を功利主義（Utilitarianism）の観点で把握するのか、でなければカント主義（Kantianism）の観点で把握するのかを決定しなければならない。

ベンサム（Jeremy Bentham, 1748-1832）とミル（John Stuart Mill, 1806-73）により展開された功利主義の倫理は、「最大多数の最大幸福」と要約される。功利主義では、幸福を促進させることは善で有用なことであるから、功利主義では実用的な結果が重要な目的論（teleological theory）となり、結果的に相対主義的な倫理（relativistic ethic）となる。[20] レシピエントという他人の生命の保護は、ドナーの利他主義的意思決定と結合して公共の福祉を構成することになる。そして、このような公共の福祉は最大多数の最大幸福に寄与することであるから、功利主義的倫理観では関係－義務モデルの妥当性をも正当化できる。これに反してカントは、行動の根幹を構成する合理的な倫理原則を強調した一種の義務倫理論（deontological ethical theory）を展開した。カントは、合理的な倫理原則に従う善意思（good will）に伴う行動だけに意味を認め、その結果には意味を認めなかった。カントの道徳率の頂点は定言命法（categorial imperative）にある。「君の意志の格率が同時に普遍的なこと（universal law）の原理として妥当であるようにしろ」[21]。カント主義の立場では、人間を手段でない目的とし、人格と客体を厳格に峻別するので、ある生命を犠牲にして他の生命を保護するという利益較量的観点が正当化されることは難しい。したがって、カント主義に立脚した医療倫理モデルとしては、「契約モデル（Contractual Model）」[22]が前述した権利モデルと関係－義務モデルの代案として提示されることになる。これは、患者と医師が対等な当事者として双方の道徳的自律性に伴う契約的関係に基づくという相互主義に立脚したモデルである。これは、明確に功利主義的観点とは訣別し、カント主義の道徳的で理性的な個人の契約的観点に基づいたものである。

最近、道徳的媒介者（moral agent）としての人間相互間の自由主義的契約関係に基づいたカント主義は、ロールズ（John Rawls）の正義論（Theory of Justice）[23]において、自由で平等で理性的な個人間の仮説的社会契約に基づいた正義論へと発展した。ここでの社会契約は啓蒙主義時代の社会契約論とは違い、単に正義を導き出すための仮説的な社会契約に過ぎない。正義は公正性（justice as fairness）であるということを強調するロールズは、最初、社会経済的地位を無視して、社会構成員を平等な位置まで還元し、「本来の位置（original position）」での基本的平等を定める。その後で初めて、社会経済的不平等を認め、それに伴う差異点も認めるけれども、本来の位置でのあらゆる財貨（権力、機会、収入等々）については、あらゆる社会構成員の平等な機会が保障されるという条件下での不公平な配分は許容されるとする。最初の観点に立てば、医療倫理での正義は本来の位置での平等な権利を誰も侵害してはだめだという出発線に立つことになる。つまり、臓器移植という公益のために正当な個人の権利が侵害されてはならないのである。第二の観点でも、あたかも資本主義の市場経済の中でも最低生計水準が保障されるべきことと同じで、あらゆる国民に最低限の医療恩恵が保障されるべきことになる。このようなカント主義の個人主義的アプローチ（individualistic approach）の医療倫理への帰結は[24]、米国での一九七三年の有名な堕胎判例（Roe v. Wade）が認めた妊産婦自身の道徳および身体に対する自己決定権によく現われている。信仰に基づいた輸血拒否や末期患者に対する医学的実験等も、対立する権利などの葛藤をよく示している。しかし結局、他人の権利を害さない範囲内で、道徳の媒介者としての個人は、実践理性の道徳格率によって自身の自己決定権を行使することができるのであるから、その限界としては国家のパターナリズムが存在するだけである。[25]このようなカント主義の立場では、「説明に基づく同意（informed consent）」は、理性的人間の自律性として、他の人の権利を犠牲にすることのない範囲で本人の自己決定として医療行為の基礎となる。したがって、臓器移植での臓器提供者の自己決定権は優先的に尊重されるべきなことだ。カント主義の観点で見る場合、契約モデルでの「人格的自由主義的契約」および関係－義務モデルでの臓器提供者の「福祉」は、臓器提供者の自己決定権それ自体なのである。

生命と身体に対する自己決定権の法哲学的根拠

以上で、固定的な権利モデルでない動的な関係－義務モデルないし契約モデルが臓器提供者の自己決定権を根拠としていること、国家の刑法的パターナリズムの限界という点でも臓器提供者の自己決定権が根本的な基準になることを確認した。そうであれば、臓器提供者の自己決定権は何から出てくるであろうか。また、私たちは自分の生命と身体に対し、いかなる自己決定権を持つのだろうか。

生命と身体は私たちの個人的財産に属するのか、そうでなければ個人の人格自律権ないしプライバシーに属するのか。

このような質問に対する適切な回答とは、直ちに身体に対する自己決定権の法的性格ないし地位を確定することである。

身体ないし臓器の所有権に対する哲学的アプローチもある。身体の所有権に対する哲学的分析で使われる基準は、通常、最初の占有（Erstbesitz）、労働（Arbeit）、効用（Nutzen）の三種類である。[26]しかし、人間の身体の法的地位について、それを普通財産権と見る見解、準財産権と見る見解、人格自律権の主体と見る見解が対立している。しかし、財産権説や人格自律権説においても、自身の身体の所有権と、自身の身体に対する他人の介入を排除する権利を認める点については一致がある。財産権説と人格自律権説の重要な差は、身体に対する権利を他人に移転させることができるかにある。

死体の臓器や細胞組織、生体の臓器や細胞組織の法的性格を一律に財産権に基づくと明示している法制はない。しかし、法律あるいは判例において、事実上、財産権としての権利を認めたかのように示唆する場合は少なくない。財産権説は、その帰属権者によって、「本人または遺族の財産権」と見る見解と「公共の財産」と見る見解に分けられる。憲法上、個人の財産権は、適正手続きによる場合以外は剥奪してはならない権利である。したがって、身体に対する財産権説は、身体に対する自己決定権を優先的に保障することとし、適正手続きにより制限できるだけであるとすることになる。ここで適正手続きとは、個人と国家の合理的な関係、すなわち合法的な国家の利益、たとえば公共の利益に対し適切な補償がなければ身体を侵害してはならないことを意味する。たとえば血液でも精液でも、その身体を所有した個人の自由な意思によって市場で販売でき、他人に提供できる。もし個人がこのような自由な自身の自己決定権を明示することなく死亡した場合には、その死体に対する権利は相続人が相続することになるので、死亡後は相続人が事後の処分権を持つ（遺族の財産権説）。一方で、財産権説は、個人による身体の処分権だけを後押しすることはない。むしろその反対の結論をもたらすこともできる。たとえば、米国の一部の州の法律は、このように制限された範囲内で死亡後の身体やその一部を州政府が確保すると規定している。言い換えれば、死体を検屍する場合に、検屍官は、死亡者や彼の遺族の同意がなくても、ただちに、移植のために角膜と脳下垂体、または一部臓器を摘出できると規定している（Hawaii, Ohio, Vermont）。そして、十五州は、検屍官や死体を解剖検査する医師が脳下垂体と角膜を「推定された同意（presumed consent）」により摘出することを許す法制を持っている。このような推定的同意とほぼ同一の類型と見なされる法制として、死体から臓器を摘出する前に遺族の同意を受けるための「合理的な努力（reasonable efforts）」をすることを規定した法制があげられる。[27] 韓国の臓器移植法第二十条も、変死者の死体を検屍する場合、本人の生前の意思表示がない場合に検事と遺族の同意を得て臓器摘出ができる規定を置いている。[28] このような法制は、検屍中に検屍官によって行われる範囲に限定されるという制限はあるが、これに対してヨーロッパの一部の国家は検屍中という制限を置かないで、臓器提供の一般的なモデルとして、いわゆる「反対意思表示モデル」を採択している。これによれば、個人が生前に反対意思表示をしない限り、死体からの臓器摘出が合法的なものとして許容される。[29] 米国の学者は、大方が多数のヨーロッパ諸国が採択しているこのような反対意思表示モデルを、「推定された同意（presumed consent）」を前提とする法制であると考えている。[30] 推定された同意は、同意という用語を使ってはいるものの、実際に本人の同意は要求されない点で、死体を個人の財産と見るよりは「公共の資源」と見ることになる。したがって、推定された同意は本人の生前の意思を遺族や裁判所が推定することではなく、たとえ立法の形式は本人の意思が遺族により推定されたかのように規定されていても、国家のパターナリスティックな死体確保にその目的がある。そして、実際に本人の意思決定は誰も代替することはできないので、基本的には財産権説に近い見解と見ることができる。[31]

儒教的伝統が強い東アジアの国家の中でも、シンガポールは一九八七年に、交通事故等不慮の事故で死亡した場合に、腎臓に限定して、被害者が生前に明示的に反対意思を表明していない限り、遺族の意思を問う必要もなく、腎臓を摘出できるようにする「人間臓器移植法（Human Organ Transplant Act）」[32]を制定した。そして、腎臓以外の臓器については臓器提供者の同意を要件とする同意モデルを採択している。シンガポールの人間臓器移植法は、腎臓に関する限り、公共の財産として国家に帰属するという思考を根底に置いているということができる。明示的な同意を求めない法制は、死亡者の死体を確保し生きている者の利益のための公共財産と見なすという観点に立脚しているということができる。個人の自己決定権を極度に制限する事例として、中国をあげることができる。中国は毎年十万名以上が臓器移植手術を待っており、また中国政府は公式的には否認しているけれども、摘出される臓器の九〇％は同意を受けない死刑囚の臓器であると報告されている。中国は、一九九七年に四千三百六十七名の死刑を執行したし、以後、毎年ほとんど六千名またはそれ以上の死刑が執行されているとされ、死刑囚からの同意を受けない臓器摘出は非人道的な行為として国際的な非難を受けている。このような状況によって、日本でも、韓国から秘密裏に中国へ臓器移植手術を受けようと旅行をする事例が生じており、中国の病院では、外国人に対し、公然と摘出された臓器に約七万米ドルを要求していると報告されている。[33]中国の事例を見れば、公共の財産に帰属するという財産権説は、国家によりそれが利用されれば非人道的な臓器摘出とその売買を助長する危険性をはらんでいることが分かる。

また最近、発展した細胞操作技術（cell engineering）によって培養された胚性幹細胞や成人の細胞組織が商品化されることとなり、これに対する根拠を財産権に求める見解が登場している。たとえば、現実の取り引きを考慮に入れて、血液、精液または脾臓細胞（spleen cells）を一定の条件（社会通念に反せず人間の尊厳を害さないという条件、あるいは法哲学的な内在的な条件等）下で、ある種の制限された範囲内での財産と見る見解も登場している。例をあげれば、米国の判例は、売春として提供された身体を財産とは見ないけれども、血液の場合には、牛乳、タマゴ、蜂蜜のような生産物と同様なものと見て、合法的な血液銀行を通した血液は販売できる財物であると認めている。[34] これと同じ傾向は、最近ある研究者が人体から摘出した脾臓細胞を変形させた細胞列（cell line）に対し政府の特許を受けたという点にも見られる。このように、現在、米国の判例では、血液と脾臓細胞は制限された範囲内での財産であると見なされている。しかし、まだその他の臓器および身体の一部、すなわち腎臓、肝臓、心臓、肺、角膜、骨髄、皮膚についての法的地位は明確ではない。米国の連邦および州の臓器移植法制は、これらの臓器は一般的に販売されたり臓器移植のために販売することはできない、取り引き不可能な客体であると見なしている。最近、カリフォルニアの最高裁判所も、特許を受けた細胞列につき提供された自身の細胞に対する代価を求める訴訟において、特許を受けた細胞列は以前の細胞とは法的にも事実的にも違ったものであることを理由として、提供者から摘出された細胞の財物性を否定した。[35] しかし他方、それらの臓器の所有者は自身の意思によって一定の範囲内で（社会通念に反しない範囲内で）取り引きを可能になるようにする例外が置かれており、死後に国家がそれらの臓器を確保する例外的な場合を規定している。このような範囲では財物性が認められているということになる。冷凍された胚細胞を「財物と人格の中間」と見る判例もある。テネシー最高裁判所は、冷凍された胚細胞はたとえ人間の前段階であるとしても財物と見るべきではなく、人間の組織細胞としてより尊重されるべき客体だが、しかし、かといって人格体として取り扱われることはない。しかし、冷凍された胚細胞の所有者には財物性を否定するけれども、所有権に類似の処分権はあると判示した[36]。

したがって、生体や死体の臓器や細胞組織について、財産権に基づいて、個人、遺族、または国家に完全な所有権ないし処分権があるとすることは正しくない。

ただし、血液と細胞加工技術に提供される細胞組織に限って、一定の範囲内で取り引きのための処分権を認めるという意味での財産権が承認されている。したがって、一般的に、死体や生体、その臓器や細胞組織に関しては、財産権ではないが財産権に似たものであるという準財産権説が主張されることになる。

以上で見たように、死体を検屍中に一定の範囲内で公共の財産として没収して臓器摘出を承認したり、死体はすべて一般的に生前の反対意思表示がない限り公共の財産と見なして臓器摘出を許す財産権説がある一方で、死体は財産ではないが財産に準ずるものであるという見解もある。死体は財産でないので取り引きの対象とはならないけれども、死体と関連して一定の範囲内での権利が承認されることになる。すなわち、葬儀を執り行うために遺族が死体を所有する権利、死体の特定用途（たとえば大学病院への解剖実習のための提供）への使用の決定権、死体の最終処分権（たとえば火葬、埋葬の決定、臓器提供）が承認される[37]。

したがって、準財産権説は、死体に対する権利を財産権に似たものとして、遺族が死体を保有して、他の者が葬儀を儀式に合うように執り行うことを妨害する要素を排除する権利として考えられている。このような妨害がある場合、遺族は損害賠償を請求できる一種の不法行為法上の根拠を持つことになる。しかし、準財産権は、前述した遺族の意思に反して角膜および膵臓を摘出する立法によって制限できる。米国の判例は、遺族の準財産権を制限する立法が、公共の福利を指向する合理的な制限であり、合憲であるとしている。[38]

また遺族の準財産権には臓器の売買許可権は含まれない。死体の臓器の取り引きは禁止されることが一般的で、米国の連邦法もこれを原則的に禁止しているので、遺族の処分の自由という（修正された）普通法に基づいた死体の臓器取り引きの自由は不正である。このような遺族の権利の制限だけでなく、さらに、理論的に、遺族の葬儀に関する権利と生きている生命のための臓器摘出の必要性が衝突する場合、利益衡量（balancing test）を通じて後者に優越権を与えるべきだという見解も存在する。[39]

人格自律権説は、身体に対する自己決定権の明らかな根拠を人格自律権ないしプライバシーに求める見解である。人格自律権説は、財産権説とは反対に、身体とその所有者を区分せず、個人とその身体の単一体として個人の中にあらゆる権利が内在しているとする。財産権は外部の干渉に対し反撃し保護する権利を意味するが、人格自律権は、主に「政府の干渉」に対する保護を意味する。[40] 財産権説が身体の動的な側面を反映して身体という客体の変形と利用を防止する機能を果たすのに対し、人格自律権説は静的な側面を反映して、主体としての身体がその主人という観点から保有する多数の権利を保障する機能を果たすものである。したがって、人格自律権は生が終了するとともにその機能も終了し、譲渡できない権利と見なされる。このような不譲渡性は前述したように、人格自律権の持つ財産権との最も大きい相異点である。このように人格自律権は、身体の完全性と不可侵性を基礎として、個人と彼の身体が一つの人格体として結合され、その主人として保有する多数の権利、主に政治権力による身体に対する不当な干渉を防止する権利を発生させる。たとえば避妊薬による避妊の権利、[41] 強制断種を拒否する権利[42]が承認され、たとえ医師の助けを受けても自殺したり安楽死をする権利[43]は認められないけれども、生命を維持させる医療装置の除去を要求する権利[44]は認められている。望まない生命維持装置による身体への介入からの自由という自己決定権ないし人格自律権に基づいて、いわゆる「死ぬ権利（right to die)」が一定の範囲内で条件付きで認められている。[45] また人格自律権に基づいた自己決定権に従って、証拠を採取するための不当な身体的介入、たとえば嘔吐させるために胃を刺激する行為や強制手術も禁止される。[46] ただし、妊婦については、生存可能性のある胎児の生命を保護するために妊婦に強制輸血したり強制帝王切開手術をすることは許容される。[47] 米国の三十三州は、妊婦の意思に反しても、回復の可能性がない妊婦から生命維持装置を除去できないようにする規定を持っている。ここで妊婦が自己決定権の制限を受けることは、一種の人格自律権の限界となる。

それでは、このような文脈からして、自分の身体の一部を生前に、または死後に提供することは、どこまで人格自律権の範疇に属するとしなければならないのだろうか。

とくに、死後の死体からの臓器提供はいかなる権利を基準に判断しなければならないのであろうか。

前述したように、財産権でも準財産権と見るべき特別の理由があるのであろうか。

前述したように、死体に対する人格権説の難点は本来、人格自律権ないしプライバシーは人の生存にだけ存在するという前提のためである。

死亡した者は自身の死体に対し人格自律権を持てないという米国の判例もある。[48] ただし、その家族構成員だけが、死亡した者と生前に関係を有する人びとと関連して、死亡した者の人格自律権を代位できるとしている。

その他の遺族が持つことができる特別の感情上の利益（strong sentimental interests）も、準財産権から由来する権利として認定できる。[49] ところが、人格自律権を、生前の死後に対する計画も保護することまで含むものとしての「死後の人格自律権（postmortales Personlichkeitsrecht）」として認めるならば、死体に対しても人格自律権が基礎になるという論理を展開できるようになる。このような論理によれば、人格自律権としての生前の自己決定権は、死体に対しても有効なことになる。[50] 人格自律権説は、生命と身体に対する自己決定権ないし自立権の哲学的基礎として有用な見解である。

とくに国家の刑法的パターナリズムでさえ制限できない、医療倫理の基礎になると考えられる。関係－義務モデルまたは契約モデルはカント主義の自由な人格体を前提としているので、自身の身体的な危険ないし負担――その負担がたとえ非常に少ないことであるとしても――を強要できないことになる。臓器移植に関わる身体に対する自己決定権が制限される可能性がより少ない人格自律権説は、国家的パターナリズムによる制限の根拠を明らかにすることを要求することになるので、妥当な見解である。

自己決定権に対する人格自律権説と推定された同意との関係

立法においては、人格自律権説と財産権説が混合されたり妥協し合うことがあるのはいうまでもない。実際に比較法的に見るならば、各国の臓器移植法の大多数は、財産権説と人格自律権説が互いに対立して論理的矛盾を持つ形で制定されている。前述したように、財産権と違い、人格自律権は本質的に譲渡できない権利であるから、臓器移植に対する本人の自己決定権は推定された同意の形態では認定できない。推定された同意を認めなければ大陸法系刑法の体系的思考を害するようになって妥当でない、との主張[51]もあるが、大陸法系の刑法体系内でも、推定された同意を正当化の事由に認めるのに懐疑的な見解[52]が数多くある。生命のような高度に個人的な法益について、推定された同意を正当化事由としたり臓器摘出の前提と認めることには限界がある。さらに自己決定権を人格自律権と理解する場合、臓器摘出に対する個人の自律的意思決定は明示的であるべきである。したがって、推定された同意は、国家のパターナリスティックな正当化、たとえば生きている者の生命を保護するための公共資源としての死体の確保として、これと区別すべきである。国家のパターナリスティックな死体の確保は、したがって適正手続きによる場合にのみ正当化できる。遺族の同意は、このような適正手続きの一つとして区別することができ、またここでも遺族の同意は個人の自己決定権に変更を加えることではなく、自身の固有な権利として葬儀手順や家族関係の特殊性、または先祖崇拝などの特別の情操的感情に基づく準財産権から由来する権利にすぎないとしなければならない。

日本と韓国の家族モデルにおける「家族の権利」に関する比較法的考察

前述したように、日本と韓国の臓器移植法は「家族モデル」と呼ぶのに十分なほど、家族の意思決定が臓器移植において優位を占めている。ここで両国の臓器移植法は、人格自律権に基づく自己決定権だけを基礎としないで、一種の遺族の準財産権的権利を混合して臓器移植法制を作ったと分析できよう。比較法的に見ると、家族モデルという特性を表わす日本と韓国の臓器移植法では、生命を終えた人の死体がその人が属する「家族の財産」と規定されることになったように見られるが、そのような把握は正しくない。伝統的な社会文化的規範と、死体は家族の財産という思考とは、厳格に区分されるべきである。現代の自由主義的法治国家では、このような発想は許容されない。

死体は個人に帰属することが原則であり、本人が自身の人格自律権に基づいた自己決定権を行使しない場合に限って、国家がその死体を公共の財産と見なして確保することができる。そして、家族は単に遺族としての葬儀手順や先祖崇拝などの情操的特殊性に基づいた固有な準財産権を持つにすぎないとすべきである。

日本と韓国では、民法上、死体の帰属は相続人ないし喪主にあるとするのが判例と学説の立場である。日本刑法第一九〇条および韓国刑法第一六一条は死体損壊罪を規定している。刑法上、死体の財物性を否定することは韓国刑法では通説である。ただし例外的に、解剖用死体は刑法第一六一条の死体損壊罪の客体でなく、財産罪の客体になると考えられている。(53)

死体が民法上、所有権の客体になり得るかどうかについて、韓国の民法学説は、これを肯定する特殊所有権説と、否定する慣習法上の管理権説に分かれている。特殊所有権説が多数説だが、結果的には、いずれも客体の使用、受益、処分の権能を否認し、埋葬と祭祀の権能だけを認めるという点で差異がほとんどない。ただし、慣習法上の管理権説は、譲渡や、放棄できない権利という点で所有権ではないと主張する。(54)とくに遺族の「特別な情操的感情」、「敬虔な葬儀を執り行う権利」という準財産権的権利が、臓器移植について決定的に重要な役割を果たす法制となっている。

ここで家族の準財産権的権利は、本人の同意を本人に代わって推定し確認することではなく、「家族固有の権利」としての同意であると考えるのが妥当な分析である。言い換えれば、日本と韓国の先祖崇拝、伝統的な生死観、精神と肉体の合一体としての人格という伝統的価値観が、近代の個人主義的な自己決定権と混合して臓器移植法に受容されているのである。[55]

韓国の臓器移植法第十八条二項二号は、日本の臓器移植法とは違い、本人が生前に意思を表明しなかった場合に、遺族が臓器摘出の可否を決定するものとしている。ただし、日本の臓器移植法の附則第四条は、死体からの眼球と腎臓の摘出に限って、遺族に決定権を与えている。韓国の臓器移植法のこのような条項と、日本の臓器移植法の附則四条は、基本的に拡張された同意モデルの類型に属する。ここで、遺族の決定権を遺族固有の権利と見るか、本人の推定的同意を確認するべき義務を持つことを意味しているとするかについて、理解が分かれ得る。個人の自己決定権を尊重し、誰も――たとえ家族であれ――その本人の意思決定を変えることはできないと考えるべきである。前述したように、死体が家族に帰属すると見ることは、個人の自己決定権を侵害することである。したがって、遺族固有の権利という見解を採用することが妥当だと考えられる。[56] 拡張された同意モデルの中には、本人が生存時にいかなる意思を持っていたのか遺族が確認する手順を規定して、本人の推定された意思を確認する規定であることを明示する立法例もある。たとえば、ドイツの臓器移植法第四条一項第一文は、拡張された同意モデルを採用し、生前に本人の臓器摘出に対する同意を確認することができない場合、遺族に本人の意思を確認する手順を定め本人の同意の意思を推定する内容の規定を置いている。この場合に、本人の同意意思に関して遺族が情報を提供することも、遺族が本人と生前に最も近い立場にあった「証人（Zeuge）」[57]として有する、遺族の固有の権利とされる。しかし、もし遺族がその情報を提供できない場合には、臓器摘出は相変わらず遺族の同意に依拠することになる。遺族が情報を提供できない場合は、論理的には当然、本人の意思を推定できないケースに該当することになるが、それにもかかわらず、その遺族に臓器摘出の決定権を付与したことは、ドイツ政府の立法提案書も臓器移植を促進させる目的のためであると説明している。[58] ここでは、遺族が情報を提供できない場合、医師が遺族に臓器摘出に関して説明をして、遺族がこれに同意した場合に摘出が可能である（四条二項第二文）。遺族が本人の意思を推定できる何らの端緒も探せない場合にも、結局は遺族の「固有の裁量」によって決定できるという解釈がとられることになる。[59] この結果、遺族が本人の意思に代わって決定するようになるという批判が頻繁に提起されることになった。[60]

これに対して、狭義の同意モデルも、ドナーカードに登録する等の意思表示をした後に、その意思表示が頻繁に更新されることはないのであるから、死後に臓器摘出をする時点では結局本人の意思が推定されることになり、遺族による意思推定という点で拡張された同意モデルをことさらに批判することは妥当でない、との反論[61]もある。したがって、拡張された同意モデルの正当化できる論拠は、唯一、政府のパターナリスティックな介入にある。生きている者の生命のための公共の資源というパターナリスティックな介入は、前述したように財産権に由来するが、個人の死体に関する遺族への帰属権と競合することになるので、適正な手続きによって制限する場合にのみ正当化される。遺族固有の死体に対する準財産権――ドイツの場合、遺族の裁量的意思決定権――を考慮することは、このような意味で適正手続きに関係することになる。

3　新しい臓器移植技術の発展と臓器移植法の再検討

新しい臓器移植技術の発展

二十世紀後半以降、臓器移植に関する医療技術自体が著しく進歩した。とくに異種間移植（xeno-transplantation）の研究と実験が急速に進展し、臓器の供給不足に対する最も有力な代替策であると認識されるに至った。動物の臓器が人間の臓器に比べて拒絶反応がより大きいにもかかわらず、臓器供給が無制限という利点のためであった[62]。他方、人工臓器の開発も急速に進展し、最近、臓器の慢性的不足を解決するものとして脚光を浴びているのが細胞組織の操作技術である。これは、生命工学、分子生物学、細胞生物学、資源工学の急速な発展によって開発され、細胞組織を摘出して外部の培養板で同じ細胞構造を維持させたまま臓器に成長させた後、移植する技術である。これには細胞組織の種類によって二種類の方式がある。一つは成人細胞組織を培養する方式で、他の一つは胚性幹細胞を培養する方式である。胚性幹細胞の配列（ES cell line）は個人の「遺伝子情報（genome）」を含有している。したがって、人間の受精卵の遺伝因子を再配列して成人細胞の細胞核とともに試験管で培養して胚性幹細胞の胚盤胞の段階まで培養する治療用クローニング（therapeutic cloning）も試みられている[63]。ヒトゲノム計画では、さらに哺乳動物の受精卵を培養して細胞核の遺伝子情報を操作する技術も試みられている。

一九九八年十一月には、乳牛の受精卵に人間の遺伝子情報を挿入する実験が成功したが[64]、これに対しても倫理的問題が提起されている。また、胚性幹細胞の胚盤胞を用いて成人細胞の核などの遺伝子情報を操作する技術も試みられているが、これもクローン人間と同じ倫理的批判を惹起している。

以上のような医学技術の発展によって、胚性細胞は臓器移植のためのあらゆる形態の細胞を供給できる無制限の資源になる可能性が生まれた。このような技術に残った宿題は胚性細胞の提供者と臓器受容者の相互適応性をより確実なものとすることであり、そのために、胚性幹細胞そして胎児の細胞を受容者の細胞に発展させるための人間複製技術（クローニング）を使用できるようにすることである。その場合にこのような人間複製技術の倫理的問題を避けるためにも、医師や科学者らは将来両親の細胞を培養・増殖させて臓器移植に使う技術が開発されることを期待しており、窮極的には誰にも拒否反応なく適用できる「普遍的提供者（universal donors）」としての細胞を作る技術を期待している。(65)

最近の臓器移植の医学的技術の発展と法的・倫理的問題点

しかし、このような技術と関連して潜在的に人間と考えられる受精卵の複製に対する倫理的拒否も根強い。いわゆるヒトゲノム計画は全世界的な問題となった。(66) ユネスコは、人間のクローニングは全部中止されるべきだという意思表明をした。(67) ヨーロッパ評議会も、あらゆる人間クローニングを中止させるべきだという決議案を採択した。(68) 米国は、一九八四年に制定された国家臓器移植法（The National Organ Transplantation Act；NOTA）(69) を一九八八年に改正して、(70) 胚芽細胞組織の商業的取引をも完全に禁止した。米国の国立食品・医薬品局（Food and Drug Administration；FDA）は、(71) 一九九三年に、人間の細胞組織にも細胞に由来する産出物に対する検討要件を含める内部規律（intrim rule）を規定したが、まだ現行規則（regulation）では胚性幹細胞については規制対象に含めないでいる。ＦＤＡは、一九九七年に「治療用」という目的に限定して、科学者が人間の細胞または細胞組織を操作・加工することを許す草案を作成した。しかし、この草案は、細胞の自家移植（autologous transplantation）でも再生目的でなく、細胞や細胞組織に他の生物学的・医学的材料を混合する等の「最小限を越える操作（more-than-minimally manipulation）」についてはＦＤＡの許可を得る等の強力な規制を加えている。[72] そして、一九九八年に、またＦＤＡは、あらゆる人間の細胞または細胞組織を加工して生産した産出物に対し登録義務を課する草案も提示し、[73] さらにまた、一九九九年に、人間の細胞と細胞組織に基づいたあらゆる産出物の登録と開発、取引およびそれによる疾病の拡散を統制する連邦規則の草案を提示した。[74]

韓国の臓器移植法は、第三条（定義）一号で肝臓と骨髄以外にも「人の器官または組織中、他の人の臓器などの機能回復のために摘出して移植できることとして、大統領令が定めること」という補充を前提とした要件をおいて、臓器移植技術の発展に伴う対象の拡大を念頭に置いているが、大統領令ではまだ胚性細胞組織まで含めていない。日本の臓器移植法も第五条（定義）に心臓、肺、肝臓、腎臓、眼球を対象と定めている。韓国と違い、日本は、皮膚、血管、骨の組織移植は臓器移植法の適用を受けない。ただし、施行規則により小腸等を追加したが、現在まで、日本の臓器移植法には、胚芽細胞組織は含まれていない。したがって、韓国と日本では細胞組織の操作工学に対する規制が明確ではないし、[75] 医療指針等医療倫理にだけ委任された状態にある。最近のヨーロッパ連合の「生物学と医学の適用に関連した人間の尊厳と人権の保護条約[76]」に関する追加議定書第十三条[77]は「人間遺伝子を修正する作業は取りあえず疾病の予防、診断、治療を目的とする場合にだけ遂行することができ、後代の遺伝子に影響を与える修正作業であるべきでない。」と規定している。

しかしこの条文の但書を厳格に適用するならば、胚性幹細胞を用いた治療術は事実上施行することが難しくなる。

なぜなら胚性幹細胞による治療術は、厳格に解釈するならば、後代の遺伝子に対する影響を与える修正作業に該当することになるためである。もしそうなれば、たとえば現代の難病の一つ、遺伝的疾病のMukoviszidose病の唯一の治療方法である胚性幹細胞治療術を禁止するという失敗を犯すことになる。日本と韓国の将来をみれば、この分野に対するパターナリスティックな介入は、生命工学の一般的基準として利益較量の原則と「最小限を越える操作」の禁止原則によって賢明に限定すべきであると考えられる。この問題に対し、生命倫理を包括する法制を通じて解決することもできるけれども、とりあえず臓器移植法の改正を通じて、臓器移植と関連した適法な細胞操作・培養の限界を明確に規定する必要がある。その限界はいわゆる「最小限を越える操作」の禁止原則によって、ある程度までは許容する方向で規定されるべきである。なぜなら人間複製それ自体と胚性幹細胞の操作培養を通した治療技術は区別することが難しいために、もし人間クローニング技術を完全に禁止すると、胚性幹細胞の操作培養を通した治療技術の開発も事実上不可能となるためである。

4　臓器移植をアクティブにするための立法的提案

個人の人格自律権としての自己決定権を最大限に保障する同意モデルに基づくことが、自由主義的法治国家の医療モデルとして望ましい。しかしとくに日本と韓国では、家族モデルを通じて自己決定権が制限され、家族の意思決定権がより決定的な要素になっているので、日本と韓国の家族モデルが改正されない限り、とくに本人と家族の自発的な利他的意思決定を促進させるインセンティブを与える立法が必要となる。この点と関連して、一九八四年に米国のペンシルバニア州が設立した「臓器提供啓発信託基金（Organ Donation Awareness Trust Fund）」のような立法が良い事例になると考えられる。この信託基金は、臓器提供者の遺族に葬儀費用を提供することでインセンティブを与えようとする。遺族に直接に金銭を提供することではなく、葬儀などに必要な費用を提供する。また、基金は運転免許や車両登録またはその更新時に一米ドルを自発的に寄付するという形で、臓器移植に対する広報と教育事業を遂行している。ペンシルバニア州の法律と似た臓器提供者の遺族に対する税金減免、葬儀費用の支援、教育費減免などの経済的インセンティブを提供する法律は、米国の他のいろいろな州（Florida, Ohio, New York）でも制定されている[78]。

韓国では一九九九年の新しい臓器移植法によって脳死が合法的に認定されたこと等によって、臓器移植がアクティブになることを期待したが、結果はその逆であった。すなわち、臓器移植を待つ待機患者の数は二倍以上に増加して、臓器提供者はその半分以下に激減した。一九九九年の新しい臓器移植法の施行以前と施行以後の脳死体、死体、生体からの臓器移植の現状に対する国立臓器移植センターの統計は次の通りである〔次頁の表1～3参照〕。

臓器提供のために、ドナーの遺族がその家族であったことを立証する戸籍謄本まで自ら発行を受けて提出する必要があり、また脳死判定と臓器摘出を担当した病院には臓器が分配されないので病院が積極的に臓器移植に動かないということが、最も大きい理由として指摘されている。

これに伴い韓国政府は、遺族の同意要件に早い順位の二名の同意を受けるべき規定を改正して、次順位の人に同意を受けてもかまわないとする改正草案を準備している[79]。臓器移植法上の臓器売買禁止の趣旨に抵触しない限度で、臓器提供者とその遺族に対する経済的・精神的報償をして、遺族に不便を与える手続きを早速改正すべきである。

日本と韓国の臓器移植法は臓器移植の技術的発展の成果をまだ法規制に受容していないので、その急速な発展を受容する規定を導入して、生命倫理に関する合理的なパターナリズムの境界を設定すべきである。

たとえば、胚性幹細胞など

表１：脳死者としての臓器提供者の数

年	79	83	84	86	88	89	90	91	92	93	94	95	96	97	98	99	00	01
数	2	1	1	1	1	1	3	2	15	20	45	78	66	97	125	162	64	20

表２：死体から臓器の提供を受けた受容者

年	腎臓	膵臓	肝臓	心臓	肺	角膜
1997	179	4	36	30	3	112
1998	236	8	61	29	—	178
1999	307	8	83	34	1	—
2000	119	10	42	14	2	74
2001	41	1	14	8	—	20

表３：生体から臓器の提供を受けた受容者

年	合計	腎臓	肝臓	骨髄
1997	2,596	788	36	1,372
1998	3,149	778	35	1,894
1999	—	—	—	—
2000	1,220	573	246	325
2001	754	308	157	222

出典：この統計の出典は国立臓器移植センターの2001年度の報告書である。

その報告書は大韓医学会（Korean Medical Association）の臓器移植に関する統計年鑑を基礎として作成されている。

国立臓器移植センター報告書（2001年）は、国立臓器移植センターのインターネット・ホームページに掲載されている（http://www.konos.go.kr）。ただ1999年の統計は、大韓医学会の統計が発表されていない。

2000年の統計は2000年2月9日から2000年12月31日まで、2001年の統計は2001年1月1日から2001年5月31日までの統計である。

を使用した人間クローニング技術による細胞複製や細胞組織の操作培養に対して生命倫理を包括する法律を制定したり、最小限、臓器移植法の改正を通して、臓器移植と関連した適法な細胞操作・培養の限界を明確に規定する必要がある。その限界は、前述したように、いわゆる「最小限を越える操作」の禁止原則によって、ある程度までは許容する方向に向かうべきである。また生命工学、分子生物学、細胞生物学、資源工学の急速な発展によって開発された細胞組織の操作培養および凍結保存技術は、これに対する商業的代価を要求する点で、現在の臓器それ自体の取引を禁止している臓器移植法の規定と矛盾するために、新たな法的規制が必要である。

注

（1）「臓器の移植に関する法律」法律第一〇四号（一九九七年七月十六日制定）。この法律の詳細は、厚生省保健医療局臓器移植法研究会監修『逐条解説臓器移植法』（一九九九年）。

（2）「臓器等移植に関する法律」法律第五八五八号（一九九九年二月八日制定）、一部改正法律第六〇二三号（一九九九年九月七日）。この法律の詳細は、趙炳宣「韓国の臓器移植法—韓国の家族モデルに関する医療倫理的・法哲学的考察」（『刑事法研究』十六、二〇〇一年）二二八頁以下。

（3）石原明「臓器移植法の性格と特色」（中山研一・福間誠之編『臓器移植法ハンドブック』日本評論社、一九九八年）三三頁。日本最初の脳死者からの臓器移植は一九六八年に行われた心臓移植手術であった。当時その手術をした医師は殺人罪で告発され（和田心臓移植事件）、これを契機にそれ以後脳死者からの臓器移植は公式には施行されていない。その後一九九七年に臓器移植法が立法されてはじめて、脳死者からの公式な臓器移植が許容されることとなった。それ以後八件の脳死者からの臓器移植手術について人権救済申立てが行われたという報告がある。これに対し韓国最初の脳死者からの臓器移植は一九八八年二月の心臓移植手術と一九八八年三月の肝臓移植手術だった。しかし、日本とは違い、韓国では当時論争はあったものの刑事問題になることはなかった。保健福祉部「臓器等移植に関する法律」制定のための公聴会、公聴会資料九六・一〇、一〇。

（4）日本の臓器移植法の家族意思の尊重を社会文化規範の要請とみる文献は、石原前掲論文注（3）二九頁。平川宗信「『脳死』と臓器移植をめぐって」（福田雅章他編『刑事法学の総合的検討』下、一九九三年）三三一頁、三三七頁。韓国の社会文化規範の要請については、Cho, Byung-Sun, Das neue Organtransplantationsgesetz in Korea – Das Familienmodel als ein koreanischer Sonderweg?（『被害者学研究』九・一、二七九―八八頁）。

（5）例を上げれば、米国の学者は、米国で反対意志表思モデルが一般的な原則として導入されないのは文化的背景を持っていると分析する。そして、反対意思表示モデルは臓器移植の活性化により効果的な制度だが、それは推定的承諾（presumed consent）に依拠することになるために、米国のように高度の自律性（high level of autonomy）が社会文化的に強調される社会では受容されないという点にその理由を求める。Siegel, Comment: Re-Engineering the Laws of Organ Transplantation, 49 Emory L. J. 917, 948 (2000).

（6）台湾の人体器官移植条例の詳細は、前田雅英・呉昌令「台湾における移植の現況と脳死状態からの臓器移植の立法的課題」『ジュリスト』九九五、一九九二年）八七―九七頁。

（7）シンガポールの人体臓器移植法の詳細は、Bernard Teo, Organs for Transplantation: The Singapore Experience, Hastings Center Rep., Nov. 1991, p.10

（8）Ladd, Legalism and Medical Ethics, in: Arras・Rhoden, Ethical Issues in Modern Medicine, 3rd ed., 1993, 66.

（9）このような論議の詳細は、Verena Sabass, Die postmortale Organspende, in: Roxin・Schroth (Hrsg.), Medizin-Strafrecht, 2. Aufl, 2001, S. 257 ff.；Ralf Schoning, Rechtliche Aspekte der Organtransplantation, 1996, S. 168 ff.

（10）この法律の詳細は、厚生省保健医療局臓器移植法研究会監修『逐条解説臓器移植法』（一九九九年）。とくにこの法律の第六条について詳細は、丸山英二「臓器移植法における臓器の摘出要件」（『法学セミナー』五一七、一九九八年）二二頁以下。

（11）家族モデルの比較法的意義の詳細は、Cho 前掲論文注（4）；Hirokazu Kawaguchi, Strafrechtliche Probleme der Organtransplantation in Japan, 2000, S. 19, 93 ff.

（12）パターナリズムの根本的な問題点の詳細は、Hart, Paternalism and the inforcement of morality in Law, liberty morality, 1963；Joel Feinberg, Legal Paternalism, in: Joel Feinberg, Harm to Self. The Moral limits of the Criminal Law III, 1986, p.3；Schroth, Die strafrechtliche Tatbestande des Transplantationsgesetzes, in: Brundermuller・Seelmann (Hrsg.), Organtransplantation, 2000, S. 168 ff.

（13）刑法理論的にこのような主張をする学者らは多い。たとえば、日本では、西原春夫他『判例刑法研究二　違法性』（有斐閣、一九八一年）一六八頁、内藤謙『刑法講義総論』中、有斐閣、一九八六年）五四九頁。

（14）ドイツの臓器移植法第十八条に対するこのような批判は、Schroth 前掲論文注（12）。

（15）このモデルの詳細は、Flathman, The Practice of Rights, 1976.

（16）Ladd, Legalism and Medical Ethics, in: Arras・Rhoden, Ethical Issues in Modern Medicine, 3rd ed., 1993, pp.69-71.

（17）Ladd 前掲論文注（6）pp.68-71.

（18）Gerald Dworkin, Monist, 1972, p.65.；Macklin, Consent, Coercion, and Conflicts of Rights, in: Arras・Rhoden,

Ethical Issues in Modern Medicine, 3rd ed., 1993, p.159, 164.

(19) In re Clark. 185 N. E. 2d 128 (1962) ; John F. Kennedy Memorial Hospital v. Heston, 279 A. 2d 670 (1971) ; In re Osborne, 294 A. 2d 372 (1972) ; Macklin, Consent, Coercion, and Conflicts of Rights, in: Arras・Rhoden, Ethical Issues in Modern Medicine, 3rd ed., 1993, p.162.

(20) Arras・Hunt, Ethical Theory in the Medical Context, in: Arras・Rhoden, Ethical Issues in Modern Medicine, 3rd ed., 1993, p.9.

(21) Immanuel Kant, Kritik der praktischen Vernunft. Grundlegung zur Metaphysik der Sitten, Herausgegeben von Wilhelm Weischendel, 2. Aufl., 1996, S. 65 ff.

(22) Vietch, Models for Ethical Medicine in a Revolutionary Age, Hastings Center Report 2: 3 (June 1972): 7 ; Ramsey, The Patient as Person, 1970, xiii.

(23) John Rawls, A Theory of Justice, 1971.

(24) カント主義の個人主義的アプローチについて詳細は、David A. Peters, An Individualistic Approach to Routine Cadaver Organ Removal, 69 Health Progress 25 (1988).

(25) Arras・Hunt 前掲論文注（20）p.22.

(26) これに対し、Urlich Steinvorth, Wem gehoren mein Organe?, in: Brudermuller・Seelmann (Hrsg.), Organtransplantation, 2000, S. 149 ff.

(27) 主に臓器提供手続きと同意権者の同意を受けるための合理的な努力の規定が挿入されている。このような米国の法制について詳細は、趙前掲論文注（20）二二八頁以下。

(28) このような規定について臓器確保のみを優先しているという批判が提起されている。申東逸「生命倫理の刑法的保護」(『刑事法研究』一五、二〇〇一年) 一三八頁。

(29) フランス、ベルギー、スペイン、オーストリア、デンマーク、ポーランド、スウェーデンが採択している。詳細は、Oduncu, Hirntod und Organtransplantation, 1998, S. 129 ; Brudermuller・Seelmann (Hrsg.), Organtransplantation, 2000, S. 340 ff. ; Klaus Ulsenheimer, Arztstrafrecht in der Praxis, 2. neub. u erw. Aufl., 1998, S. 230 ff. とくにオーストリアの状況は、Christian Kopetzki, Organgewinnung zu Zwecken der Transplantation, 1988 ; Kienapfel・Schmoller, Strafrecht Besonderer Teil III, 1999, S. 114 ff.

(30) Shelby E. Robinson, Comment : Organs for Sale? An Analysis of Proposed Systems For Compensating Organ Providers, 70 U. Colo. L. Rev. 1019, 1050 N. 57 (1999) ; Siegel 前掲論文注（5）947 ; Rao, Property, Privacy, and the Human Body, 80 B. U. L. Rev. 359, 381 N. 77 (2000).

(31) このような観点は Rao 前掲論文注（30）; Swerdlow, Matching Needs, Saving Lives : Building a Comprehensive Network for Transplantation and Biomedical Research, 1989, p.19 ; Law Reform Commission of Canada, Procurement and Transfer of Human Tissues and Organs, Working Paper 66 (1992), p.148.

(32) 詳細は Bernard Teo, Organs for Transplantation: The Singapore Experience, Hastings Center Rep., Nov. 1991, p.10.

(33) 中国の臓器移植の現状や臓器売買の詳細は、Sean R. Fitzgibbons, Cadaveric Organ Donation and Consent: A Comparative Analysis of the United States, Japan, Singapore, and China, 6 ILSA J. Int'l & Comp. L. 73, 100-104 (1999).

(34) Carter v. Interfaith Hosp. of Queens, 304 N. Y. S. 2d 97, 101 (N. Y. Sup. Ct. 1969).

（35）Moore v. Regents of the University of California, 793 P. 2d 479, 487-93 (Cal. 1990).

（36）Davis v. Davis, 842 S. W. 2d 588, 589 (Tenn. 1992).

（37）このような観点の判例は、Carney v. Knollwood Cemetery Ass'n., 514 N. E. 2d 430, 433-35 (Ohio Ct. App. 1986) ; Scarpaci v. Milwaukee Cty., 292 N. W. 2d 816, 820-22 (Wis. 1980). このような見解の文献は、Keeton et al., Prosser and Keeton on The Law of Torts 12, 5th ed. 1984, p.63.

（38）Georgia Lions Eye Bank. Inc. v. Lavant, 335 S. E. 2d 127, 128 (Ga. 1985) ; Shultts v. United States, 995 F. Supp. 1270, 1272 (D. Kan. 1998).

（39）このような見解のうち代表的なものとして、Joel Feinberg, The Mistreatment of Dead Bodies, 15 Hast. Cent. Rep. 1, 32 (1985).

（40）Rao 前掲論文注（30）; Planned Parenhood v. Casey, 505 U. S. 833, 928 (1992).

（41）Planned Parenthood v. Baird, 405 U. S. 438 (1972) ; Griswold v. Connecticut, 381 U. S. 479 (1965) ; Poe v. Ullman, 367 U. S. 497 (1961).

（42）Skinner v. Oklahoma, 316 U. S. 535 (1942).

（43）Washington v. Glucksberg, 521 U. S. 702 (1997).

（44）Cruzan v. Missouri, 497 U. S. 261 (1990).

（45）米国の論議とその日本への適用についての詳細は、松本哲治「憲法上の『死ぬ権利』の行方」（『奈良法学会誌』一一・二、一九九八年）三七頁以下。

（46）Winston v. Lee, 470 U. S. 753 (1985).

（47）これに関して詳細は、Ehrenreich, The Colonization of the Womb, 43 Duke L. J. 492 (1993) ; Gallagher, Prenatal Invasions & Interventions: What's Wrong with Fetal Rights, 10 Harv. Women's L. J. 9 (1987).

（48）Tillman v. Detroit Receiving Hospital, 360 N. W. 2d 275, 277 (MicH. Ct. App. 1984).

（49）Florida v. Powell, 497 So. 2d 1188, 1193 (Fla. 1986) ; Mansaw v. Midwest Organ Bank. No. 9700271 CV-W-6, 1998 U. S. Dist. Lexis 10307, at 28 N. 15 (W. D. Mo. July 8, 1998).

（50）このような見解は、Schroth 前掲論文注（12）S. 159, 167.

（51）たとえば Schroth 前掲論文注（12）S. 159, 166.

（52）たとえば Seelmann, Organtransplantation - die strafrechtliche Grundlagenprobleme, in: Brundermuller・Seelmann (Hrsg.), Organtransplantation, 2000, S. 29, 37 f.

（53）学説の状況の詳細は、金日秀『刑法各論』（二〇〇一年）五六八頁以下。

（54）学説の状況の詳細は、金炳宰『民法註解』（編輯代表：郭潤植、二〇〇一年）三〇頁以下。

（55）このような分析は Cho 前掲論文注（４）。

（56）同趣旨のものとしてSchroth 前掲論文注（12）S. 159, 167. ドイツの臓器移植法は拡張された同意モデルを採用しながら、遺族に生前の本人の意思が知られていたのかを確認する手順を置いているが、Schroth は遺族が本人の意思について情報を提供する権利というレベルからそれを遺族の固有な権利だと見ている。

（57）このような見解は政府の立法提案書に明確に叙述されている。BT-Drucks. 13/8027, S. 11.

（58）BT-Drucks. 13/4355, S. 11.

（59）Verena Sabass, Die postmortale Organspende, in: Roxin・Schroth (Hrsg.), Medizin-Strafrecht, 2. Aufl., 2001, S. 264

ff；Ute Walter, Befugnisse der Angehorigen bei der Organentnahme nach dem TPG, in: Brudermuller・Seelmann (Hrsg.), Organtransplantation, 2000, S. 181 ff.

（60）本人の自己決定権に対する侵害を認める矛盾した規定であるという一般的な批判は、Walter 前掲論文注（59）S. 195. 憲法上保障された人格自律権の侵害を理由として違憲とみる見解は、Adami-Varka, Zur gesetzlichen Regelung von Organtransplantationen mit Transplant von Toten, Neue Justiz 3・1995, S. 150.

（61）Sabass 前掲論文注（59）S. 269.

（62）臓器移植と異種移植の歴史的考察に関して詳細は、Siegel 前掲論文注（5）；Johann S. Ach, Xenotransplantation, Bioethik und Verlust der Naturlichkeit, in: Brundermuller・Seelmann(Hrsg.), Organtransplantation, 2000, S. 43 ff.

（63）Solter・Gearhart, Putting Stem Cells To Work. 283 Science 1468, 1468 (1999).

（64）詳細は、Joe Bauman, How Far Will Humans Go in Reproducing People?, Deseret News, Aug. 11, 1999, at C1.

（65）Solter・Gearhart 前掲論文注（63）。

（66）詳細は、Schlueklenk・Ashocroft, International Research Ethics, 14 Bioethics 159 (2000)；Busch・Jauernik・Marx, Genmanipulation am Menschen, in: Kaufmann (Hrsg.), Moderne Medizin und Strafrecht, 1989, S. 221 ff.

（67）Universal Declaration of the Human Genome and Human Rights；UNESCO Press Release No.97-29, Feb 28, 1997. これに関して詳細は、Karen H. Rothenberg, Symposium on Human Cloning: Legal, Social, and Moral Perspectives for the Twenty-First Century Cloning: Business Without Regulation, 27 Hostra L. Rev. 569, 570 (1998)；Thomas Gutmann, Auf der Suche nach einem Rechtsgut: Zur Strafbarkeit des Klonens von Menschen, in: Roxin・Schroth(Hrsg.), Medizin-Strafrecht, 2. Aufl., 2001, S. 353 ff.；Gutmann, Thomas, Strafbarkeit des Klonens von

Menschen, in: Roxin・Schroth(Hrsg.), Medizin-Strafrecht, 2. Aufl., 2001, S. 339 ff.

（68）Council of Europe, Resolution on Cloning, March 11, 1997, Parapgraph B. この草案はヨーロッパ評議会のホームページ（http://www.coe.fr/eng/legaltext/168e.htm）に掲載されている。詳細は Gutmann 前掲論文注（67）S. 357 ff.

（69）42 U. S. C. 274 (1994).

（70）42 U. S. C. 274(e)(c)(1) (1994).

（71）Human Tissue Intended for Transplantation, 58 Fed. Reg. 65, 514 (1993).

（72）The Food and Drug Administration, Proposed Approach to Regulation of Cellular and Tissue-Based Products (FeB. 28, 1997). この草案はＦＤＡのホームページ（http://www. fda.gov/cber/gdlns/celltissue.txt）に掲載されている。

（73）Establishment Registration and Listing of Human Cellular and Tissue-Based Products, 63 Fed. Reg. 26, 744 (1998).

（74）Suitability Determination for Donors of Human Cellular and Tissue-Based Products, 64 Fed. Reg. 52, 696 (1999).

（75）細胞組織の操作工学の発展に関する法と倫理の問題を検討した文献としては、朴恩正『生命工學時代の法と理』（二〇〇〇年）、葛原力三「胚子保護と刑法」（『犯罪と刑罰』九、一九九三年）一頁以下。Ach 前掲論文注（62）S. 43 ff. ; Andreas Liegsalz, Strafrechtliche Grenzen der kunstlichen Fortpflanzung, in: Roxin・Schroth(Hrsg.), Medizin-Strafrecht, 2. Aufl., 2001, S. 339 ff.

（76）Council of Europe, doc. CDBI・INF (93)3 vom 18. November 1993, S. 3.

（77）Additional Protocol (Dec 1, 1998). 詳細にはGrodin, Michel, Law, Medicine, and Socially Responsible Research, 24 Am. J. L. & Med. 293, 298 (1998).

（78）詳細は Siegel 前掲論文注（５）。

（79）『中央日報』二〇〇一年八月十一日一面。二〇〇一年八月三十一日に、韓国政府の改正草案は、法制処長の名前で立法予告された。改正草案は韓国の法制処のホームページ（http://www.mohw.go.kr/silkuk/view_top.html?code=bogun&no=3874&page=1）に掲載されている。

＊この論文の日本語の校正等に関してご助力いただいた関東学園大学法学部教授・中空壽雅先生に心より感謝申し上げる。

趙　炳宣

第3章　臓器移植法施行後四年を過ぎて

――脳死移植実施の経過と新たに浮上した倫理的問題――

はじめに

臓器移植法が施行されて四年が経過した。その間、二〇〇一年十一月末までに十七例（移植に至らなかった例を含むと十八例）の脳死者からの臓器提供があった。この件数を予測よりも少ないと見るべきか、あるいは予測通りと見るべきか。脳死移植論議は法律施行後三年を迎えた頃より、法改正を視野に再び活発になってきた。改正を目指す動きのほとんどは、子供の提供を可能にすることを含めて、提供数の拡大を狙ったものであるが、他方では、脳死移植に慎重なグループから法律の廃止の運動も起きている。いずれにしても、近い将来、法律の見直しの動きが本格化するものと思われるが、その前に、脳死移植の実施を通して新たに見えてきた問題を整理しておくことも益のないことではないだろう。法律の視点からの論議は本書で別の著者が展開しているので、ここでは主に倫理的な視点からの考察を試みてみたい。まず、現時点までの経過を移植事例を中心にまとめ、その後に主要な問題点を整理してみよう。

1　臓器移植法施行後の経過

一九九七年十月に臓器移植法が施行されてから、一年四カ月も提供はなかった。しかし、九九年二月に第一例の提供があってから、二〇〇一年十一月末までに十七例の提供があった。ドナーの内訳は男性が七名で女性が九名、性別非公開が一名である。最高齢は六十歳代で二名おり、最若年ドナーは十歳代の二名である。[1]この十七人から心臓移植が十二件、肺移植が九件、肝臓移植が十四件、膵腎同時移植が六件、腎移植が二五件、小腸移植が一件の計六七件の脳死移植が実施された。[2]なお、眼球提供も三件あった。レシピエントの最高齢は六十歳代の二人で、いずれも腎移植であった。

なお、現在、日本臓器移植ネットワークに登録されている移植希望者数は、心臓が五二人、肺が四一人、肝臓が四八人、腎臓が一万三〇三六人、膵臓が四二人、小腸が〇人であり、提供臓器数が待機者数にはるかに及ばぬ現状を示している。[3]

これまでの脳死移植実施例において、第十例目までは一応検証作業がなされてきた。わが国の移植史において、六八年の和田移植事件が一大汚点を残したことを考えれば、疑問を残さぬ脳死移植の実施は社会的な要請でもあったからである。第一例目から第四例目までは厚生省の公衆衛生審議会臓器移植専門委員会（黒川清委員長）が検証し、第五例目からは厚生大臣（現厚生労働大臣）の私的懇談会である「脳死下での臓器提供事例に係わる検証会議」（藤原研司座長）が行っている。しかし、第十一例目からは、会議のあり方をめぐって紛糾し、検証は中断したままになっている。だが、その後、会議自体は存続させる方向になった（二〇〇一年十一月末現在）。検証会議の問題については後に詳述する。その検証会議のメンバーは座長を含めて十二名で、職種は医師が五名、法律の専門家が二名、倫理・人間学の専門家が二名（このうち一名は精神科医）、カウンセリングの専門家一名、ノンフィクション作家一名、患者家族代表が一名となっている。なお、医師の中には脳死判定の厚生省基準を作った竹内一夫杏林大名誉教授や脳神経の専門家、そして救急医学の専門家が含まれている。座長の藤原氏は埼玉医大第三内科の教授である(4)。

以下、これまでの脳死移植の実施例を中心に、移植法施行後から現時点までの主な動きを整理したい。

第一例目に関して

本事例は脳死移植法施行後の最初の事例であるため、多少詳しく述べてみたい。

・**九九年二月二十二日**＝夕刻、四国在住の四十歳代の女性が頭痛を訴え自宅で様子をみるが、二十二時過ぎに意識を消失したため、二十三時過ぎに高知県内の病院に救急入院となった。来院時、既に瞳孔は散大し対光反射もなく、意識レベルは深昏睡の一歩手前のＪＣＳ（Japan Coma Scale）２００であったが、自発呼吸はあった。ＣＴ検査の結果、脳動脈瘤の破裂による最重度のクモ膜下出血および脳出血と判明。手術の適応ではないとされ、脳圧降下剤の使用などによる保存療法が取られることになった。その後、全身に痙攣をきたして人工呼吸器を装着。自発呼吸はまだかすかにあった。主治医は家族に「クモ膜下出血で脳内出血を合併しています。症状が改善すれば手術となるが、その可能性は低いです。切迫脳死の状態です」と告げる。

・**二月二十三日**＝朝九時に医師が家族に、「もう二時間くらいしかもたない」と告げた時、家族から本人の意思表示カードとアイバンクカードの提示があり、さらに、腎バンクカードの存在も示唆された。十四時過ぎ、主治医は家族に、心停止後の腎提供についてコーディネーターの話が聞けると告げる。家族の希望でコーディネーターが腎提供について説明する。

・**二月二十四日**＝腎バンクではレシピエントの検索が行われる。

・**二月二十五日**＝九時から臨床的脳死診断のための諸検査が実施される。その時、「移植法の運用に関するガイドライン」では除外されている無呼吸テストを実施。後に、主治医はこの件に関して、家族の了解を得ていたと釈明。十二時五十分に臨床的に脳死と診断。主治医の説明を受けた後、希望によって家族はコーディネーターと面談。十七時五十五分、家族が脳死判定承諾書、臓器提供承諾書に署名、捺印する。この頃から、どこかから情報を聞きつけた報道陣が病院に集まり始める。夜七時のＮＨＫニュースが「初の合法的脳死移植へ脳死判定がまもなく始まる」と大々的に伝え、病院でも大騒ぎになる。

二十時十三分から第一回目の法的脳死判定が始まるが、「平坦脳波が見られないため、現段階では脳死といえない」という判定医の診断が発表される。臨床診断で脳波が「平坦」であったのは、判定者が脳波計の感度を十分に上げていなかったためと後に判明。

この間、報道陣の数がさらに増し、家族の自宅にまで押しかける記者もいた。そのため、家族はパニック状態に陥り、「こんなことでは、今後誰も提供しようなどとは思わないだろう」と怒りを病院スタッフにぶつける。院長や主治医はそれを受け、記者会見で家族の不快感を代弁した。その後、厚生省の指示で、すべてを白紙に戻し、臨床診断からやり直すことになった。

・**二月二十六日**＝法的判定でも最後に行うべき無呼吸テストを脳波測定の前に行っていたことが判明。十二時五十八分から再度臨床的判定を始め、十四時四十八分、臨床的に脳死と診断される。この時も臨床的判定では除外されている無呼吸テストが実施されていた。コーディネーターと家族の話し合いの過程も再度やり直す。家族は次の三条件が守られることを前提に承諾書に署名した。①これから実施される二回の脳死判定について一切公表しないこと。②提供後の遺体と家族は一切の取材を受けることなく平穏に帰宅できること。③報道関係者は患者と家族のプライバシーに触れる非人道的な報道のあり方を反省すること。

・**二月二十七日**＝未明、厚生省はこの三条件を報道機関に伝える。判定の経緯は臓器摘出後に公表すると約束。その点については、家族も同意しているとのことだったが、判定終了時刻は家族の希望で伏せられることになった。十一時四十分から第一回目の法的な脳死判定が始まる。

・**二月二十八日**＝未明から第二回目の判定が始まり、朝方終了。脳死が確定する。六時からネットワーク本部で腎移植の適合者の検索が、六時五十八分からは心、肺、肝移植の適合者の選定や意思確認が始まる。その後、心臓移植の選定にミスのあったことが判明。結局、心臓は大阪大学医学部附属病院に入院中の四十七歳の肥大型心筋症の男性患者に、肝臓は信州大学医学部附属病院に入院中の家族性アミロイドポリニューロパシーの四十三歳の男性患者に、また、二つの腎臓は東北大学医学部附属病院の患者と国立長崎中央病院に入院中の四十歳代の女性患者に移植されることになった。肺はメディカルチェックの結果、移植に適さないことが判明した。

十五時七分から、各移植施設のスタッフが加わって臓器の摘出手術が始まり、心臓、肝臓、腎臓、角膜の順に摘出された。なお、この時、ドナーの主治医も加わっていたことがわかり、後日、批判された(5)。

摘出臓器は航空機や列車で各移植施設に運ばれ、二十八日夜から翌日にわたって移植手術が実施された。二〇〇一年十一月時点までに、これらの患者が死亡したという情報は厚生労働省に報告されていない。

第二、三、四例目に関して

紙数の制限から、これらの事例の経過と問題点に関しては他の論文に譲りたい。ただ、第一例目の事例から学んだのか、情報開示は大幅に後退してしまった。記者会見は臓器摘出が終了してからになり、また、発表も口頭でのポイントのみになった。第三例目の事故事例では、事故の具体的な状況はプライバシーを理由に伏せられた。

さて、第五例目の提供事例に行く前に、少し移植問題をめぐる当時の社会の動きについて触れておきたい。まず、一九九九年九月には愛知県内の病院で、法的脳死判定が途中で中止されるという出来事があった。この事例では、臨床的脳死の診断は済んでいたものの、より厳密さが求められる法的判定で、左の鼓膜損傷によって左前庭反射の施行が不可能だとして、厚生省から中止要請が出されたのである。この出来事はすぐ後に出されることになる「法的脳死判定マニュアル」に大きな影響を与えることになった。

これまでの五件の脳死判定の事例から、さまざまなミスが報告されたり、想定されなかった事態も判明したため、厚生省は曖昧性を払拭し認識を統一するために、九九年十月に厳密で詳細な脳死判定マニュアルを出すことになった。これが、「法的脳死判定マニュアル」である。基本はもちろん、従来の厚生省基準であるが、それに綿密な解説が付くことになった。このマニュアルの特徴として、判定の除外例に従来のものに加えて、法的に無能力者と見なされる十五歳未満の子供や知的障害者等が明記されることになった点がある。つまり、現行法では本人の意思表明が必要なので、十五歳未満の子供は提供者になれないのだが、この点が明記されたのである。しかし、この問題がその後、子供の臓器移植を締め出すものとして大きく論議されることになる。また、知的障害者も判断能力の点で意思決定が困難であるとして除外された。さらに、鼓膜に加えて、眼球（角膜）に高度の損傷がある事例でも、一部の脳幹反射消失の確認ができないとして、判定から外されることになった。愛知の事例からの教訓である。

その後、意思表示カードの記載内容にも一部の項目が付加された。二〇〇〇年の二月、それまで脳死下での提供臓器項目にはなかった眼球（角膜）が新たに付け加えられることになった。

そして、二〇〇〇年の三月には、あくまでも透明性を求める社会の声に押されるようにして、本格的な検証会議が設置されることになった。既述したように、それまでは公衆衛生審議会の臓器移植専門委員会が検証していたのだが、より検証作業に専念するための新たな会議が、「脳死下での臓器移植事例に係わる検証会議」として厚生大臣の私的懇談会の位置づけで設置されることになったのである。第一回目の会合は二〇〇〇年三月二十二日に開催されたが、その中に、竹内一夫杏林大名誉教授を班長とする医学的検証作業グループも設けられることになった。以下にまとめる第五から第九例目までの提供事例は、主としてこの検証会議の報告書を基に整理したものである。なぜならば、第五例目以降に関しては新聞紙上で報道される内容はごく限定され、そこから情報を得ることは困難になってしまったからである。しかし、報告書といっても、それがまとめられ、ホームページ上で公開されるのはずっと後のことだから、個別の事例に何か大きな問題があった場合、社会はその教訓を次に生かすということが難しくなっている。これでは検証の意味も半減してしまうと思われるのだが、検証会議の問題に関しては後述する。

第五例目に関して

第四例目から九カ月後に第五例目の提供があった。経過は次の通りである。

・**二〇〇〇年三月二十七日**＝十時五分頃、関東在住の二十歳代の女性が倒れているのを父親が発見。既に心肺停止状態だったが、救急車が到着するまで父親が人工呼吸をする。倒れていた場所や心肺停止に至った原因は家族の希望で非公開とされる。

十時五十二分、病院到着。その時、ＪＣＳ３００、瞳孔両側散大、対光反射（－）、心電図は心静止状態を示していた。心肺蘇生術を施したところ、十一時十八分に心肺機能が再開した。十二時二十分、主治医が家族に、「脳は重篤な障害を受けています」と説明したところ、家族から「脳死なら臓器提供したい」と申し出があり、一時間後に主治医に意思表示カードが提示された。積極的治療の適応はなく、保存的治療で病態の把握を進めることが確認された。二十二時二十分、自発呼吸停止。意識レベルに改善なし。

・**三月二十八日**＝〇時十分、自発呼吸は停止のまま。臨床的脳死判定を開始。二時四十四分、臨床的に脳死と診断。その後、移植ネットの関東甲信越ブロックに連絡。七時四十分からコーディネーターが家族と面談。八時四十分に家族から脳死判定と臓器摘出の承諾書が提示される。九時四分から十一時四十六分まで第一回目の法的脳死判定を実施。十八時三十一分から二十一時まで二回目の判定実施。二十一時に法的に脳死と確定。しかし、後に第一回目の判定時の脳波検査で双極導出の記録が欠如していたことが判明した。二十一時三十分から警察による検視が実施される。レシピエントの選定は既に十二時頃より始まっており、二十二時三十五分頃から意思確認に入った。

・**三月二十九日**＝午前中に各移植施設のスタッフによって臓器摘出手術が実施される。その後、移植施設へ搬送。心臓は阪大病院に入院中の十歳未満の男児に、肺は東北大加齢医学研究所附属病院に入院中の三十歳代の女性と阪大病院の四十歳代の女性に、また、肝臓は分割され、京大病院の十歳未満の女児と信州大病院の六十歳代の女性に、そして腎臓は千葉大医学部附属病院の五十歳代の男性と筑波大附属病院の五十歳代の女性に移植された。二〇〇一年十一月末までの時点で厚生労働省に患者たちの死亡報告は入っていない。なお、膵臓は各移植施設が辞退し移植に至らなかったが、この間の連絡をめぐって、後に移植ネット側の不手際が指摘された[6]。

今回あたりから、報道は移植手術がすべて終了してから、事実のみを簡単に伝える程度のものになってしまった。本事例は意思表示カードの有効性をめぐって施設内で論議されたらしいが、後述する。

第六例目に関して

第五例目から一カ月も経過しないうちに第六例目の提供があった。

・二〇〇〇**年四月十三日**＝十一時頃、東北地方の四十歳代の女性が倒れているのを家族が発見。十一時四十分頃、救急車で病院に到着。到着時、意識はJCS300、瞳孔散大、対光反射（－）、自発呼吸もほとんどなく、人工呼吸器が装着される。CT検査の結果、クモ膜下出血および脳内血腫と判明。十二時四十分、家族に「病状が厳しく手術の適応ではない」旨が説明される。

・**四月十四日**＝朝、自発呼吸なし。主治医から兄に「脳死に近い」と伝えられる。十三時三十分、父親から臓器提供をしたい旨の申し出があり、その後、家族が意思表示カードを持参。十六時六分から十六時十五分まで臨床的脳死判定が行われ、臨床的に脳死と診断される。十六時二十分にコーディネーターに連絡が入る。病院倫理委員会が脳死判定と臓器摘出を承認。

・**四月十五日**＝○時過ぎ、コーディネーターと家族が面談。その後、脳死判定と臓器提供承諾書に家族が署名する。二時三十一分から六時七分まで第一回目の法的な脳死判定が実施される。十二時三十分から十五時三分まで第二回目の判定施行。十五時三分に脳死と確定。レシピエントの選定は十五日の二時過ぎから始まり、十六時四十分から心臓、肺、肝臓、腎臓のレシピエント候補者に意思確認が開始された。医学的理由から京大病院に入院中の三十歳代の女性に肝臓のみが移植された。この女性は二〇〇一年十一月末時点で健在であるという[7]。

第七例目に関して

第七例目の提供はそれから十日後にあった。

・**二〇〇〇年四月十二日**＝二十二時四十五分頃、関東甲信越地方の五十歳代の女性が路上で倒れ、二十三時十八分に病院に運ばれる。到着時、意識はほぼ清明で呼吸も安定していたため、気管内挿管はせず、様子を見ることになった。CT検査の結果、瀰慢性のクモ膜下出血とわかる。

・**四月十三日**＝午前中に脳血管撮影を施行。四カ所に動脈瘤が見つかり、そのうち、一カ所が破裂し、そこからの出血とわかる。十五時三十分、破裂動脈瘤のクリッピング術を施行。

・**四月十四〜十九日**＝手術後、容態は安定し意識もほぼ清明。十五日からは経口摂取も開始された。十八日に脳血管撮影をしたところ、中大脳動脈に脳血管のれん縮を発見。

・**四月二十日**＝左片麻痺が出現する。意識レベルもやや下がったために、食事の経口摂取を中止し、経管栄養に変更する。
・**四月二十一日**＝高圧酸素治療が始まる。
・**四月二十二日**＝ＪＣＳが２００になり、対光反射も鈍麻となる。ＣＴを撮ったところ、切迫脳ヘルニアが見つかる。気管内に挿管し、マニトールの静注を施行。九時過ぎ、右減圧開頭術を実施する。術後、ＪＣＳ３００、瞳孔両側散大、自発呼吸（－）となったため、人工呼吸器を装着した。十九時頃から血圧も下がり始める。
・**四月二十三日**＝重篤な病状は変わらず。ボスミン（強心剤の一種）等の投与が続く。
・**四月二十四日**＝十時三十五分に夫から本人の意思表示カードの提示があったという。しかし、その前に、医師からどのような病状説明があったのか、報告書には一切記述されていなかった。この時はまだ臨床的脳死診断の前だったので、カードは家族に返却されたという。十二時三十五分に臨床的に脳死と診断される。十五時過ぎ、日本移植ネットワークに連絡。その後、本部と都道府県のコーディネーターが病院に到着し、家族と面談。脳死判定と臓器提供の承諾書を取りつける。家族の同席のもとで、二十時三十分から第一回目の法的な脳死判定が開始される。
・**四月二十五日**＝〇時二十三分に第一回目の判定を終了。六時三十分から八時十五分まで第二回目の判定が実施され、八時十五分に脳死が確定する(8)。
　レシピエントの選定は二十四日の二十二時過ぎから始まり、二十五日の八時過ぎから各レシピエント候補者の意思確認を開始する。午後から各移植施設のスタッフによる臓器摘出手術が実施され、臓器を搬送。心臓は阪大病院の四十歳代の男性に、肝臓は京大病院の三十歳代の男性に、腎臓は信楽田病院の三十歳代いない。

なお、この事例の後、六月七日に東海北陸地方の中年女性に提供の意思があり、脳死判定も終了したが、医学的理由によって提供は実施されなかった。この事例に関して、検証会議は何も公表していない。

第九例目（八例目）に関して

第九例目（移植に至らなかったケースを除くと、八例目である。以後（　）内は臓器提供に至らなかったケースを除いた数字となる）の提供は、前回から約二カ月後にあった。

・**二〇〇〇年六月二十八日**＝十七時過ぎ、九州地方の二十歳前の女性が受傷。十七時四十二分、救急車で病院に到着したが、既に心肺が停止し、ＪＣＳ３００、対光反射（－）で、瞳孔も散大していた。すぐに気管内への挿管が実施される。ＣＴ検査の結果、外傷性のクモ膜下出血とわかる。その後、人工呼吸器が装着され、医師より家族に「救命は困難です」と伝えられる。

・**六月二十九日**＝病状に著変なし。

・**六月三十日**＝脳波も平坦で、医師は家族に「臨床的に脳死に近い」と説明。

・**七月一日**＝重篤な病状が続く。

・**七月二日**＝二十時、家族が本人の意思表示カードを持参する。その後、九州・沖縄ブロックのコーディネーターに連絡がいく。

・**七月三日**＝九時五十五分、臨床的に脳死と診断。ネットのコーディネーターが家族と面談したが、両親の合意は得られたものの、三人の姉弟の合意が得られず、再度話し合うことになった。その後、合意が得られたために、脳死判定と臓器摘出の承諾書を家族から受領する。十八時四十七分から第一回目の法的脳死判定が始まるが、判定医の一人から、脳波についての問題が提起され、さらに咳反射も見られるということで、この時点で脳死ではないと判断される。家族に伝えられた後、臨床的な判定からやり直すことになった。

・**七月四〜六日**＝咳反射が軽微だが認められる。

・**七月七日**＝九時過ぎに咳反射が（－）となり、再度、臨床的な脳死判定を実施。十五時四十分に臨床的に脳死と診断される。十九時過ぎ、脳死判定と臓器摘出の承諾書を家族から再度受領。十九時二十三分から二十一時三十七分まで第一回目の法的な脳死判定を実施。

・**七月八日**＝三時四十分から五時四十八分まで第二回目の脳死判定を実施し、五時四十八分に脳死が確定する。

レシピエントの選定は七日の二十時過ぎから既に始まっていたが、八日の朝、各臓器別レシピエント候補者に意思が確認され、その後、臓器の摘出と搬送が行われた。(9) 心臓は国立循環器病センターの四十歳代の女性に、左肺が東北大加齢研究所病院の四十歳代の女性に、肝臓が京大病院の十歳代の女性に、腎臓が市立札幌病院の五十歳代の男性と東京女子医大病院の五十歳代の男性に移植された。これらの患者の二〇〇一年十一月末時点までの死亡例は厚生労働省に報告されていない。

この移植事例の後、八月になって、厚生省の支援を受けた町野朔上智大教授を班長とする移植法改正のための研究班が報告書を発表した。この報告書の主な骨子は次の通りである。①死の定義の選択権を認めず、一律に脳死を「死」とする。②脳死判定に際して、本人および家族の承諾を不要とする。③臓器摘出は、本人が生前に拒否の意思を表明しない限り家族の同意のみで可能にする。④本人が未成年者の場合、承諾者は親権者とする。以上である。

しかし、この改正案は脳死移植に慎重な人びとの懸念を呼び起こし、再びこの種の問題をめぐる論争を巻き起こした。二〇〇〇年五月に総理府が実施した世論調査によると、家族の同意のみで提供できるとした人は二％に過ぎなく、大部分の人は現行法の通り、本人と家族の承諾が必要であると考えているため（七〇％）、町野改正案は世論とは乖離した考え方となっている。しかし、「子供にも移植を可能にすべき」と答えた人が六七・九％にものぼっており、世論に矛盾のあることも感じさせた[(10)]。子供の移植の問題は現行法改正問題の最大の焦点になっているが、本書で他の執筆者が考察を展開しているので、ここではこれ以上触れないことにしよう。

なお、子供の脳死判定のための基準作りが、竹内一夫氏を班長とする研究班によってこの年に完成している。それによると、判定項目自体は従来のものと同じであるが、二回の判定の間隔が六時間から二十四時間に延長された。子供の脳の抵抗性の強さを考慮したためである。なお、十二週未満の新生児は判定から除外された。

この時期の他のニュースとしては、二〇〇〇年九月に、ドナー家族の相互扶助組織である「日本ドナークラブ」が誕生している。ドナー家族の精神的負担を相互にカバーし合うことを目的とした。

第十例目（九例目）から第十八例目（十七例目）までの提供事例に関して

第十例目（九例目）の臓器提供は二〇〇〇年の十一月にあった。検証会議はこの事例までを検証して、既述のように、後は中断させたままになっている（二〇〇一年十一月末時点）。一時は会議の廃止までも検討されたようだが、会議の内容を簡略化させ存続させることで合意したという。この問題に関しては後ほどまた触れることにしよう。さて、検証自体は済んだ第十例目であるが、報告書は家族の承諾がまだ得られてないとの理由で未公開のままになっている（二〇〇一年十一月末現在）。新聞報道も最近はきわめて限られた内容となってしまっているため、第十例目以降の事例に関して筆者が得られた情報は、移植ネットが公表している簡略な基礎データと特殊事例の報道記事のみである。そのため情報は、はなはだ不足しているが、知り得た事実のみを以下に整理してみたい。

・**第十例目**（九例目）＝移植法施行後三年目を迎えた二〇〇〇年十一月五日に、北海道の六十歳代の女性から肝臓、腎臓の提供があった。この頃、日本人のカード保有率は九・四％になっていたという。提供された肝臓は京大病院の五十歳代の女性に、腎臓は市立札幌病院の四十歳代の女性に移植された。しかし、肝臓の提供を受けた女性は、移植から十五日目に肺炎のために死亡した。合法的な脳死移植が実施されるようになってから初めての死者となったが、もともと提供臓器には三〇％ほど脂肪が付着していたことが後に判明した。

・**第十一例目**（十例目）＝二〇〇一年一月八日に、関東甲信越地方の三十歳代の男性から、心臓、肺、肝臓、膵臓、腎臓の提供があった。心臓は国立循環器病センターに入院中の十歳代の男性に、右肺は東北大医学部附属病院の四十歳代の男性に、肝臓は京大病院の三十歳代の女性に、膵・腎（同時）は阪大病院の三十歳代の男性に、もう片方の腎臓は東大医科学研究所病院の六十歳代の男性に移植された。
・**第十二例目**（十一例目）＝二〇〇一年一月二十一日に、関東甲信越地方在住の五十歳代の女性から心臓、肺、膵臓、腎臓、小腸、眼球の提供があった。心臓は国立循環器病センターに入院中の五十歳代の男性に、左肺は阪大病院の三十歳代の女性に、膵・腎（同時）は東京女子医大病院の三十歳代の男性に、もう片方の腎臓は東京女子医大腎臓病総合医療センターに入院中の三十歳代の女性に移植された。なお、小腸は京大病院の十歳未満の女児に移植されたが、約七カ月半後に患者は敗血症のために死亡した。
・**第十三例目**（十二例目）＝二〇〇一年二月二十六日に、関東甲信越地方在住の二十歳代の女性から心臓、肝臓、腎臓の提供があった。心臓は阪大病院に入院中の四十歳代の男性に、肝臓は北海道大学医学部附属病院に入院中の四十歳代の男性に、腎臓は東京女子医大病院の五十歳代の男性と埼玉医大総合医療センターに入院中の六十歳代の男性に移植された。
・**第十四例目**（十三例目）＝二〇〇一年三月十九日に、近畿地方の二十歳代の男性から、心臓、肺、肝臓、腎臓、眼球の提供があった。心臓は国立循環器病センターの三十歳代の男性に、両肺は阪大病院に入院中の三十歳代の男性に、肝臓は京大病院の十歳代の女性に、腎臓は神戸大医学部附属病院の二十歳代の女性と阪大病院の三十歳代の男性に移植された。しかし、肝臓を移植された患者は約二カ月後に呼吸不全のために死亡した。
・**第十五例目**（十四例目）＝二〇〇一年七月一日に、関東甲信越地方在住の六十歳代の男性から腎臓の提供があり、生前の本人の希望で、東京女子医大腎臓病総合医療センターに入院中の親類の五十歳代の女性と東邦大医学部附属大森病院に入院中のこれまた親類の四十歳代の男性に移植された。本事例は、本人の希望で提供先を限定したものとして後に論議を呼んだ。このケースについて、厚生労働省は移植ネットから事前に相談を受け許容していたが、七月一日の記者会見で移植ネットワークはこの事実を伏せていた。提供先の事前の限定はたとえ本人の希望によるものであるとはいえ、臓器配分の公平性に関わる問題として強く批判する人もいた。

・**第十六例目**（十五例目）＝二〇〇一年七月二十六日に、近畿地方在住の十歳代の女性から、心臓、肺、肝臓、腎臓、膵臓の提供があった。心臓は東京女子医大病院の四十歳代の女性に、肺は阪大病院の五十歳代と四十歳代の女性に、肝臓は京大病院の十歳代の女性に、膵・腎（同時）は福島県立医大病院の四十歳代の男性に、もう片方の腎臓は奈良県立医大病院の五十歳代の男性に移植された。

・**第十七例目**（十六例目）＝二〇〇一年八月十七日に、関東甲信越地方在住の四十歳代の男性から、肝臓、膵臓、腎臓の提供があった。肝臓は京大病院の十歳代の女性に、膵・腎（同時）は九州大医学部附属病院の三十歳代の女性に、もう片方の腎臓は虎ノ門病院分院の五十歳代の男性に移植された。

・**第十八例目**（十七例目）＝二〇〇一年十一月三日に、関東甲信越地方在住の三十歳以下の女性から、心臓、肺、肝臓、膵臓、腎臓の提供があった。心臓は国立循環器病センターの二十歳代の男性に、両肺は東北大医学部附属病院の三十歳代の男性に、肝臓は北大病院の二十歳代の女性に、膵・腎（同時）は九大病院の二十歳代の女性に、もう片方の腎臓は千葉大病院の四十歳代の男性に移植された。

なお、第十一例目（十例目）から第十八例目（十七例目）の提供で移植を受けた患者たちのその後であるが、二〇〇一年十一月末現在までに既述した二名のほか死亡例は厚生省に報告されていない。第十例目（九例目）以前の死亡者数は一名であるので、二〇〇一年十一月末までに脳死者から移植を受けた患者たちのうち、死亡者数は計三名となっている。

2　移植法施行後四年の経過から見えた問題点――倫理的視点から

以上、見てきたように、移植法の施行から四年を経過して、脳死者からの臓器提供件数も実質十七件を数えるに至った。死亡者数は脳死移植を受けた患者のうちこれまで三人（厚生省に報告された数字）と少なく、このことはわが国の移植医療の水準の高さを物語っているといえよう。しかし、喜んでばかりもいられない。脳死移植の実施後、新たに浮き彫りにされた問題もある。ここでは主として、脳死移植で最重要と思われる移植医療の透明性に関連した問題を倫理的視点から考察してみたい。

情報開示とプライバシーの保護について

情報開示とプライバシーの保護に関する問題は、移植法施行前にはほとんど議論されることがなかった。しかし、第一例目で、大がかりなリアルタイムでの報道が家族の怒りをかって以来、情報開示の時期は後退し、またその内容も大幅に縮小し、開示の範囲も家族の意向に委ねられるようになった。また、後日誕生した検証会議による情報公開もはなはだ不十分な現状となっている。だが、本当にこの状態のまま事態を推移させてよいのだろうか。和田心臓移植事件の苦い教訓から、透明性の保持はこの国の脳死移植再開の必須条件でもあったはずである。しかし、一方では、ドナーやレシピエント側のプライバシーも侵犯されてはならないだろう。では、この問題をどのように考えてみたらよいのか。ここで、少し順を追って考えてみたい。

(一)　脳死移植で求められる透明性

脳死者からの臓器提供による移植は、他の医療にも増して社会性を伴う医療である。したがって、この医療の実施には社会の理解が前提条件であると考えられる。その理由として三点ほどがあげられよう。

(1)　まず、移植は善意の提供者がいて初めて成立する医療である。個人だけで済ませられる事柄ではない。そのため、広く社会に意思表示カードの所持を呼びかけているのであり、前提として社会の理解がなければ、カードの所持を呼びかけるキャンペーンは矛盾することになる。

(2)　また、何よりもここでは脳死問題が横たわっている。この問題には今なおさまざまな見解が存在しており、一部に脳死を人の死と見なすことに強い抵抗感を抱く人たちもいる。さらに、その密室での判定に不信感や不安感も寄せられている。そのため、たとえドナーの意思があるにせよ、その人を脳死と断定し、臓器を摘出するためには、世間を納得させるような手続きを踏み、社会の理解を求める努力が不可欠となる。

(3)　脳死移植は高額経費を必要とする医療であり、これを誰が負担するかについては今も議論が続いている。現在、一部の臓器移植に関しては健康保険からの拠出が許されるようになったが、これを広げていくためには、今以上に社会の理解が求められるであろう。人は理解を超える医療に自分の金を支払うことはしたくないからである。

以上によって、社会の理解がとくに脳死移植実施の不可欠な条件であるとしたら、その理解を得るためには、脳死判定から移植終了までのプロセスを可能な限り透明なものにして、倫理的にやましい点のないことを示していく必要がある。そのために求められることは何よりも情報の開示である。とりわけ、繰り返しになるが、この国には和田心臓移植事件の苦い歴史があり、その後も、日本的な医療風土の閉鎖的な体質が解消されているとはいい難い。移植を除いても、わが国ではさまざまな分野でほとんど情報開示が進んでいない。こうした風土がよけいに脳死移植の透明性を求めさせているのである。

(二)　必要なプライバシーの保護

しかし、脳死移植に透明性が求められるからといって、個人のプライバシーが侵害されてもならないだろう。ここでまず、「プライバシー（privacy）」の意味を明確にしておきたい。グリーンワルト（Greenwalt）によれば、プライバシーには三つの意味が含まれているという。①自分の身体的空間や自分の世界が他者の目から守られていること。②自分の意思に反して個人情報が暴露されないこと（informational privacy）。③自分に関することは自分で決定できること（プライバシー権[11]）。

脳死移植の場合にはとくにグリーンワルトがいうinformational privacyが問題となる。臓器移植においてプライバシーが保護される対象としては、ドナーとその家族、レシピエントとその家族があげられる。では、なぜこの場合、プライバシーの保護が必要なのか。それには三点考えられる。

(1)　まず、ドナー側とレシピエント側が特定されるようだと、ドナーの家族によってレシピエントの生活が後で監視されるかもしれないという困った問題が生じる可能性があるからである。

(2)　次に、日本の精神風土から来る問題も考えられる。ドナーの家族には、臓器提供が本来は褒められる行為なのに、遺体を切り刻むことへの世間の否定的な感情を気にして、秘密にしておきたい人たちが多い。一方、レシピエント側も、世間には移植そのものを快く思わぬ人たちも多いことから、他人から白い目で見られることを恐れている。ここでは文化の問題が存在する。

(3)　最後の点は、個人が医療を受ける行為そのものが、基本的にはプライベートな領域に属する問題であるという点である。

以上から、移植医療の中でプライバシーの保護も最大限尊重されなければならないという結論に達する。

(三)　透明性の確保とプライバシーの保護をめぐって

以上述べたことから、移植に透明性の確保もプライバシーの保護も両方必要だとすると、私たちはここで深刻なジレンマにぶつからざるを得なくなる。しかし、何とか個人のプライバシーを保護しながら、移植医療の透明性を図っていく道はないだろうか。筆者はこの両方の原則を守っていく道は必ず存在すると確信する。では、どのようにしたら両立は可能なのか。この問題に関して、次に四つの視点から考え提言してみたい。

(1)　情報開示の時期をめぐって

まず、情報開示に関して、リアルタイム報道の必要性の有無から考えてみたい。事の重大性から考えると、筆者はこれまで、最初の数例はリアルタイム報道が必要であると考えていた。しかし、突然の不幸で気が動転し、その中で重大な決心を迫られる家族の気持ちを思うと、後でその考えを改めざるを得なかった。せめて家族には、悔いの残らぬ決断と看取りを保証する静かな時間を与えるべきであると今は考えている。

現実のリアルタイム報道は、既述したように第一例目の途中で挫折してしまった。以後の事例では、これまで見てきた通り、情報開示は摘出手術の終了後となり、新聞報道も縮小した。さらに、最近では、すべてが終了してから脳死移植の事実のみが簡略に報じられるにすぎなくなっている。テレビに至っては、もはやニュースでも脳死移植を取り上げてはいない。

しかし、二〇〇一年十一月末時点までに実施された脳死移植はたったの十七件である。本当にこのようなあり方でよいのかと疑問になる。特殊な出来事でも回数を重ねるごとにそのニュース性がなくなっていくことは了解できる。だが、まだ二十例にも満たない中で、こうしたあり方には、報道姿勢も含めて疑問が残る。

筆者は拙書『今問い直す脳死と臓器移植』の中で、情報公開の時期を法的判定の終了した時点とし、以後のプロセスは当面、リアルタイム報道でいった方がよいと提言した[12]。しかし、十七件の実施を見た現在、その基準はもう少し緩和されてもよいと考えている。だが、今なされているように、すべてが終了した後の要点のみの報道では透明性という視点からは大きな疑問を感じざるを得ない。これはメディアの問題ばかりでなく、関連施設の開示姿勢の問題でもあるが、当面は、メディアには臓器摘出終了時点で報道してもらいたいし、その後の移植手術に関しても、できるだけ速報性のある報道を望みたい。

さらに、詳細な経過報告に関しては、時間のかかる検証会議の報告書を待たずに、各施設がプライバシーを保護した上で、終了後のできるだけ早い時点に、何らかの方法で公開できないだろうか。関連施設の透明性の確保が結果として、将来の移植推進につながるのだとしたら、関係者にはこれぐらいの努力は期待したい。

(2)　情報開示の範囲について

次に、情報はどの程度まで開示されるべきかを考えてみたい。ここで、区別しなければならないのは、①患者や家族のプライバシーに直接関わる情報と、②一連のプロセスを検証するのに必要な医学的情報を含めた客観的な情報である。原則からいえば、前者は公表すべきではないが、後者は公表が必要であろう。前者には、とくに患者や家族を特定する情報が含まれる。

十七件の脳死移植を顧みて痛感するのは、情報公開の範囲が全面的に家族の意向に任せられてしまっている現状である。ウェスティン（Westin）は「自分の情報を自分でコントロールできる時、プライバシーは守られている」[13]と述べているが、しかし、脳死移植に透明性の確保がいかに必要かを考えるなら、このような現状がよいとは決して思われない。

そこで、情報開示の範囲に関しては、前もって一定の基準を作成しておいて、あらかじめ家族の了解を得ておくのがよいと考えられる。では、どのような情報の開示が最終的に必要なのか。まず、①のプライバシーに直接触れる情報は開示すべきではない。しかし、②の医学的検証に必要な情報は、個人を特定する情報を除いてすべて開示が必要であろう。すなわち、年齢、性別、病名、提供施設名、そして重要な医学情報のすべてである。最初の数例を除いて伏せられるようになった提供施設名は、臓器の搬送方法や時間を検証するためには必要であろうし、患者の年齢も、公表してもそれが直接患者の特定につながるとは思われない。

さらに、家族が脳死判定と臓器提供に同意したプロセスも開示は不可欠であろう。ここで、最も重要なのは同意の強制がなかったか否かという点であるが、そのためにも、医療スタッフやコーディネーターらの関わりは正直に公表される必要がある。

これらの情報の開示について、コーディネーターが事前に了解を得る時、もし家族が拒絶するようなら、臓器の提供そのものを断念してもらうことぐらいはすべきであろう。それほど移植医療に透明性は必要不可欠なのである。第五例目の事例で、脳死に至った理由や意思表示カードの有効性をめぐる議論が検証会議の報告書に記載されなかったのは、家族の希望であったとしても、大きな欠落であったと思われる。

また、レシピエントの選定過程も移植の公平性を守るために公表される必要がある。この部分はほとんどの事例で伏せられているが、第十五例目（十四例目）で、親類に提供された事実が最初、記者会見で伏せられたのは遺憾な出来事であった。

(3)　誰が誰に開示するのか

最後に、誰が誰に開示するのかという問題を考えてみたい。まず、情報開示の主体について考えてみよう。筆者はこれにには、提供や移植を実施した当該施設と第三者的検証機関が開示をしたらよいと考える。厚生労働省による情報の一括管理と開示は情報の操作が行われないとも限らず、好ましくはないだろう。しかし、残念ながら現状は厚生労働省による一括した開示となっている。第五例目からできた第三者的な検証会議も厚生労働大臣に直属したもので、第三者性という点で疑問が残る。関連病院による開示には困難も予想されるが、移植医療の透明性のために関係者には努力を期待したい。

もし以上の諸点が実施されるなら、脳死移植における透明性の保持とプライバシーの保護は最低限守られると想定するのだが、読者はどのように思われるだろうか。筆者の提言が何らかの参考資料となれば幸いである。

検証会議のあり方をめぐって

次に脳死移植の検証会議のあり方をめぐって考えてみたい。既述したように、最初の四例は厚生省の公衆衛生審議会の臓器移植専門委員会で検証されていた。しかし、移植医療の透明性を求める社会的な要請を受け、第五例目から第三者的な検証会議が検証に当たることになった。だが、そのあり方をめぐってはさまざまな問題も生じてきている。ここではその主な問題点をまとめてみる。

（一）第三者性ということに関して

筆者は前出の『今問い直す脳死と臓器移植』において、行政機関からは独立した検証機関の設置を主張した[14]。しかし、新たに設置された検証会議は、厚生大臣（現厚生労働大臣）の私的懇談会という位置づけで、この独立性に関してはいささか疑問の残る出発となった。第三者性ということに関しては、確かに関連施設からは独立しているが、現実は厚生省の移植医療に関する意向を強く反映したものになっており、真に客観性や中立性を保てるのか疑問を感じた。もともと、厚生省の中にはこの検証会議の目的を「将来の移植の推進」と考えている人たちもいるので、目的からしてこの検証会議の中立性がどこまで確保されるのか疑問を拭えない。

（二）検証会議のメンバーに関して

検証会議のメンバーは既に紹介したように、一応多職種の人たちからは成っている。しかし、総体的に医師の数が多く、そのほとんどは脳死移植に好意的な人たちの集まりであった。この検証会議の目的が既述したようなものであれば、これはごく当然なメンバー選定であるが、検証の目的が「倫理的で透明な脳死移植の実践」にあるとすれば、現在のメンバー選定の仕方には一部疑問を感じざるを得ないのである。メンバーの一人である柳田邦男氏は脳死の息子を看取った体験から、会議で迫力ある提言をなしているが、氏の見解が必ずしも理解されているわけではないとの印象を持った。

（三）検証結果の報告書に見る情報の公開性に関して

次に情報の公開性という視点からこの会議を見てみよう。検証内容の公開性という問題に関しては、これまでも少し触れてきたが、ここで整理をしてみたい。最初から結論めいたことをいえば、この点に関して、現状ははなはだ不十分であるということである。まず、この会議そのものが非公開で行われており、後にホームページで公開している報告書の内容もかなり不十分なものとなっている。

情報公開の範囲をめぐって既述した私案と照合させて報告書を見てみると、提供施設名は公開されておらず、脳死に至った原因も家族の希望で伏せられたケースがあった。また、意思表示カードの提供希望臓器名も伏せられたままだ。前もって最低必要限の開示の基準がないために、既述したように、すべては家族の意向に委ねられているのが現状である。はたしてこれでよいのだろうか。再度、ここでこの問題を指摘しておきたい。

筆者が各事例の報告書を読んで最初に感じた印象は、整理されすぎていて、本当に感じた疑問点に十分に答えていないという点であった。脳死に至った元の原因が伏せられていたのは第五例目であったが、どうして発見から蘇生術開始まで推定一時間以上も心肺停止状態のままでいることになったのか、外部からは窺い知ることができなかった。脳死の問題はまず、その状態に陥らせないようにすることが肝心であり、そのためにも、検証ではある程度外部からも見えるようにしておく必要があるのに、本事例では微妙な部分は全部伏せられており、何か釈然としない思いのみが残った。既述したように、医学的な検証に必要な事項を家族の希望があるからといって非公開とするのは、透明性の原則からいってどうかと思われる。

また、この事例は意思表示カードの有効性をめぐって院内で議論があったともいう。しかし、それがどういう議論であったか、報告書は何も記してはいない。単に、「本人の以前の主治医から話を聞いた」とか、「本人がカードに署名した時の状況を家族から聞いた」と記述しただけでは不足であろう。本人の意思表示が有効か否かの問題は、臓器提供の中心に位置するきわめて重要な倫理的問題である。もし、本人に精神的な障害があって議論されたのなら、問題はきわめて重大であろう。疑念を残さぬためにも、「慎重に検討された」内容を開示する必要があったのではなかろうか。個人を特定する情報は開示されていないのだから、これによってドナーとドナー家族のプライバシーが侵犯されるとも考えられない。

さらに、第七例目の報告書では、初めから意識もあって、経口的に食事を取るなど小康状態の数日間を過ごした患者が、なぜ急変して脳死になってしまったのか、その理由が十分に示されているとはいい難かった。脳内血管撮影の結果は記されていたが、それが急変にどうつながったのか説明は何もなかった。さらに、この事例では、家族からの提供シールの提示の前に、医師側からどのような病状説明があったのかについても記されてはいなかった。

各事例の報告書は、①救命治療に関する検証、②脳死判定に関する検証、③臓器あっせんに関する検証の三部分から成っていた。しかし、検証会議で激しく議論された「家族の心情の把握」に関する部分は、これらの三部分に加えて、④の部分として報告書に登場することはなかった。柳田氏が中心になってこの部分を構想し、実際、検証会議のメンバーである専門家が三件の家族から直接聞き取りをしているにもかかわらず、報告書にその結果は何も記述されていなかった。家族が公開を望まなかったためとも考えられるが、検証会議が家族から直接聞き取りをするのは、社会的な要請でもあったはずである。したがって、何らかの形で公開にもっていってほしかった。

この他にも、報告書には気になる点がいくつかあった。しかし、そうしたこちら側の思いにもかかわらず、全体としてそのトーンは、第五例目で脳波検査とあっせん業務に一部の不手際を指摘した以外は、各事例に満点に近い評価をしており、初期の四事例の検証の時と同様に、筆者には強い違和感が残った。

(四) 今後の検証のあり方をめぐって

既に見てきたように、検証会議は第十例目の検証（報告書は未公開）を終えて、中断してしまった。理由は定かではないが、会議のメンバーはもとより、提供施設にも負担をかける煩雑な検証業務を続行していくべきか否かで紛糾したらしい。厚生省（当時）の臓器移植専門委員会の議事録によると、結局、会議自体は存続させていくことになったが、これまでよりも検証業務を簡略化していくことになったそうである。つまり、まず当該施設で当事者による検証をしてもらい、それを報告させる。その後、その内容を見て、問題事例のみを検証会議でやっていくことになったという。これに対して、専門委員会の町野朔委員のみが難色を示していた。つまり、こうすると、検証の本来的意味である公正で中立的な検証が不可能になるのではないかと氏は疑問を呈したのである。

町野氏の見解はもっともであると思う。もし、今後の検証が論議された方向に行くとすると、あれほど必要性の叫ばれた検証の第三者性も終わりを告げることであろう。会議の現状にも問題が山積しているのに、さらに検証の客観性は後退を余儀なくされることだろう。移植医療の透明性を考えた時、これはきわめて深刻な後退といわざるを得ない。移植医療の今後を考えるなら、むしろ、当面は会議の現状を改めて、強化してゆくぐらいでなければならないと思う。その際、メンバーの再構成も含めて、真に透明な移植医療を達成していくための抜本的な改革が必要である。

おわりに

以上、臓器移植法施行後の主な経過とそこから新たに見えた問題点について、倫理的視点、とりわけ透明性という問題意識から概観してみた。新たに浮上した倫理問題に関しては、ここで触れた問題以外に、臓器提供にドナーや家族の意向を反映してよいのか否かという問題や、臓器提供施設の物理的・精神的負担の問題等々もある。しかし、これらについては、紙数の制限から後日の機会に譲ることにしよう。

移植法施行後の主な動きを透明な移植医療という観点から眺め直すと、残念ながら年々後退しているようにしか思われない。現在、あの和田移植事件の苦い教訓はすっかり忘れ去られているようだ。ようやく軌道に乗ってきたかに見えるわが国の脳死移植であるが、プライバシーの保護を強調するあまりに透明性をないがしろにすると、必ずしっぺ返しを喰うことになるだろう。医療の密室性に関するわが国の医療不信は依然として根強いものがあるからである。今後、移植医療を本当に推進していこうとするのであれば、社会はこの透明性の問題に真剣に取り組んでいく必要があるだろう。それは、ひょっとしたら日本人の精神風土そのものとの戦いであるかもしれない。移植法の改正を論議するのであれば、もう一度、移植医療の原点に立ち返る必要があるのではないか。

注

（1）「脳死での臓器提供」日本臓器移植ネットワークのホームページ（http://www.jotnw.or.jp/datafile/ex_index.html）より。
（2）右記に同じ。
（3）「待機患者登録人数」前掲ホームページ注（1）より。
（4）脳死下での臓器提供事例に係る検証会議「第五例目の脳死下での臓器提供事例に係る検証結果に関する報告書」二〇〇〇年九月八日、厚生労働省のホームページ（http://www.mhlw.go.jp/topics/0009/tp0908-1.html）。
（5）「第十三回公衆衛生審議会疾病対策部会臓器移植専門委員会議事録」九九年三月二十三日、厚生労働省のホームページ（http://www1.mhlw.go.jp/shingi/s9903/txt/s0323-1_11.txt）、『朝日新聞』九九年三月十六日付、および九九年三月二十二日付等を参照。

（6）前掲注（4）参照。

（7）脳死下での臓器提供事例に係る検証会議「第六例目の脳死下での臓器提供事例に係る検証結果に関する報告書」（二〇〇〇年十二月二十八日、厚生労働省のホームページ（http://www.mhlw.go.jp/topics/0012/tp1228-2.html）。

（8）脳死下での臓器提供事例に係る検証会議「第七例目の脳死下での臓器提供事例に係る検証結果に関する報告書」（二〇〇一年三月五日、厚生労働省のホームページ（http://www.mhlw.go.jp/shingi/0103/s0305-1.html）。

（9）脳死下での臓器提供事例に係る検証会議「第九例目の脳死下での臓器提供事例に係る検証結果に関する報告書」（二〇〇一年四月二十七日、厚生労働省のホームページ（http://www.mhlw.go.jp/shingi/0104/s0427-4.html）。

（10）『読売新聞』二〇〇〇年九月十七日付。

（11）W.T. Reich ed. in chief, Encyclopedia of Bioethics, vol.3, p.13, The Free Press, NY, 1978.

（12）澤田愛子『今問い直す脳死と臓器移植』〔第二版〕（東信堂、一九九九年）一五五頁。

（13）A.F.Westin, Privacy and Freedom, Foreward by Oscar Ruebhausen, NY, Athneum, 1967.

（14）澤田前掲書注（12）一六七頁。

澤田愛子

第4章　医療システムの観点から見る脳死移植

はじめに

生命倫理学でトピックスになるのは、医療技術の開発によって初めて生じた、従来にはない新しい倫理的な問題である。一九七〇年代にアメリカで成立した生命倫理学にあってまず求められた仕事は、新しい技術を社会が受け入れるに際して準拠すべき新たな倫理原則を打ち立てることであった。今日でも、再生医学やヒトゲノム解析や遺伝子治療のあり方などの問題について、どのような倫理的な問題が生じるかが検討され、そうした倫理的問題を解決するための倫理原則が模索されている。それと同時に、臓器やゲノムの位置づけや生命・身体をどう捉えるかなどの問題も問いつづけられている。

脳死と臓器移植問題も、脳死は人の死かといういわゆる脳死問題と、他人からの臓器の提供を受けて移植されることによって生じる身体問題が、その根本的な問題であったし、今日でもそうである。すなわち、ここでも新しい技術によってもたらされる医学的知見と治療を通して、私たちの死生観や身体観が揺さぶられ、この医療のあり方に関する倫理原則の確立が求められている。

ところで、この医療は、臓器移植を希望するレシピエントがいて、ドナーが現われて初めて成り立つ医療であることは言うをまたない。そしてそれと同じように明白なのは、医療である以上は、それを担う医療者および医療の場がなければならない。そして医療の現場がある程度システム化していなければ、医療として実践されない。日本では一九九七年の「臓器の移植に関する法律」とガイドラインによって、一応システムが整えられたのであるが、実際にこの医療を担っている医療者および施設や病院はどのようにこの問題を捉えているだろうか。

脳死移植に関して、これを死生観や身体観として捉えることは重要な課題である。だが同時に、現場の医療者のあり方および医療システムのあり方に注目することも必要であると思う。というのは、脳死移植を全面的に否定する見解もないではないが、社会としては一定の条件下でこれを医療として認めているからである。日本ではこれまで、脳死移植問題を医療者および医療システムの側面から捉えようとする研究はほとんどないが、医療者のあり方および医療システムを見ることによって、この医療の問題を従来とは別の角度から明らかにすることができるかもしれない。

この考えを支える基本的な事実認識は、脳死移植が医学的な問題である以上に社会的な問題であるということである。社会的な側面の方が医学的側面より、この三十年間で大きく変化しているという認識である。たしかに医学的に見れば、この三十年余りの間に、技術的改善がなされ大きな進展が見られたといえるだろう。たとえば、拒絶反応の抑制は一九八〇年代に免疫抑制剤サイクロスポリンの登場によって飛躍的に改善されたとされること、脳死状態の管理技術の向上によって従来より長い期間の脳死状態があり得るようになったことなどである。だが、人工呼吸器の発明によって脳死状態が出現したこと、それが臓器移植との関連で注目されていること、移植医療においてレシピエントが遭遇する一番困難な問題は、移植手術よりも移植後の拒絶反応であることなどの医学上の事実が変化したわけではない。これに対して、社会が脳死と臓器移植をどのように受け入れたか、あるいは受け入れなかったかに関しては、この三十余年で大きく変わったのである。おそらく、通常言われている医学上の変化よりも、社会の対応の方がずっと大きく変容したといってよいだろう。それは、しばしば言及される日本とアメリカとの違いを考えてみても分かることである。医学的認識や医学的水準、技術的水準において日本とアメリカはほとんど違いがないのに対して、この問題に対する社会の反応はかなり異なったものなのである[1]。

そこで本稿では医療システムのあり方から、この医療を見てみたいと思う。まず現場で医師たちが何を感じているかという体験レベルから始め、日本のシステムとそこで立てられた倫理原則を、アメリカの例も参照しながら考察したい。

1　実際に脳死移植医療に関わった医師たちの感想

まず脳死移植に関わっている医師たちが語った体験から、この医療の特質を探ることにしたい。資料は、実際に臓器提供に関わった医師への聞き取り調査[2]、そして移植施設の医師と看護師への聞き取り調査[3]である。いずれも筆者が社会学者との共同研究の形で行ったものである。

（a）提供施設の医師

提供施設では医師たちの間で役割分担がなされた。筆者が調査した提供施設では、少なくとも七名の医師が脳死ドナーからの臓器提供に関わったが、三つの担当部署に分かれていた。一番目は患者が搬送された救命救急センターにおいて患者の治療にあたった主治医（救急医）である。主治医は懸命の救命努力にもかかわらず脳死状態に陥った患者が、臓器提供意思表示カードにより臓器提供の意思を表示していたことを知り、また家族の同意を得たので、日本臓器移植ネットワークへ連絡をとった。二番目は法的脳死判定を行った医師たち二名（神経内科医と脳神経外科医）である。そして三番目は、脳死判定後から摘出術終了までかかわった医師たち四名（麻酔科医）である。四名のうち二名が移植施設から移植医が到着するまでの間の脳死ドナーの管理を行い、別の二名が移植医による臓器摘出術が行われている間のドナー管理を行っている。

医師たちが何を感じたかは、その医療内容によって異なっている。まず初めに主治医は、患者を救命すべくできる限りの治療を行ったが、残念ながら脳死に陥ってしまったということなので、通常の医療行為と同様に、やるべきことはやったという充実感を得られたようであった。本人の意思と家族の意思を尊重し、とりわけ家族の心情を慮ったことは述べるまでもない。二番目の脳死判定を行った医師たちは、純粋にサイエンティフィックな仕事として脳死判定に専念したようであり、自分たちの仕事はそれ以上に出るものではないという姿勢であった。これに対して、ドナー管理に携わった麻酔科医たちは「いやな気持ちが残った」と述べている。それにはいくつかの原因が考えられる。まず第一に挙げられるのは、麻酔科医にとって今回のドナー管理は、通常の麻酔管理と変わるところがなかったという点である。つまり、脳死ドナーに対する麻酔科医の業務は通常の患者に対する業務と同じだったのである。しかし通常は生きている患者の手術であり、患者本人のための治療であるのに対して、この脳死ドナーについてはドナー本人のための医療ではなく、麻酔科医にはあくまでも移植のためにドナーの臓器をできるだけ良い状態に保つことが求められたのであった。ドナーは第二回脳死判定により法的には死亡していたにもかかわらず、身体としては生きている状態であったことは明白である。第二に、麻酔科医たちはドナー家族には関与していないのでドナーや家族の心境を知り得ず、主治医とは異なり、ドナーと家族の意思を尊重することの意義を実感し得なかったということがいえるだろう。そして第三に、この手術の目的が達成されたのかどうか、つまり提供された臓器を移植されたレシピエントが良くなったのかどうかは麻酔科医たちには知らされない、フィードバックが全くなされないということが挙げられる。そもそも麻酔科医は移植医療を専門としているわけではないから、移植医療についての医学的知識はあっても、その意義を実感する経験を持っていない可能性も考えられよう。

すなわち、麻酔科医の場合、医学的知識としては脳死は人の死であると認めながらも、実感としては認めがたい状況に置かれ、さらに臓器提供の意義を認識しづらかったということになる。だが、臓器提供という点で見れば、主治医も判定医もその意義を確信したかどうかにおいては、麻酔科医と大差ないかもしれない。なぜなら、麻酔科医のみならず、そもそも提供施設側へは、少なくとも公式には、移植手術やレシピエントの術後について何も知らされないからである。

（b）移植施設の医師

他方、移植施設の医師は脳死からの臓器移植をどのように受け止めているだろうか。

次に述べるのは腎臓移植を専門とする病院の医師や看護師への聞き取り調査をもとにしたものである（したがって、脳死からでなければ行い得ない心臓移植等の場合、これとは異なるものになるであろうと推測される)。

まず特徴的なことは、腎臓移植においては、脳死からの移植と心臓死からの移植が区別されていないという点である。調査者が「脳死からの臓器移植についておたずねします」とはっきりと断ってから質問を開始したにもかかわらず、答えの大半は、「献腎の場合は、生体の場合と違って……」というように、生体移植と献腎移植の区別を前提とするものであった。献腎には脳死からの提供と心臓死からの提供の両方が含まれているが、脳死と心臓死の区別はさほど大きいものではないようであった。ドナーが脳死であるか心臓死であるかの違いよりも、生きている家族ドナーからの移植か、亡くなったドナーからの移植かの違いの方が重要であるようだった。その理由は医療者にとっても、レシピエントにとっても、生体移植と献腎移植では大きな違いがあるからであろう。生体からの移植の場合はその大半が親子の間で行われるので、医師や看護師はドナーとレシピエント双方を知っている。家族が臓器提供を意思決定するまでの過程をサポートしたり、移植後のドナーとレシピエントの心的葛藤などにも対処しなければならないのである。それに比べると、献腎移植の場合は、医療者はドナーを知る必要がない。医学上の評価は別として、ドナーが脳死であったか心臓死であったかに関心を持つことはほとんどなさそうである。またレシピエント自身も、生体移植とは異なり、ドナーがどういう人でありどういう状態だったかということよりも、まずは自分自身の回復（拒絶反応が起きるのではないかなど）が一番の関心事となっているから、医療者にもそれに対応する適切な医療とケアが求められているのである。

第二に特徴的なことは、第一の特徴と重なるが、提供施設への関心がほとんどないということである。「提供施設では、この脳死からの臓器提供に関して、どのような問題が生じていると思いますか?」という質問に対して、この移植医療に非常に詳しい医師を除いて、答えが即座には返ってこなかった。しばらく考えた後の回答は、脳死判定にかかわるソフト面・ハード面での準備を挙げる人が多かったが、おそらく提供という側面については全く考えたことがなかったのではないだろうか。ましてや脳死ドナーの管理を誰がどのように行ったかについて知っているようには見えなかった。

以上のように、移植施設の医師や看護師は、レシピエントに移植手術がなされ、レシピエントが自己管理できる状態に回復して退院できるように治療とケアを行っているのであるから、臓器がどういう状態のドナーから提供されたのか、提供施設ではどのようなことが問題になっているかということは二の次であり、事実、関心を持ってはいない。それは、生体か献腎かの区別は重要であっても、脳死か心臓死かの区別には注意が払われていない点からも明らかである。

2　日本の脳死移植システム

以上の提供施設と移植施設のあり方は、一言でいえば、お互いに関わりがないということである。提供施設ではレシピエントに関する情報がフィードバックされることはなく、移植施設では提供施設についての関心がない。提供施設側には費用の問題も残されており、大病院のいわば使命としてやらざるを得ないという意識はあっても、積極的に臓器提供を行いたいという気持ちは持ち得ず、むしろ関わりたくないと感じている可能性も否定できない。

では、提供施設の医師や看護師は、脳死移植医療をやめるべきだと考えているかというと、そうではなく、むしろ推進すべきだと考えている。[4] 提供施設における調査では、「大いに進めるべき」「どちらかといえば進めるべき」「このままでよい」「どちらかといえば抑制すべきである」「やめるべきである」の五つの選択肢のうち、七割弱が「大いに進めるべき」「どちらかといえば進めるべき」を選んでいる。[5] 日本で脳死からの移植が進まない主たる原因としては、「一般の人びとの間に移植医療の正確な知識がまだ普及していない」「脳死問題が未解決である」「現在の医療体制（臓器提供施設や移植施設における体制）に問題がある」を挙げている。[6] それではどこが推進すべきだと考えているかについては、「(社）日本臓器移植ネットワーク（以下、JOT)」「厚生省」（調査時点）を挙げている人びとが六割以上であった。[7]

以上をまとめると、移植医療は進めるべきであるが、進まない原因は、人びとが移植医療について知らないからである上に、脳死問題もその判断は個々人に任されており、また医療体制も整っていないからである。今後はJOTと厚生労働省が主導的に人びとへの啓発活動などを行い、体制の整備も行っていくべきだという道筋を大多数の人たちが考えているということになろう。

確認になるが、「臓器を提供してもよいという人（ドナー）やその家族の意思を生かし、臓器を提供してもらいたいという人（レシピエント）に最善の方法で臓器が贈られるように橋渡しをする日本で唯一の組織」であるJOTは、その収入の約五五％を国庫補助金でまかなわれている社団法人であり、その所管は厚生労働省である。[8] 日本では提供施設と移植施設は別の施設でなければならないとされ、救命救急医と脳死判定医は別の医師でなければならないと考えられている。また、本人の臓器提供の意思が書面によって表示されていることがまず条件であるから、主治医（救命救急医あるいは脳神経科医）はドナーになり得る患者の家族に臓器提供を一つの選択肢として提示するということはあり得ないことになる。つまり、いえる。それをつないでいるのがＪＯＴである。

それゆえ脳死移植を推進する主体としてＪＯＴと厚生労働省が挙げられているのも、ＪＯＴと厚生労働省が適任であり、また信頼もおけるからだと考えられているからではないだろう。おそらくそれしか推進主体が見つからないということなのではないだろうか。しかしそうではなく、医療者は国に主導してもらいたいと考えている可能性もある。というのは、昨今のさまざまな動向を見ていると、先端技術の導入に関して、医療者がプロの集団として積極的に発言するというよりは、国が設置する委員会にガイドラインを作成してもらい、そのガイドラインに従おうとする姿勢が強いように感じられるからである。現に遺伝子治療や遺伝子解析などに関して、医学界はその方向で動いている(9)（筆者の体験ではあるが、ガイドラインに従ってさえいれば問題がないとでも考えているかのような医師からの発言を耳にすることもある）。そこでこの移植医療に関しても、提供施設と移植施設は別でなければならないとされたからといって、移植施設は提供施設に関心を持ってはならないということでは全くないにもかかわらず、それぞれがそれぞれの与えられた範囲内でやればいいという意識が生まれてしまうのである。そして個々のケースでは、ＪＯＴの判断に任せてしまう。いわばＪＯＴにお伺いをたてるという仕方で、社会からの「ゆえなき非難」を躱《かわ》そうとしている様子が見て取れるのである。

3　脳死移植の倫理原則

日本における、この医療を支える倫理原則について考えてみたい。まず、日本の法律では、脳死からの臓器移植は、本人の明示の意思表示があり、それを家族が拒まない場合に可能となるのであるから、本人の意思を尊重し、そしてそれ以上に家族の意思を尊重しているということができる。

本人および家族の意思が尊重されるにあたって、その前提となるのは、人びとが脳死と臓器移植について正確な知識を持っていることであろう。しかし、正確な知識とは何かということからして既に問題である。もし仮に、「正確な」知識とは脳死と植物状態の区別がつくこと、心臓や肝臓は脳死状態から摘出されなければ移植できないこと、日本にも移植待機患者がいること、日本では脳死は全脳死説を採っていることなどであるとして、人びとが正確な知識を持っているかどうかははなはだ心もとない。一般に医療の問題は生死や身体に関わり、多くの人びとが関心を持ち得る性質のものであり、身近でもあり想像もしやすい。そこで何らかの医療問題に少しでも興味を持つと、正確には知らないのに何事かを知っているつもりになりがちである。間違った理解をしているということもあり得るだろう。

また上記のような項目について正確な知識があれば、それについて自分がどう関わるか、あるいは脳死状態に陥ったら臓器を提供しようと考えるか否かを判断できるかというと、これも即座にイコールで結べるものではない。たとえば、脳死を死と認めるかどうかと、臓器提供の意思があるかどうかは相関するものでもない。脳死は死かどうか分からないけれど、もう助かることはないのだから、臓器を提供してもよいと考える人もいる。また若い人の方が臓器提供の意思を持っているなど[10]、臓器提供を考える動機は、

「正確な」知識に基づくのではなく、別の要因を暗示する例もある。

そこで、あらためて「正確な」知識とは何なのかを検討してみる必要があるだろう。人びとが、拒否という選択肢も含めて意思表示をするに際して、必要とする情報は何なのかについて、専門職の見解が是非とも必要ではないかと考える。この医療が本当に推進されるべきものだとするなら、レシピエントの予後についての情報は絶対に必要であろう。それも、単なる生存率だけの問題ではないはずである。[11] ところが、先に見たように、医師たちのレベルにおいてさえ、この移植医療について認識が共有されているかどうかには疑問が残り、ましてや、移植医療が持つべき公的な性格や倫理性についての認識が持たれていないのではないかという疑念も一向に払拭されていないのである。

これは裏返していえば、現状はただ本人と家族の意思を尊重するという形式だけが整っているにすぎないということである。「インフォームド・コンセントを得ることは当然です、今は何でも患者さんが決める時代ですから」と、医師や看護師が話すのを、筆者も何度か耳にしてきた。それは、もちろん自律尊重原理に則って患者本人の自己決定や家族の意思を尊重しようということを言っているのではあるだろう。しかし、それだけでよいのだろうか。

4　アメリカのシステム

ところで、日本とは異なり、脳死からの移植医療が日常的な医療の一つになっているといわれているアメリカでは、この医療はどのようなシステムで行われているのだろうか。[12]

アメリカで臓器配分システムが出来上がるのは一九八七年になってからである。それ以前は、一言でいうと、それぞれの州や地域にある臓器調達組織が個々にルールをつくって移植医療を行っていたといえる。州や地域で移植のための組織やコーディネーターの連絡組織が出来ていったが、それは全米をカバーするようなものではなく、個々ばらばらに移植医療を行っていたようである。ところが、臓器不足と、臓器配分の不公正さが表面化してくることになった。そこで一九八四年の National Transplant Act により、ＯＰＴＮ（Organ Procurement and Transplant Network）がつくられていった。ＵＮＯＳ（United Network for Organ Sharing）は一九八七年に連邦政府によりＯＰＴＮ契約（ネットワークの間の臓器提供と移植情報に関する情報の管理）を認められた、全米の臓器配分を公正に行うための民間の非営利組織である。しばしば日本のＪＯＴとアメリカのＵＮＯＳは同じような組織と考えられがちであるが、事実はそうではない。実際のドナーとなり得る人や家族に働きかけているのは、全米に六十余りあるＯＰＯｓ（Organ Procurement Organizations）である。ＯＰＯｓも臓器提供をスムーズに行うための民間の非営利組織であり、ＨＨＳ－ＨＣＦＡ（Health Care Financing Administration）から資金供与を受けている。個々の移植センター（Transplant Center）はＯＰＯｓから臓器を受け取り移植手術を行っている。ＯＰＯｓのいくつかは、個別の移植センターの一部でもある。そして直接ドナーとなり得る人あるいはその家族に出会うことになる個々の病院では次の三つを行っている。①ドナーになる可能性のある患者を同定すること、②家族に臓器提供という選択肢があることを伝えること、③ドナー候補者をＯＰＯｓに伝えることである。それを受けてＯＰＯｓは二十四時間体制で対応し、訓練を受けたコーディネーターを派遣する。患者の死が差し迫っていれば、それは病院からＯＰＯｓに伝えられ、コーディネーターが家族のもとへやって来て、臓器提供を要請する[13]。

この②を推進するために必須要請法（Required Request Laws）がある。この法は、ドナーとなり得る人びとやその家族に、臓器提供という選択肢があることを医療者は伝えなければならないと定めている。これは次のような経緯で誕生した。一九八〇年代初頭までに、臓器、組織、角膜の不足が表面化した。世論調査によれば、多くの人びとは臓器提供に賛成するが、実際に提供するかというと、提供しない場合も多いことが明らかになった（これは現在も同じである）。その中には臓器提供という選択肢があることを知らなかった例もあり、それが臓器提供がなされない原因の一つではないかと考えられたのであった。必須要請法は一九八五年、オレゴン州で通過した。続いてニューヨーク州とカリフォルニア州で通過し、一九八五年から一九八九年までに四十三の州とコロンビア特別区で通過した。また州レベルの必須要請法に加えて、臓器移植政策の一部として一九八四年のＮＯＴＡ（National Organ Transplantation Act）がある。この法により全米を網羅するような臓器移植体制の統一が図られ、その責務がのちにＵＮＯＳに任されたのであった。

この必須要請法によって臓器提供が増えたかどうかを評価するのは難しい[14]。そもそもこの法は州によって内容が異なること、またガイドラインをつくらなかったということもあり、実際の運用は個々の病院に任されているようである。臓器、組織、角膜のドナー数の増加を見ることはできるが、それぞれが同じ比率で増加を示しているわけではなく、これらをどう解釈するかという問題もある。臓器に限ってはＵＮＯＳが担当し、組織、角膜は各地域の担当であるなどの相違もある。また角膜のドナー候補者は、病院ではなくホスピスやナーシングホームに移ることが多いが、これらの施設はこの法の対象外であること、ヘルメット着用やシートベルト着用が普及したため若い人のドナー候補が減少した等々のこともある。こうしたことをどのように入れて評価するか、難しいところらしい。

だが、間接的な影響という意味では、一定のことがいえるようである。ドナー候補者、あるいはドナー候補者の家族に臓器、組織、角膜の提供という選択肢があることを原則として話さざるを得なくなったので、多くの病院で提供という選択肢を提示することが日常化したのである（脳死ドナーの家族に限定されていない）。それには、必須要請法を実施しなければ、メディケア、メディケイドの適用にならないという規定があることも大きな要因として働いている。こうした経済的な縛りの是非は別として、少なくとも個々の病院がこの問題について対策を考えなければならなくなったことは確かである。

現在でも、アメリカにおいて臓器移植医療の最大の問題として認識されているのは、臓器不足である。移植を必要として待機リストに登録されている患者は増える一方なのに、ドナーはそれに追いついていない。そこでいかにドナーを増やすかということがさまざまに論じられている。ヨーロッパのように推定同意方式を採るべきだ、あるいは提供に報酬を支払うべきだといった政策転換の提言もなされてはいる。だが、全体としてはそれより前に現行法を十分活用することの方が重要だと考えられている。そこで、予期せぬ死に見舞われた家族へのサポートはいかにあるべきか、臓器提供という選択肢があることを家族にどのように話せばよいかなどについての検討がなされている。世論調査では臓器移植医療に賛成する人が大半であっても実際に脳死になった人の家族が臓器提供に同意する率は五〇％に満たない。そのため、医療者が行うべきこととして、ドナー候補者の同定と臓器提供プロセスの明確化が必要であると強調されている。(15)

こうした臓器提供へ向けての政策の根幹は、一九六八年に立案され、一九七三年までに全五十州とコロンビア特別区で通過したＵＡＧＡ（The Uniform Anatomical Gift Act）にある。これは利他主義を促進し患者の自己決定を尊重することを基本としている。だが、現在では臓器提供は患者がドナーカードを持っているかどうかには関わりなく家族に求められるので、患者の自己決定が尊重されているとはいえない。

むろん、これだけでアメリカのシステムのすべてを述べたことにはならない。なぜなら、先に触れたようにこの制度は保険制度と関連している。アメリカの保険制度は日本とは異なり、すべてのアメリカ人が加入しているものではなく、保険制度の枠外に保険に入れない人びとがいることを忘れてはならない。そして人種間の差別構造もこの移植医療の問題点となっている。こうした社会の基本構造に関わる要因を考慮しなければならないからである。

しかしながら、もしアメリカのシステムと日本のシステムが比較できるとするなら、おそらくその違いは以下の点にあるといえるだろう。

一つは、アメリカのシステムは日本とは異なり、連邦なり国家なりによる上からの官製の組織ではないという点である。個々の病院、ＯＰＯｓが緊密な連絡を取り合い、地域ごとに置かれているＯＰＯｓに対して、ＵＮＯＳが全米の情報を提供し、臓器配分の公正さを保証しようとしている。そして問題点を指摘するタスクフォースがつくられ、提言がなされていく。そうした全体的なネットワークがＯＰＴＮと呼ばれるのである。その成立過程を見るなら、臓器、組織、角膜の移植に携わる医師やコーディネーターたちが徐々につくり上げていったネットワークであるといえる。その際、利他主義と個人および家族の自己決定尊重が倫理原則となっていた。利他主義が謳われるのは、移植がドナーとレシピエントの双方によって成り立つものであるからだ。そして実現されているかどうかは別にして、臓器の配分についての公正さが守るべき倫理基準となっている[16]。

それに対して、日本では、医療者は法やガイドラインの遵守をまず第一に心がけているといっても過言ではあるまい。そして先に述べたように、ドナー家族やレシピエントに対して医療者が準拠すべき自己決定の尊重という倫理原則を形式的に認識しているだけのように思える。

5　考察

アメリカでは医療者によって臓器移植のネットワークがつくられ、個々の病院では移植医療への積極的な取り組みがなされているのに対して、日本では医療者にそのような積極性が見られず、法やガイドラインを遵守するという名目で医師たちは過剰なほど各々の分担部分に自分の関心を限定してしまう。この違いの原点は、やはり脳死問題の取り上げ方にあったのだろう。北米では脳死は人の死であると考えられ、「自然化された[17]」のに対して、日本では移植医療ではなく、脳死問題が先行し、脳死は人の死か否かをめぐって議論が紛糾した。なぜそうなったのかに関しては、従来、文化の違い、死生観の違い、宗教の違いなどにその原因が求められてきた[18]。むろん、そのような要因もあるだろう。しかし、そのような要因だけで説明がつくものでもない。というのは、アメリカにおいても、たとえば、医療者の中で脳死を正確に理解していない者が予想外に多く、脳死を人の死と認めない見解も依然として存在するし、全脳死を人の死とし、臓器移植を推進しようという医学界の公式見解とは別に、実際の医療現場では脳死を死と断定できない医師たちもいる。脳死は「うまく落ち着いてはいるものの、未だ未解決[19]」なのである。[20]ドナー候補の家族が臓器提供を拒否するなど、日本とは変わらない部分も多々見受けられる。[21]また日本では、よく医療不信も指摘されるが、アメリカの医師は日本と比較にならないほど信頼されているということが実証されているわけでもなさそうである。

それでも、日本と異なり、アメリカで大勢としては脳死移植が容認され進められているのは、一つには議論の仕方の相違によるものもあるのではないだろうか。アメリカの脳死問題への最初の提言であったハーバード大学の脳死判定基準は、よく知られているように、脳死が人の死であるかどうかを根本的に論じたものではなく、むしろそれを避けて脳死を認めることの効用（移植に用いられること、本人や家族などの負担の軽減になることなど）を説いており、死の問題を意図的に避けたと解釈されている。[22]そして一九七二年のカプロン－カスのモデルでも「死」を法規として明記する場合、以下のように考え、やはり死の哲学的論議を避けていた。[23]死は①基本的概念（concept）あるいは観念（idea）、②一般的生理学的規準（standards）、③操作上の基準（criteria）、④特定のテスト（test）という四つのレベルで定義され得るが、法に適合するのは②一般的生理学的規準のみである。それでは②にふさわしい規準とは何かという仕方で議論が展開されたのである。つまり、②に法規上の死のレベルを設定することで、①の哲学的抽象的レベルでの議論を却下した。それに比べると、この分類に従えば日本では①から④に至るすべてのレベルで脳死問題が論じられたことになる。その結果、日本では、あれほど必要とされた脳死についての社会的合意[24]は成立せず、個々人の自己決定および家族の同意に委ねられることになったのであった。脳死問題と身体問題は、客観的に論じられていたそれ以前の段階から、法の制定によって今日では個々人の判断に任されるに至ったのである。そうであれば、個々人および家族の自己決定の尊重という形式のみが前面に出されてくるのは当然ということになる。しかしながら、一方で脳死下での臓器提供においては、本人および家族の提供意思がなくてはならないとされ、他方で心臓停止後の腎臓移植と角膜移植に関しては、本人の意思表示がなくても家族の承認があれば可能とされており、二つの間に整合性がないこともつとに指摘されている通りである。そこには、移植医療の倫理原則が欠けているといわざるを得ない。

ところでJOTによれば、二〇〇一年十月現在、亡くなった人のうち脳死下での臓器提供の意思表示を記したカードを持っていた人は二五八人であった。そのうち大学附属病院、日本救急医学会指導医指定施設、日本脳神経外科学会専門医訓練施設A項および救命救急センターにおける数が一二七人であり、そのうちの半数は連絡時期が心停止前であったが、実際に脳死下での提供が成立したのは十六人にとどまっている。成立しなかった理由は、脳死判定を満たさなかった、医学的適応外であった、家族の承諾を得られなかったなどが挙げられている。しかしながら、この段階に至る以前の、提供施設自体の問題もあると推測されるのである。すなわち、脳死下での臓器提供の意思を表示していても、そうした患者さんが搬送される病院において体制が整っていなければ、実際は脳死下での提供を行うことは困難だということである。一九九八年六月以降[25]、臓器提供指定施設の多くは臓器提供に協力する方針をとっている[26]。だが、脳死ドナーが現われた場合、的確に対処するためには、あらかじめ個々の提供施設内で具体的な対策等を検討するなどの積極的な準備作業が不可欠なのである。それがなされるには、医療者たちの間で脳死移植の意義について認識が共有されていなければならない。そのためには、現場の医療者たちが各自の分担にとどまることなく、この移植医療のあり方を自由に議論することができなくてはならない。

提供施設への調査によれば、提供施設側から要請されているのは、移植施設側の提供施設への理解ということである。[27] 救命に手をつくした結果脳死に陥った患者さんを今度は脳死ドナーとして管理するということは、担当する医師らにとって精神的にも多大な負担を強いるものとなっているが、移植施設側ではそれについての理解がないという不満がもらされている。この医療に意味があるとすれば、それはレシピエントの回復なのであるから、どのようなドナー管理が望ましいかという医学的な側面からも、また移植医療の意義という点からも移植施設からの理解が必要であり、相互の理解が必要なのである。それによって初めて移植医療の意義が確認されよう。それが認識の共有ということなのである。それに移植施設が、別の移植施設への提供施設となる場合もあり得るのである。

提供施設内においても医師たちは分担部分しか見ることができず、移植施設の方は臓器提供に関して関心を持たず、しかも提供施設と移植施設が分離している現状では、他人へ臓器が提供される提供施設という場が、個々人を超えているという意味で公的な場、しかも誰もがアクセスできるという意味も持つ公的な場あるいは社会であるということさえ意識されていないようである。移植医療では、生体移植の場合を除いて、ある個人が自分の知っている誰かに臓器を提供するということではなく、匿名性が必須であるとされている。その理由には、レシピエントにとって絶対に返礼することのできない贈り物にドナーの名前がついてくることは、望ましくないという判断もあるだろう。しかしそればかりではなく、匿名性の原則が支持されるのは、医療は公正に行われなければならず、移植を受ける人の扱い方は平等でなければならないという要請が人びとにあるからである。移植医療においては、提供された時点で、臓器自体はそのドナー個人のものではなくなり、いわば公的な性格を持つものとなるのである。今後はさらに、提供された臓器や組織や遺伝子などを本人の治療には直接的な利益をもたらさない研究へと利用すること、そして治療技術の開発・臨床応用など、本人以外の人びとや社会へ——特定のレシピエント個人を超えて不特定の、そして将来の人びとの福祉のために——自分の臓器等の提供を求められることが増えていきそうである。それゆえ、移植医療も含めた臓器等提供の倫理原則が包括的な視点から明確にされなければならないはずである。人体を資源として扱う時に、当人の自律尊重原理だけで、こうした研究や臨床応用の倫理を確立できないことは明白であるからだ。何を、誰から、誰のために、どこまで利用してよいのかについて、「公共」と呼ばれる領域を想定する議論が要請されよう。「公共」が何であるのか、それをここで論ずることはできないが、少なくとも言えることは、国家や厚生労働省の行政指導を受けるということを意味するものではないということである。さらに、公的領域と私的領域の意味するところも再検討されねばならないだろう。はたして「公共」という概念は、アメリカと日本で同じ意味を持っているのだろうか。臓器や組織、そして遺伝子にまで広がっている移植医療において、そうした身体部分の位置づけと「公共」の問題は、移植医療の倫理原則を考える上で、一つのキーコンセプトであることは間違いないものと考える。

まとめ

本稿では、脳死移植問題について、現在の日本で実際に移植に携わっている医療者のあり方やシステムのあり方を通して、この医療の問題点を明らかにしたいと考えた。医療が成立するためにはある倫理原則や死生観・身体観などの思想が必要だが、倫理原則や思想だけで事が運ぶわけではない。医療は社会の中で一つのシステムになっていなければ医療となり得ない。しかし逆にシステムの中で行為している人びとに倫理や思想がなければ、システムとしてうまく機能しないだろう。日本では、提供施設と移植施設は分断されており、移植医療の意義についての認識が共有されていないのが現状である。脳死問題が個々人の選択に任されたことによって、医療者が持つべき倫理規範としては個々人および家族の自己決定の尊重が挙げられるが、移植医療の倫理が欠如しているため、自己決定の尊重も単なる形式に堕してしまう危険性がある。複数の人にまたがる移植医療の倫理は、医療の公共性に関わる課題としても捉えられなければならないのである。

注

（1）Margaret Lock, Twice Dead, University of California Press, 2002 ほか。

（2）「提供施設での聞き取り調査」は二〇〇一年の二〜三月にかけて行った。調査対象者一人に対して二十〜三十分程度のインタビュー形式で行った。調査対象は医師十五名、看護師二十二名の計三十七名であるが、本稿で用いるのは直接・間接に脳死からの臓器提供に関わった医師計九名に対しての調査である。九名の医師は全員男性であり、その内訳は、主治医（救急医三十七歳）、脳死判定（脳神経外科医四十九歳、神経内科医五十一歳）、ドナー管理（麻酔科医三十八歳、四十五歳、五十三歳）、臓器摘出術のサポート（泌尿器科医四十五歳）、病院長（六十三歳）、副病院長（五十歳）である。

なお、聞き取り調査と結果の公表の仕方について一言述べておきたい。この聞き取り調査はあくまでも学問的な関心から行ったものである。調査対象者にはその点を理解していただき協力を要請した。また調査対象者には公表の際に個人が特定されることのないよう匿名化した形で公表することを約束した。その理由は、脳死移植にはさまざまな批判があること、調査時点ではまだ脳死移植件数が少ないことなどから、調査対象のプライバシーを保護し匿名化することは、臓器提供の体験について思っていることを率直に発言してもらうために必要であると考えたことにある。

（3）「移植施設での聞き取り調査」は二〇〇一年十一月から始め、現在継続中である。調査対象者一人に対して二十〜三十分程度のインタビュー形式で行っている。これまで調査の対象となったのは医師四名、看護師六名、自然科学系研究者一名の計十一名であるが、本稿で用いるのは、主に直接・間接に腎臓移植に関わった医師四名に対しての調査である。四名の医師は全員男性であり、その内訳は、腎臓外科医六十二歳、腎臓外科医三十九歳、腎臓内科医三十二歳、腎臓内科医二十九歳である。六十二歳の腎臓外科医は二〇〇〇以上の腎臓移植手術を執刀されている。

（4）田村京子・加藤英一「脳死・臓器移植問題に関する病院関係者へのアンケート調査―昭和大学病院における質問紙調査結果報告―」（『昭和大学教養部紀要』三一、二〇〇〇年）二一―四一頁。

（5）前掲注（4）。提供施設に勤める者（医師・看護師だけではなく、他の医療職・事務系も含まれているが、ここに挙げた調査結果には職種による有意差は見られなかったので、そのままの数字を出しておく）へのアンケート調査を見ると、回答者二二六七人中、「大いに進めるべき」と答えた者が一八・七％、「どちらかといえば進めるべき」が四九・七％、「このままでよい」が一一・四％、「どちらかといえば抑制すべきである」が二・二％、「やめるべきである」が〇・六％、「わからない」が一八・三％である。

（6）前掲注（4）。前掲注（5）において「推進すべき」と答えた人に対して「日本において脳死からの臓器移植が進まない主たる要因は何か」をたずねたところ、「一般の人びとの間に移植医療の正確な知識がまだ普及していない」と考える人が二五％、「脳死問題が未解決である」が二四％、「現在の医療体制（臓器摘出施設や移植施設における体制）に問題がある」が一七%となっている。

（7）前掲注（4）。前掲注（5）において「推進すべき」と答えた人に対して「どこが推進すべきか」をたずねたところ、「（社）日本臓器移植ネットワークＪＯＴ」と答えた者が三四・三%、「厚生省」（調査時点）二八・三%、「特定の学会」一六・五%、「日本医師会」九・八%となっており、ＪＯＴと厚生省を合わせると六四・六%になっている。

（8）ＪＯＴの前身は一九九五年に厚生省の指導のもとにつくられた（社）日本腎臓移植ネットワークである。一九九七年十月の「臓器の移植に関する法律」施行後に現在の（社）日本臓器移植ネットワークに改組された。

（9）「脳死移植のようにはならないように」という認識からである。橳島次郎『先端医療のルール』（講談社現代新書、二〇〇一年）一二〇―一二一頁。

（10）前掲注（4）。記入済みの意思表示提供カード所持率を年齢との関係で見ると、二十代に多く、年代による有意差が見られる。職種（医師・看護職・その他の医療関係者・事務他の四種）との関係で見ると、看護職に多く、職種による有意差が見られる。

（11）日本ではレシピエントの回復状況については正確なデータが得られず、また生存率が五年という評価の意味（ほとんど社会活動ができない状態なのか、それとも通常人と変わらない状態なのかなど）も不明確なので、この医療そのものに懐疑的な見解も存在する。倉持武『脳死移植のあしもと』（松本歯科大学出版会、二〇〇一年）。

（12）アメリカのシステムに関しては、向井承子『脳死移植はどこへ行く？』（晶文社、二〇〇一年）、Martin A. Strosberg and Ronald W. Gimbel, Public Policy Making in Organ Transplantation, in: The Ethics of Organ Transplantation (ed. by Wayne Shelton and John Balint, JAI, 2001, 231-54) ; Steve F. Emery and Kerri M. Robertson, Organ Procurement and Preparation for Transplantation, in: Brain Death (ed. by Eelco F. M. Wijdicks, Lippincott

Williams, and Wilkins, 2001, 189-213)；L. A. Siminoff, R. M. Arnold, and A. L. Caplan, Asking for Altruism When Death Occurs: Who Asks for Organ Donation and Why, in: Transplantation Proceedings, Vol.28, No.6, 1996, 3632-8 他を参照した。

（13）向井は「臓器獲得という目的のために、生と死の境目、それも脳死判定さえも定かではない〈差し迫った状態〉にまで公権力を踏み込ませる方法は、国家による〈死の徴収システム〉としか言いようがない」と評している。向井、前掲注（12）一六八頁。

（14）B. A. Virnig and A. L. Caplan, Required Request: What Difference Has It Made?, in: Transplantation Proceedings, Vol.24, No.5, 1992, 2155-8.

（15）Thomas H. Munay, Stuart J. Youngner, Organ Salvage Policies – A Need for Better Date and More Insightful Ethics, in: JAMA, Vol.272, No.10, 1994, 814-5.

（16）もちろん「利他主義」の美名を批判する声もある。「利他主義」によって臓器提供を強要してしまうという点は従来から批判されてきたが、「利他主義」によって、臓器配分の不公正さが隠されてきたという批判もある。Koch, Scarce Goods, in: Praeger, 2002 ほか。

（17）Margaret Lock 前掲注（1）四五頁。

（18）文化や宗教の違いという観点をどう位置づけるかは、それ自体大きな問題である。聞き取り調査でも、日本とアメリカの違いについて、その原因を文化や宗教の違いに求める人たちが多かった。それは自分自身の考察によって得た見解というよりは、一般に流布している社会通念に沿ったもののようである。そのような社会通念についても検討が必要である。出口顯『臓器は「商品」か』（講談社現代新書、二〇〇一年）参照。

（19）Alexander Morgan Capron, Brain Death-Well Settled Yet Still Unresolved, in: NEJM, 344, 2001,1244-6.

（20）アメリカではこれまで日本のように脳死問題が議論されなかったがゆえに、逆に今になってさまざまな問題が明らかになってきたという評価もある。向井前掲注（12）一七二頁。

（21）Stuart J. Youngner et al., Brain Death, and Organ Retrieval, in: JAMA, April21, Vol.261, No.15, 1989, 2205-10；Norman B. Levy「アメリカ合衆国の腎移植患者が抱える心理社会的問題」（『臨牀透析』一二・五、一九九八年）六二六―三頁ほか。Youngner らは、臓器提供の確率を押しとどめているのは、もはや技術ではない、そして適したドナーから臓器を獲得できるかどうかは、ヘルスプロフェッショナルの態度とコミットの問題だとしている。さらにまた死の定義と判定についてのヘルスプロフェッショナルの間での教育と議論が必要であると論じている。

（22）Martin S. Pernick, Brain Death in a Cultural Context, in: The Definition of Death (ed. by S. T. Youngner, R. M. Arnold, and R. Schapiro, 1999, 3-33).

（23）邦訳は、アレクサンダー・M・カプロン／レオン・R・カス「死の決定規準の法制的定義」（加藤尚武・飯田亘之編『バイオエシックスの基礎』東海大学出版会、一九八八年）二七五―八八頁。

（24）加藤英一「脳死・臓器移植問題と社会的合意」（『三田社会学』五、二〇〇〇年）九六―一一〇頁。「社会的合意」は、日本では一九九〇年頃から中心的課題となったが、諸外国では中心的課題とはならなかった。「社会的合意」は日本で最後まで脳死問題に決着がつかなかったことを象徴する言葉であるとも解される。

（25）一九九八年六月の厚生省保険医療局長名でのガイドラインの一部改正に関する通達によって、①施設全体において脳死後に臓器摘出を行うことに関して合意が得られていること、②適正な脳死判定を行う体制があること、③施設内での倫理委員会等の委員会で臓器提供に関して承認が行われていること、の三要件をみたせば、全A項施設が臓器提供施設になりうることになった。

(26) 貫井英明・阿部弘・桐野高明・小川彰・片山与一「脳死・臓器移植に関するアンケート結果」(『Neurologica Medico-chirurgica』三九・一二、一九九九年) 一八〇—三頁。

(27) 前掲注 (20)。貫井らの調査によれば、提供施設側が認識している基本的な問題の一つとして、移植側は提供側と緊密な協力体制をつくる必要があるのにそれがなされていない点が挙げられている。

田村京子

第5章 「臓器の移植に関する法律」見直し案

二〇〇二年二月二十八日は、「臓器の移植に関する法律」（以下、移植法という）施行後第一例の脳死移植から丸三年にあたる。移植法施行からはおよそ四年半である。この間、十九名の人が法的に脳死と判定され、十八名から臓器が摘出され、七十四名の人に移植された。移植を受けた人たちの中で五名が亡くなっている。他の六十九名のレシピエントについては「大半の方々は順調である」との報道はあるが、詳細は不明といってよい。

移植法は附則第二条で、施行後三年を目途とした「見直し」を規定している。これまでいくつかの見直し案、要望書が公表されているが、小論では、①日本移植者協議会案「臓器の移植に関する法律の改正に向けて」[1]、②厚生省科学研究免疫・アレルギー等研究事業臓器移植部門「臓器移植の法的事項研究会案」[2]（以下、町野案という）、③森岡正博・杉本健郎共同提案「子どもの意思表示を前提とする臓器移植法改正案の提言」[3]（以下、森岡案という）、④西森豊案「脳死否定論に基づく臓器移植法改正案」[4]（以下、てるてる案という）について検討を加えたい。その際、それぞれの案が現行法をどう評価しているか、「脳死」をどう扱おうとしているか、そして十五歳未満の者からの臓器提供要件として何を掲げているかに注目することとしたい。

1 日本移植者協議会案

日本移植者協議会（以下、協議会という）は、移植法案が国会で審議されているときから問題点を指摘し、法案の訂正を求めてきた。協議会にとって、現行法は審議対象法案と比較しても「むしろ改悪されたかたちで成立、施行」されたものである。協議会が現行法に関して問題とするのは、脳死を「一元的に」人の死としていないこと、本人意思表示原則をとっていること、十五歳未満の者からの臓器提供を認めていないこと、そして提供施設が限定されていること、の四点である。協議会は提供意思表示カード・シール配布の実績、カード所持率の着実な増加、脳死移植の実績、意思表示カード・シールおよび脳死下での提供意思表示関連情報数、脳死および臓器提供への国民の承認率の増加、を指摘した上で、「このように臓器移植に関する国民の意識も、現行法施行後三年を経た現在は、法施行直後とは大きく変化しており、早急に見直し作業をおこなうべきである」と主張している。

（一） 脳死の取り扱い

現行法は脳死を一律に人の死とはしていない。法的脳死判定および臓器提供の両者について本人の書面による意思表示と家族の不拒否を求め、臓器提供を前提とする法的脳死判定によって脳死と判定された者だけを死者とする。法的でない、つまり一般の脳死判定によって脳死と判定された者について移植法は何も規定していない。法的脳死判定によって脳死と判定された者が死者となることは移植法本文では不明確かもしれないが、「臓器の移植に関する法律の運用に関する指針（ガイドライン）」（以下、ガイドラインとする）では明確に示されている。ガイドライン第四の三で、コーディネーターの説明すべき事項として「脳死判定の概要、臓器移植を前提として法に規定する脳死判定により脳死と判定された場合には、法において人の死とされること」が掲げられ、第八「死亡時刻に関する事項」では「法の規定に基づき脳死判定を行った場合の脳死した者の死亡時刻について、脳死判定の観察時間経過後の不可逆性の確認時（第二回目の検査終了時）とすること」と規定されている。

　これに対し、協議会は脳死判定に関する本人意思表示および家族の不拒否要件に反対する。現行法における「家族による脳死判定受け入れは、受け入れることにより本人の死を決定づけるものであり、精神的負担は甚大」であること、「人の死亡の判定は医師の専権事項であり、義務である」ゆえ、「それを本人または家族に対し判断をゆだねること」があってはならないこと、しかも「一定の条件の下だけに死亡とすること」は「法の下の平等に反している」ばかりではなく「人間の尊厳に関わる事」であることを理由として、「人の死は一元的に扱われるものである」と主張する。これに基づき、協議会は移植法第六条三項（法的脳死判定への本人意思表示および家族の不拒否条項）および関連ガイドライン条項の削除を提案する。

　協議会の「人の死は一元的に扱え」という主張は、それが法的であろうが一般的であろうが、ともかく厚生労働省脳死判定基準によって脳死と判定された者は三徴候死者と同一の死者として扱え、という町野案と同じ主張ではない。協議会はガイドライン改訂案も公表しているのだが、このガイドライン案によれば、法的脳死判定と一般的脳死判定の区別は残されており、それによって死者とする法的脳死判定の対象となるのは臓器提供意思を表示している者だけである。また「患者が知的障害者等であることが判明した場合においては、当面、法に基づく脳死判定は見合わせること」を残すことによって、法的脳死判定対象から知的障害者等を除外している。提供の意思表示をしていない者は一般的脳死判定の対象となるが、脳死と判定された場合については何も規定していない。つまり協議会ガイドライン案は現行ガイドライン第四「脳死した者の身体から臓器を摘出する場合の脳死判定を行うまでの標準的な手順に関する事項」の四のうち、「脳死を判定する医師は、本人が書面により臓器を提供する意思を表示していること、ならびに家族も臓器を提供することを拒まないこと、または家族がいないことを確認のうえで、法に規定する脳死判定を行うこと」を残し、さらに第五「臓器移植に関わらない一般の脳死判定に関する事項」全文、つまり、「法は、臓器移植の適正な実施に関して必要な事項を定めているものであり、臓器移植に関わらない一般の脳死判定について定めているものではないこと。このため、治療方針の決定等のために行われる一般の脳死判定については、従来どおりの取扱いで差し支えないこと」にまったく手をつけていないのである。「人の死は一元的に」という協議会の主張は、脳死判定一般に本人や家族の同意は不必要ということではなく、臓器提供のための死亡判定としての法的脳死判定を含む死亡判定一般に要件として本人および家族の同意を掲げるなということ、そして法的に脳死と判定された者と三徴候の死者とを、たとえば提供要件などの点で、区別をするなという主張である。この協議会の主張は、脳死状態の人を、一般的脳死状態と法的脳死状態とに分けて、後者のみを死亡とすることでもある。「人の死亡の判定は、医師の専権事項であり……一定の条件の下だけに死亡とすることは、法の下の平等に反しているばかりではなく、人間の尊厳に関わることである」という主張と整合するのか疑問である。

（二）小児脳死移植

本人意思表示原則に立つ現行法は有効意思表示年齢を制限している。臓器の提供意思表示は脳死および移植医療についての十分な理解を前提とすべきものであることが、国会での移植法審議過程で確認された結果である。ガイドラインは、「民法上の遺言可能年齢等を参考として」、第一「書面による意思表示ができる年齢等に関する事項」において、「十五歳以上の者の意思表示を有効なものとして取り扱うこと」と規定している。この結果、「小さな子供たちが日本国内で移植医療を受ける道は閉ざされることになった。法施行後においても、生きるチャンスを求めて何人もの小さな子供たちが海外にわたり、ある者は臓器の移植を受けて帰国し、ある者はチャンスに恵まれず亡くなった。命に国境はないとはいえ、渡航移植は、先進国の同様な病気の子供の、生きるチャンスを奪い取る」ということになっている。移植医療の現状は、二〇〇〇年五月の総理府世論調査における、「小さい子供の臓器移植が日本で行えるようにすべきとの意見が、実に六七・九％にも上っている」という事態に全く応えていない、と協議会は指摘している。

協議会案は現行法の本人意思表示原則はそのまま維持し、十五歳未満の者に対する「特別措置」によって小児からの臓器提供を可能にしようとする。これは、先述の総理府の世論調査において、臓器提供には本人および家族の承認が必要と考える者六九・九％、本人の意思表示のみを必要とする者二〇・六％、という数字もあげられており、この数字と子供の移植が日本でも行えるようにとの六七・九％という数字を勘案した結果の提案である。それゆえ、協議会案は、移植法第六条（一項）に「死亡した者が十五歳未満の時は遺族（親権者）が臓器を移植術に使用されるために提供する意思を書面で示した場合も移植術に使用されるための臓器を、死体（脳死した者の身体を含む。以下同じ）から摘出することができる」を付加し、ガイドライン第一に「十五歳未満の者が主治医もしくは専門医により、脳死と判定されたと、遺族〈親権者〉が告知を受けた後、遺族〈親権者〉が移植術に使用されるための臓器の提供の意思を書面で表示した場合は、当該臓器の提供はできるものとする」を付加する形をとる。

ところで町野案は、「親権は子が存在する限り存在するが、子が死亡した時には存在しない。〈親権者であった者〉は親権者ではない」と述べており、協議会案に疑義を呈しているかのようである。これに対し協議会は、「遺族〈親権者〉が、脳死と判定されたあと臓器提供を行うことは、親権の及ぶ範囲ではないとの意見もある」が、それは「親権は子に利益を与える範囲のものでなくてはならないと解釈するのがその理由であり、臓器提供は、子にとって不利益であると考える事に由来する」と捉える。その上で、「幼くして亡くなる者が社会に対してどのように貢献できるかを考えた時、臓器を提供することにより、子が社会に生存し、社会の一員として社会に貢献できた事は、それが子の死後の臓器提供であっても不利益であると言い切ることはでき」ず、「幼くして子供を失う親にとって、その子がこの世に生存した証として、何らかのかたちで社会貢献できる事は、心の安らぎに」なり、「個人として生存する事はなくとも、どこかで、分身として生きつづけている事は、親としての心の支えにもなることであり、その心情は汲み取られるべきである」と主張するのである。

この他に協議会案では、検視その他の犯罪捜査に支障がない場合には、検視終了以前でも臓器の摘出を可能とすること、脳死状態での臓器提供表示件数一五八件のうち八〇件が指定施設外からの情報であったことに鑑み、非指定施設への脳死判定専門医師団の派遣が提案されている。

2　町野案

町野案は、現行法に関して、生体からの移植、臓器一般および組織をも含めた包括的移植法になっていないこと（そして、包括的移植法を検討する際には無償提供原則の再検討が必要であること）、現在のネットワーク・システムが公平、公正な移植医療を実現するには不十分であり改革を要すること、脳死を一律に人の死としていないこと、そして小児心臓移植が事実上禁止されていることを問題点として指摘し、十五歳未満の者からの臓器提供を可能とする法的事項を探ろうとするものである。

（一）脳死の取り扱い

町野案は現行法における脳死の取り扱いを、「臓器移植が法的に許されるときには人の死となりえ、法の手続に従った脳死判定がなされたときだけ、いわゆる〈法的脳死判定〉がなされたときだけ脳死が存在するかのような現行法は、臓器移植の目的の存在によって脳死を人の死としてしまった」ものと捉え、現行法のこのような脳死の取り扱いは、「法的脳死判定」ではない「臨床的脳死判定」がなされたときには脳死が存在しないのか、移植を目的としないときには脳死判定をしてはいけないのか、法的脳死判定の要件を満たさないときには脳死はないのか、といった疑問を生み出し、摘出医に「自分たちは死体にメスを入れているのか、あるいは、本当は生きている人をこのように殺してしまうことが許されているに過ぎないのか」という「倫理的ディレンマ」を感じさせるという結果になっていると批判する。

こうした認識をふまえて、町野案は問題を指摘されている脳死判定の基準・手続きを変更し、濫用が懸念される医師の権限には適切な事前措置を施したうえで、脳死を一律に人の死とする移植法に改正すべきことを提案し、「脳死が人の死といえないのなら、むしろ心臓移植は行うべきではない」と主張する。(5)

(二) 小児脳死移植

町野案によれば、小児脳死移植を実現するためにはガイドラインの変更では対応できない。本人意思表示原則を謳う現行法第六条の再検討、つまり法改正が必要であるが、それには二つの方向が考えられる。一つは、現行法の本人意思表示原則を堅持したうえで、十五歳未満の者への「特則」を設けるものである。もう一つは、本人意思表示原則を撤廃し、遺族の意思表示原則を採用することである。

① 本人意思表示原則を基盤とする特則

町野案によれば、十五歳未満の者（以下、小児という）に特則を設けるには、Ⅰ．小児提供意思表示要件の緩和——意思表示を書面によるものに限定せず、口頭、録音、録画等によるものも認める。Ⅱ．提供意思表示要件の緩和——成人に対しても口頭等の意思表示を認める。Ⅲ．子の生前における親権者による書面での提供承諾——死亡した者が小児である場合、その者の生存中にその者の親権者が死亡した者の臓器を提供する意思を書面により表示していた場合には臓器の摘出を認める。Ⅳ．子の死亡後における親権者であった者の書面による承諾——死亡した者が小児であった場合、その者の死亡後にその者の親権者であった者が死亡した者の臓器を提供する意思を書面により表示した場合には臓器の摘出を認める、という方法が考えられる。

しかし、Ⅰの場合、なぜ小児についてだけこのような簡便な意思表示で十分とし得るのか不明であるといわざるを得ない。Ⅲの場合、これは親権者による「子の自己決定権の代行」といわざるを得ないが、「本来、自己決定権は本人に一身専属的に帰属する」のであり、子が現実にそのような意思決定をしていないのであるから、それは「擬制」にすぎないし、親権者にそのような提供意思を表示する「固有の権利」を認めることもできない。民法第八二〇条の認める「子の監護及び教育」という権利・義務にはそのような「固有の権利」は含まれていない。仮に擬制や固有の権利を認めたとしても、自分の子が生きている時に、その死後に臓器提供をするという文書を作る親が多いとは思えず、この方法には「実際性」がない。Ⅳに対しては、「親権は子が存在する限り存在するが、子が死亡した時には存在しない」、「親権者であった者は親権者ではない」、親権者であった者は子の遺族としての権限を有するのみである、といわざるを得ない。それゆえ、Ⅳは「本人の明示の反対がない場合には遺族の承諾によって臓器を提供しうる」という形、遺族意思表示原則に基づく形式に改訂するべきである。また、Ⅰ、Ⅲ、Ⅳに共通にいえることだが、「意思表示形式と意思表示能力に関して大人について適用されている厳格な要件を、小児については適用しないとすることは、その厳格な条件を正当なものとする以上、明らかに憲法十四条の保障する法の下の平等に反する」ことである。さらに、Ⅰ、Ⅱ、Ⅲ、Ⅳいずれの方法を採ったとしても、「自然的な意味での意思表示もなしえない幼児は臓器提供の主体とはなりえない」。いずれにせよ、本人意思表示原則を堅持し、小児について「特則」を設けるという仕方での法改正という方向は、提供意思を有効に表示することができない小児以外の者、たとえば重篤な精神障害者などを無視して、「小児移植だけを目的とした便宜主義的なもの」とならざるを得ず、承認できるものではないと町野案は主張する。

② 本人意思表示原則から遺族意思表示原則へ

町野案によれば、有効意思表示能力を欠くとみなされている未成年者にも一身専属的に帰属する「自己決定権の代行」、小児移植だけを目的とした便宜主義的法改正、そして憲法十四条に保障された法の下の平等違反を避ける法改正、あるべき法改正は、「本人の書面による承諾を要件とする現行法を修正」して、本人が提供の意思を表示し、かつ、その旨の告知を受けた遺族が拒まないときのみならず、「死亡した者が当該意思がないことを表示している場合以外の場合であって、遺族が移植術に使用されるための臓器の摘出を書面により承諾したとき」にも臓器の摘出を可能とすることである。また、十五歳などの年齢によって未成年者を区別するのではなく、未成年者は一律に未成年者として扱う方がより適切であり、未成年者に関しては、「遺族に関する特則」を設け、遺族としての「固有の権利」によって臓器の提供を承諾する遺族を「その者の親権者であった者」に限定するべきである。

すでに多くの国が遺族意思表示原則に則って移植医療を行っているが、それらの国々が死者の自己決定権を軽視していると考えるなら、それは誤りである。遺族意思表示原則とは、「我々が、およそ人間は、見も知らない他人に対しても善意を示す資質を持っている存在であることを前提するなら、次のように言うことになろう。たとえ死後に臓器を提供する意思を現実に表示していなくとも、我々はそのように行動する本性を有している存在である。もちろん、反対の意思を表示することによって、自分は自分の身体をそのようなものとは考えないとしていたときには、その意思は尊重されなければならない。しかし、そのような反対の意思が表示されてない以上、臓器を摘出することは本人の自己決定に沿うものである。いいかえるならば、我々は、死後の臓器提供へと自己決定している存在なのである」という「人間像・人間観」

に基づく意思表示原則なのである。日本人だけがこうした人間観を持っていないとは言えない、我が国の移植医療も遺族意思表示原則に則るべきである、と町野案は主張する。

遺族意思表示原則を支える「我々は死後の臓器提供へと自己決定している存在である」という人間像・人間観についてだが、この人間観を承認することは、同時に「人間の資質、本性あるいは存在による自己決定」ということを承認することになるが、これは、自己決定権は「元来、本人に一身専属的に帰属する」とする町野案自身の主張と矛盾してしまう。また、この人間観を導く大前提、「およそ人間は見も知らない他人に対しても善意を示す資質を持っている」という前提が成り立つなら、二〇〇一年七月提供十四例目の聖路加国際病院のドナー家族から、移植待機未登録の「親族に移植してもらいたい。それができないなら腎臓の提供はしない」という発言が出るはずはないし、日本臓器移植ネットワークが二〇〇二年四月から臓器一つ当たり十万円の斡旋料を徴収する必要も生じるはずがなかろうと考える。

町野案のいう「遺族に関する特則」および「遺族の固有の権利」には、その法的性格に疑問が残る。後者の問題が重要と考えるので、ここでは「遺族に固有の権利」について考えてみたい。遺族の権利は、本人の現実意思の確認・伝達つまり同意権限か、意思されたが表示されなかった本人意思の推定・忖度を行う代理権限か、意思されずかつ表示されなかった事柄に関する代行決定権限か、本人の現実の意思にかかわりなく遺族として独自の判断を下す固有の権限であるか、のいずれかである。同意権限はあくまでも本人意思を優先する遺族の権利であり、遺族固有の権限は、本人意思の不承認もなし得る遺族優先の権利である。しかし、町野案のいう「遺族固有の権利」はいずれにも該当しない。町野案によれば、本人の現実の意思表示がある場合、それが提供の意思表示であるなら、それに対して遺族は同意することも拒否することもできる、つまり本人意思を承認しないこともできるのだから、このときの遺族の意思表示は「遺族固有の権限」に基づくものである。他方、それが提供拒否の意思表示である場合は、遺族はそれに同意することしかできない。この時の遺族の意思表示は「同意権限」に基づくものである。本人の意思表示の内容によって遺族の権限が変わってしまうのである。本人の現実の意思表示がない場合は、遺族の意思表示は「代理権限」もしくは「代行決定権限」に基づくものとなる。町野案のいう「遺族固有の権利は」、このように本人の現実意思の有無、そしてその内容によって権限基盤が変化してしまうのである。

こうした事態が生じるのは、もともと「遺族の承諾」なるものの法的性格が不明確なままに残されているからではないのだろうか。「遺族の承諾」は、本人の潜在的な意思決定の非存在をも前提する代行決定なのか、本人の潜在的な意思決定の存在を前提する忖度・推定、つまり代理決定なのか、本人の現実意思への同意権なのか、それとも本人の現実意思に対する拒否権をも含む遺族固有の権利なのか、明確にすることが先決だと考える。

さらに、町野案は、「書面でイエスの意思表示をしていないことが、本人にとっては〈提供しない〉という意思表示である可能性を認めない」[6]立場であり、人間を、提供拒否表示書類を携帯していない限り、「死後の臓器提供を自己決定している存在」と見なすのであるから、「わからない」、「どちらともいえない」、「その時になってみないとわからない」、「情報不足で判断できない」、「移植医療には反対である」といった理由による提供拒否表示書類の不携帯を許さないということになる。これは提供について考えない自由、提供意思を表示しない自由、そして身体のインティグリティをたもったままの埋葬・火葬が人間本来の姿だという死者の人格権[7]——死を越えて尊重されるべき人間の不可侵の尊厳性——を侵害するものといわざるを得ない。

3 森岡案

森岡案は、本人の意思表示を家族が覆すのを認めていること、生体からの臓器摘出およびヒト組織摘出に関する規定のないこと、脳死状態からの摘出と三徴候死状態からの摘出で摘出要件が異なること、人体の研究利用および治療停止に関する規定が欠けていることを現行法の問題点として指摘し、生体からの摘出、三徴候死体からの摘出、そしてヒト組織の摘出に脳死状態からの摘出と同一の法理をもって対処すべきだと主張する。法的脳死判定および臓器提供の両者に本人の書面による意思表示を求める本人意思表示原則については、「〈心臓死〉をデフォルト（基本線）として、それに〈脳死〉を希望により付加する」という「死の多元主義」を認める世界最先端の原則であり、「ある一定範囲の〈多様な死生観〉を許容する法律こそが、真に民主的な国家の法律としてふさわしい」として高い評価を与える。

（一） 脳死の取り扱い

森岡案は、海外では一般市民や専門家のあいだで「脳死」への疑問が大きくなり、一九九九年以降「脳死の見直し」が生命倫理の大きな論点になっていると指摘する。脳死状態で心臓が十四年も動きつづけている例、脳死状態で自発的に両手を持ち上げ祈るような動作をする「ラザロ徴候」の多数の例などが報告されるようになっており、脳死状態になれば「身体の統合作用が消失する」、「心臓も十日ほどで止まる」

という主張は九〇年代に入り「医学的に否定」されたのであって、それを前提として「脳死は人の死」とした日本医師会および脳死臨調多数意見の見解は「医学的に崩壊」したといわざるを得ない。それゆえ、脳死を「一元的に」あるいは「一律に」人の死として扱えという日本移植者協議会案や町野案は、医学的根拠に乏しいものである。また脳死を一律に人の死と扱うことは、およそ三〇％存在する「脳死を人の死と考えない人」の死生観を踏みにじり、その人たちの「心臓が止まるまで生きている者として扱われる権利」を侵害することにもなる。「脳死」を「人の死」とする立場も、「人の死」としない立場も、ともに尊重することが重要である、と森岡案は主張する。

それゆえ森岡案は、脳死臨調少数意見やてるてる案の主張する違法性阻却論には与しない。違法性阻却論は、脳死を人の死とせず、人は心臓が止まるまで生きているとした上で、脳死状態の「生きている人」からの臓器提供を認めようとするものだが、もしこれを認めるとするなら、自分については脳死が人の死であると考えている人の死生観を踏みにじり、また、臓器の摘出によって患者は死んでしまうのだから、臓器摘出がある種の殺人あるいは安楽死に近づいてしまう。さらに「生きている人からの臓器摘出を認めるという法構成を取ってしまうと、生きている〈植物状態〉の患者や〈無能児〉からも臓器摘出を可能にする道を開いてしまい、さらには〈障害者〉、〈痴呆性老人〉、〈死刑囚〉等へ広がっていきかねないこの〈滑りやすい坂〉を食い止める手だて」を失ってしまう、と森岡案は主張する。また、脳死は人の死ではないとして脳死の人からの臓器摘出を禁止しようとする「臓器移植法廃止案」に対しては、それが、自分については脳死が人の死であると考える人の死生観を否定し、臓器提供をして他人を助けたいと考えている人の臓器提供の自由を侵害することを指摘し、これを退ける。

（二）小児脳死移植

移植医療に関して、死亡判定としての法的脳死判定、法的脳死判定および臓器提供に関する本人意思表示原則を何よりも重要視する森岡案の小児脳死移植に対する基本的立場は、「臓器移植を受けなければ生命が危ない子どものことを、非常に重く受け止めている。しかしながら、臨床的な脳死状態の子どもの尊厳と人権が完全に守られたあとではじめて移植への配慮が始まるべきであるという原則を崩すわけにはいかない」というものである。この小児移植に関する基本原則を貫徹するには、日本も批准している「児童の権利条約」、子どもの人生に大きな影響を与える事柄について子ども自身が意見表明する権利を認め、大人にそれを聞く義務を課している条約に則った法改正、すなわち「子どもに関しても、みずからの死生観及び臓器摘出について、意思表示するチャンスを与え（けっして強制してはならない）、脳死および臓器摘出に関する意思表示があったときにのみ、家族の承諾を得て、法的脳死判定と臓器移植へと進む」法改正を実現する必要がある。「日本の法律は、親権者が子どもを保護することを、親権者の第一の義務としている」が、これは「もし子どもが意思表示を行っていなかったのであれば、親権者は臓器摘出という外部からの侵襲からまだ生きている子どもの身体を保護する義務」があり、「親権者の判断のみで法的脳死判定と臓器提供を行うことは……子どもに対する人権侵害」となることを意味している、と森岡案は主張する。森岡案は、「子どもの意思表示を前提とする臓器移植法改正案」である。

森岡案は、現在のところ、十五歳以上のものについては現行法のまま、そして六歳未満の者の有効な意思表示は認められないとすることだけは明確にしているが、十二歳未満から六歳までの者の意思表示を有効とするかどうかは判断しかねているようである。このため森岡案は六歳以上の者にも有効な意思表示を認めようとするＡ案と十二歳以上の者にのみ有効意思表示を認めようとするＢ案の二案を用意している。Ａ案を採るかＢ案にするかは、これからの議論によって詰めていこうというわけである。

Ａ案＝十五歳未満十二歳以上の場合は、「本人の意思表示」および「親権者による事前の承諾」がドナーカード等によって確認されている場合であって、親権者が拒まないときに限り、「法的脳死判定」および「脳死状態からの臓器摘出」を可能とする。十二歳未満六歳以上の場合は、上記の条件に加えて、子どもが虐待によって脳死になった形跡がないこと、「本人の意思表示」が強制によってではなく自由意思によってなされたものだと考えられること等を、病院内倫理委員会（あるいは裁判所）が審理するという条件を追加する。六歳未満の場合は、「法的脳死判定」および「臓器摘出」を行なわない。

Ｂ案＝十五歳未満十二歳以上の場合は、「本人の意思表示」および「親権者による事前の承諾」がドナーカード等によって確認されている場合であって、親権者が拒まないときに限り、「法的脳死判定」および「脳死状態からの臓器摘出」を可能とする。十二歳未満の場合は、「法的脳死判定」および「臓器摘出」を行なわない。

「児童の権利条約」に則る小児脳死移植を目指す法改正を提言する森岡案も、十五歳以上の者からの意思表示と十五歳未満の者からの意思表示とでは、有効性の度合いという点で、扱いを異にしている。十五歳未満の者からの意思表示はそれだけでは有効と見なされず、「親権者による事前の承諾」という担保を伴って初めて有効となるのである。子どもの「脳死」や「移植医療」に対する理解力、判断力についてはさまざまな疑念が提起されているが、それらの疑念は親権者の自分の子どもに対する信頼をもって払拭し得ると考えるのである。森岡案は、一言でいえば、本人意思表示原則を堅持したままで有効意思表示年齢を十五歳から、十二歳ないし六歳まで引き下げようとする提案である。

4　てるてる案

てるてる案の現行法に対する評価は、脳死の取り扱いを除いて、森岡案とほとんど同じである。

（一）脳死の取り扱い

てるてる案は脳死を人の死としない。人の死は心拍および呼吸の不可逆的停止、つまり「身体死」で法的に統一されており、臓器提供者の死亡時刻は臓器摘出終了時とされている。てるてる案は違法性阻却論に基づく法案であり、この点で森岡案と決定的に相違する。てるてる案が違法性阻却論の根拠とするのは、森岡案も挙げている脳死を人の死とする医学的根拠の崩壊、脳死患者からの臓器摘出の際の脈拍、血圧の著しい上昇などを根拠として「全脳死の基準は近似値にすぎない」とするアメリカの麻酔科・小児科医トゥルーグの主張、「人の死に関する問題に対する妥当な解答は、法学にも医学にもない。この実存的な問題に対する最終的な解答は、その採決不可能性と一身専属性のゆえに、立法者にも属さない」、「脳死の概念は完結的で説得的な議論ではなく、一連の証明されていない前提であり、承認することも否認することも可能である」、「患者の同意の下に脳死の到来後に行われる臓器摘出は、嘱託殺人でも積極的な死の援助にも当たらない」等の元ドイツ司法大臣ヨルツィッヒの主張である[8]。さらに、てるてる案は日本においてもこれまでに脳死臨調少数意見、生命倫理研究会・脳死と臓器移植問題研究チーム案、日本弁護士連合会案、金田案、猪熊案等の法案、酒井安行「生体からの摘出は絶対にできないか[9]」等の論文も違法性阻却論を主張していることを指摘する。

筆者は「厚生省脳死判定基準の再検討[10]」において、現行法の施行規則に規定された脳死判定基準「厚生労働省脳死判定基準」は、移植法第六条二項に規定された「脳幹を含む全脳の機能が不可逆的に停止する」という「全脳死概念」に該当する脳死を判定することができないことを明確にした。森岡氏自身も「脳死を一律に人の死とする医学的根拠」は崩壊したと述べている。森岡案に関する他の資料を読めば、トゥルーグとは連絡を取り合っていらっしゃること、ヨルツッヒについてもよくご存知であることが分かり、森岡案がなぜ違法性阻却論を採らないのか不思議なくらいである。森岡案が違法性阻却論を取らない理由はただ一つ、「生きている人からの臓器摘出を認めるという法構成を取ってしまうと生きている〈植物状態〉の患者」、無脳児、さらには障害者、痴呆性老人、死刑囚等からも臓器摘出等を可能にする道を開いてしまい、この「滑りやすい坂を食い止める手だて」がない、という恐れである。森岡案はこの滑りやすい坂を食い止める手立てとして死亡提供者原則（dead donor principle）を立てているのである。

ところで、同意と不侵害原則に基づく違法性阻却論にはできないが、死亡提供者原則ならこの滑りやすい坂を食い止めることができるといえるのだろうか。森岡案は、三徴候死をデフォルトとし、希望によって脳死を死亡に組み込む「死の限定的多元主義」である。さて、森岡案は、脳死の概念として「大脳皮質死説」の採用を、そして大脳皮質死という「脳死を死に組み込む希望」をどう阻止するのだろうか。[11]このためには、全脳死なら希望によって死亡と認め、脳幹死、大脳皮質死ならいくら希望があっても死亡とは認めない根拠、さらにいくら重度であっても痴呆、精神障害等を大脳皮質死とすることはできないとする根拠を明確に示すしかないだろう。これらの根拠を明示することができなければ、死亡提供者原則も滑りやすい坂を食い止める手立てとはならない。滑りやすい坂に関して重要なのは、同意と不侵害原則か死亡提供者原則かということではない。ある状態の者から臓器摘出を認めようとする場合、なぜその状態からの摘出を認め、他の状態からの摘出は認めないのか、このことを明確に示す理論こそが重要なのである。この理論の構成なしには、その客観的に同一の状態の者を生体と規定しようと死体と規定しようと、滑りやすい坂を食い止めることはできない。てるてる案だけではない。森岡案もまた滑りやすい坂を食い止めるために不可欠なこの理論の構成に成功しているとはいえない。

(二) 小児脳死移植

法的脳死判定および臓器提供に関して本人意思表示原則を堅持し、さらに成人の臓器提供には、他の法案がすべて必要としている「家族(遺族)の承諾もしくは不拒否」を不必要とするてるてる案は、十五歳未満の者のみならず十五歳以上の者についてもチェックカード、講習会、試験そして保証人制度を通して脳死と移植医療についての最低限の理解があると認定された者だけに提供意思表示を認めようとする法案である。「チェックカード」は脳死と移植医療に関する理解として、これだけは最低限必要だろうと考えられる項目とさらなる理解を得るための方法を記したもので、本人および保証人の自筆署名が要る。(一)十六歳以上用、㈡十五歳以下から十三歳以上用、㈢十三歳未満用、㈣十五歳以下の小児の保護者用がある。[12]㈡、㈢、㈣は小児とその保護者がともに移植ネットワークに行き、説明を受けた上で、説明担当者の署名入りで渡される。子どもの提供意思を認めようとする場合、保護者も自らの理解の程度をチェックできるわけである。てるてる案では提供意思の表示法が「提供意思表示カード」と「提供意思登録カード」との二通り用意されている。「提供意思表示カード」（チェックカードと区分・配布法を同じくする四種類）は心臓死下あるいは脳死下での提供希望者が、登録をせずに提供しようとする臓器・組織を特定するカードであり、「チェックカード」所持者のみが持つことができる。提供意思表示カード所持者は、心情的理由によっても摘出を拒否する権利を認められた「臓器提供拒否権者」を指名することができる。「提供意思登録カード」を持つことができるのは十六歳以上の者である。希望者は、移植医療に関する最低限必要な知識を確認する試験を受けなければならない。

保証人の自筆署名があって初めてチェックカード、提供意思表示カード、提供意思登録カード等が有効になる。保証人は、家族の有無にかかわらず、ドナー候補者への治療を見届け、本人の代理として、臓器提供にかかわる権限行使者を務める。提供意思を告げ、脳死判定、摘出に立会人として署名し、しかるべき書類のコピーを請求する権利を持ち、合理的理由があれば判定あるいは摘出を差し止め、問題を感じれば検証依頼を行う。

てるてる案はドナーの遺族とレシピエントの交流への道を探り出そうとする法案であること、また、臓器提供拒否の意思を表示しない自由、提供意思表示カードもしくは提供意思登録カードを所持しない者からの臓器摘出の禁止を明記した法案であることを付け加えておきたい。

5　まとめ

ここで「三年目の見直し」を規定している「臓器の移植に関する法律」附則第二条をお読みいただきたい。

「この法律による臓器の移植については、この法律の施行後三年を目途として、この法律の施行の状況を勘案し、その全般について検討が加えられ、その結果に基づいて必要な措置が講ぜられるべきものとする」

三年後を目途として講ぜられるべき必要な措置は、「施行の状況を勘案し、その全般について検討が加えられ、その結果に基づいて」講ぜられるべきだと書いてある。これまで紹介してきた四法案は、「施行の状況を勘案し、その全般について検討が加えられ、その結果」に基づいた法案といえるのだろうか。四法案ともに施行の状況の分析や検討はほとんど行っていない。わずかに移植者協議会案が、ドナーカード・シール配布数、臓器提供にかかわる連絡数、総理府世論調査の結果の一部に触れているに過ぎない。四法案は、むしろ、本人の意思表示がない場合の遺族の承諾による臓器摘出を認めた旧中山案が、提案者自身によって審議する間もなく修正され、本人の意思表示原則を採るが脳死を一律に人の死とする修正中山案と本人意思表示原則は同じくするが、脳死を人の死としない違法性阻却論に基づく金田案が審議されていくことになったプロセス、衆議院での修正中山案と金田案、参議院での修正中山案と猪熊案の審議プロセスを無視し、一九九七年四月十五日、成立前日になって急拠提案された再修正中山案ともいうべき、関根案のできあがった形だけをとらえて現行法を問題にしている。これら四法案は修正中山案が提出されたとき、つまり、一九九六年六月の時点で、それでは小児移植ができない、こうでなければならないと提案されるべきであった。

法案が「施行の状況を勘案」したものであるといえるためには、少なくとも、ドナーとなられた人たちの治療、脳死判定の分析、家族へのインフォームド・コンセントのなされ方、提供意思表示のなされ方の検討、そしてレシピエントたちの疾患、移植が必要になった理由、インフォームド・コンセントのなされ方、手術の様子、術後の検査状況、合併症・副作用、具体的な生活状況の検討、レシピエントが死亡した場合にはその原因の究明等に基づいたものでなければならない。四法案にはこれらに対する分析、検討がまったく欠けている。

しかし、翻って考えてみれば、四法案に分析、検討が欠けているのは、発案者たちの責任ではないともいえる。発案者たちが分析、検討を行おうとしても、対象とすべき客観的データがないのである。本来、これらのデータは日本移植学会、日本臓器移植ネットワーク、そして厚生労働省がデータベース化しておくべきものである。このデータベースがなければ方向性の正しい改正法案が作れないばかりではない。ドナー候補者の家族、レシピエント候補者本人およびその家族へ正確な情報提供ができない。それどころか、提供意思表示カードを持とうとする人たちも判断の根拠が得られない。移植学会、ネットワーク、そして厚生労働省は、国民に客観的データさえ示さず、「移植医療はなかなかよさそうだ」という単なるムードを醸成し、それだけで小児脳死移植の実現と提供意思表示カード所持者数の拡大を計ろうとしているのである。法改正の前提として客観的データベースの構築が必要である。

注

（１）「『臓器の移植に関する法律』の改正にむけて」（http://www.jtr.ne.jp/osirase2.html）で全文が読める。

（２）町野案の資料としては、①「研究報告概要」（一九九九年）、②平成十一年度公開シンポジウム「『小児臓器移植』に向けての法改正—二つの方向」（二〇〇〇年）、③「最終報告書」（二〇〇〇年八月）、④対森岡正博対談「臓器移植法改正、イエスかノーか」（『論座』二〇〇〇年八月号）等がある。②および③は「町野朔・最終報告書『臓器移植の法的事項に関する研究』（生命学ホームページ）」（http://www.lifestudies.org/jp /machino02.htm）で全文が読める。

（３）森岡案の資料としては、①「脳死移植を考える」（『京都新聞』一九九九年三月三日）、②「脳死移植について」（『東京新聞』一九九九年四月二日）、③「大切な『本人の意思』原則—臓器移植法改正への懸念」（『毎日新聞』二〇〇〇年九月四日）、④『子供にもドナーカードによるイエス、ノーの意思表示の道を』（『論座』二〇〇〇年三・四月合併号）、⑤前掲注（２）「臓器移植法改正、イエスかノーか」、⑥「臓器移植法・『本人の意思表示原則』は堅持せよ」（『世界』二〇〇〇年十月号）、⑦「日本の『脳死』法は世界の最先端」（『中央公論』二〇〇一年二月号）、⑧Reconsidering Brain Death: A Lesson from Japan's Fifteen Years of Experience（Hastings Center Report 二〇〇一年七・八月号）、⑨「提言」（二〇〇一年二月十四日）等がある。このうち③〜⑨は「臓器移植法改正を考える（脳死、脳死移植、心臓移植、倫理）」http://www.lifestudies.org/jp/ishokuho.htm）で全文が読める。蛇足だが同所には一九九七年発表の拙案も掲載されている。

（４）てるてる（西森豊）「脳死否定論に基づく臓器移植法改正案について」（『現代文明学研究』三、二〇〇〇年）。これは、「てるてる『脳死否定論に基づく臓器移植法改正案について』（現代文学研究）」（http://www.kinokopress.com/civil/0302.htm）で全文が読める。てるてる案の資料としては他に、①旧てるてる案「臓器移植法の改正私案」、②「てるてる案Q&A」、③「町野案への疑問」（二〇〇〇年四月二十四日）、④「臓器移植法の見直しをめぐる論点」（『月刊福祉』二〇〇一年十月号）、⑤「心停止後移植も意思表示を」（『神戸新聞』「発言」欄、二〇〇一年十月二十二日）等がある。これらはいずれも「臓器移植法改正を考える（脳死、脳死移植、心臓移植、倫理）」（http://www.lifestudies.org/jp/ishokuho.htm）を通して読むことができる。

（5）脳死を一律に人の死とする町野案では、「脳死したものの身体」は「脳死体」に変更される。

（6）前掲注（2）「臓器移植法改正、イエスかノーか」。

（7）石原明『医療と法と生命倫理』（日本評論社、一九九七年）。

（8）トゥルーグ、ヨルツィッヒについては、中山研一「アメリカおよびドイツの脳死否定論」（『法律時報』七二・九、二〇〇〇年）参照。

（9）『法学セミナー』一九九二年九月号所収。

（10）日本医学哲学・倫理学会国内学術交流委員会ホームページ「脳死移植と倫理学」（http://plaza.umin.ac.jp/~pe-med/kuramochi.htm）。

（11）たとえば、ピーター・シンガー『生と死の倫理』（昭和堂、二〇〇〇年）。

（12）てるてる案は六歳未満の者からの臓器提供は禁止する。それは西森氏が「心臓は、三分の一の小ささの子どもまでなら移植できる。つまり、六歳前後の子どもから摘出した心臓は、二～三歳くらいまでの子どもに移植可能である」と考えていることも理由のひとつとなっている。

倉持　武

第6章「脳死見直し」案の検討
――子どもの脳死判定基準を中心に――

はじめに

一九九七年十月に「臓器移植に関する法律」が施行された。脳死者からの臓器提供による移植が法的に可能となり、心臓移植なども日本でも行われるようになった。しかし、法が施行されても、臓器提供が可能なのは「臓器移植に関する法律の運用に関する指針（ガイドライン）」第一で、遺言可能な十五歳以上となっていることから、提供臓器の大きさの関係で小児の心臓移植は不可能となっている。そのため、小児の臓器移植を望む人びとから小児の臓器提供が可能となるように、法の改正が叫ばれている(1)。

現行の法的に規定された脳死判定基準（ここでは厚生労働省基準という）は、「六歳未満の乳幼児では心停止までの期間が長い傾向もみられるので除外する(2)」として、六歳未満の乳幼児を判定対象から除外している。そのため、小児の臓器移植を可能とするには、六歳未満の小児を対象とする脳死判定基準の策定が必要である。そこで、厚生省は一九九八年一月に「小児における脳死判定基準に関する研究班」を設置した。この小児脳死研究班は二〇〇〇年十月に小児の脳死判定基準を発表した(3)。

小論では、小児脳死研究班の小児脳死判定基準を中心に、小児脳死判定基準の問題点を指摘する。最初に小児脳死判定基準の作成経緯等を述べ、その後に現行の脳死判定基準の問題点で、それがそのまま小児判定基準の問題点となるものを、次いで小児に特有の問題点を検討する。

1 小児脳死判定基準の作成経緯

厚生省、厚生科学研究費特別研究事業「小児における脳死判定基準に関する研究班」の班長は、一九八五年の「脳死に関する研究班」の班長でもあった竹内一夫杏林大学名誉教授である。この研究班の目的は、「わが国の小児脳死診断の実態調査を通じ〈脳死に関する研究班〉による脳死判定基準（一九八五年に発表された基準＝引用者挿入）の基本的な考え方と判定方法が、同基準では除外された六歳未満の小児についても適用しうるかどうかを検討し、小児脳死判定基準作成の一助とすること」であると、小児脳死研究班の報告書[3]に述べられている。

小児脳死研究班はこの全国実態調査、世界各国の脳死判定基準と脳死に関連する文献を基に、小児（六歳未満）の脳死判定基準を作成した[3]。

小児脳死判定暫定基準案

まず、小児医療で行われている脳死診断の全国前向き調査を実施するために、小児脳死判定暫定基準を作成する作業が行われた。現行の六歳以上の脳死判定基準を基本に、各国の小児脳死判定基準や小児脳死に関する文献を検討して暫定基準が作成された[4]。「脳死は臨床診断であり、器質的脳障害に基づく全脳機能の不可逆的な消失をもって判定する」とすること、また、聴性脳幹誘発反応や脳血管撮影などはあくまで補助検査であり必須ではないとすることなどを暫定基準作成の前提とした[4]。

この暫定基準案が現行の厚生労働省基準と大きく異なる点は、不可逆性を確認するための観察時間である。現行の厚生労働省基準では一律に六時間（以上）となっているが、暫定基準案では、米国特別委員会の小児脳死判定ガイドライン等を参考に、生後二十八日以内の新生児は四十八時間、一歳未満の乳児は二十四時間、一歳以上六歳未満の小児では十二時間としたことである。

小児脳死診断の実態調査[3]

調査対象施設は、大学附属病院（八〇施設）、救命救急センター（一三五施設）、日本脳神経外科学会専門医訓練施設（九〇六施設）、日本集中治療医学会認定施設（七三施設）、小児医療専門施設（二六施設）の合計一二二〇施設であった。それら施設の小児科、脳神経外科、救急部、集中治療部の責任者と、施設の責任者に調査表を送付した。

調査対象は、調査期間中に脳死と診断されたか、脳死が強く疑われる状態が続いた六歳未満（診断時）の患者であった。

調査期間は、小児脳死判定暫定基準案が送付された以前に脳死が疑われたり、脳死診断が行われた症例の後ろ向き調査が一九八七年四月一日から一九九九年四月三十日までの十年一カ月であった。前向き調査（小児脳死判定暫定基準案を送付以後に脳死診断が行われた症例の調査）は当初、一九九八年五月一日から十月三十一日までの六カ月間を予定したが、「調査対象施設の協力により」一九九九年四月三十日までの一年間に締切を延長できたとある（注および参考文献（3）の一六二―三頁参照。以降は頁のみ示す）。六カ月では症例が期待するほど集まらなかったのだろう。延長しても、小児を月齢で分類した場合に数例しか集まらなかった群があることを後に指摘する。

2　現行の脳死判定基準と共通する問題点

暫定基準案を満たす症例の少なさ

小児脳死研究班は実態調査症例を、無呼吸テストと神経学的検査の施行回数の組み合せから四群に分類している。無呼吸検査二回を含めた脳死判定基準を満たしている第Ⅰ群の症例はわずか二十例である。三カ月の乳児にいたっては、全症例中わずか二例である。その二例がどの群に属するのか報告書には記載がない。第Ⅰ群では〇例であった可能性もある。二カ月の乳児症例も少なく、全群合わせて四例である。

なぜ、三カ月乳児を問題にするかといえば、この実態調査結果等を検討して作成された小児の脳死判定基準では、三カ月（十二週齢）の乳児以上が判定の対象で、それ未満は除外されているからである。このように数例の分析で判定の対象とするか否かの年齢の線引きが可能なのだろうか。あえていえば、三カ月乳児は無呼吸検査を含む脳死判定症例が〇例であったかもしれないのである。症例の少なさに関しては、小児脳死研究班は不安にならなかったのだろうか。統計の専門家からの意見を求めたのだろうか。

全例が心停止——判定基準の正しさを担保しない

調査結果は、解析対象症例が全部で一三九例となり、すべての症例で脳死診断後に一定期間を経て心停止となったという。しかし、すべて心停止に至ったからといって、脳死判定暫定基準案は誤りなく脳死判定ができることを証明していることにはならない。そのためには脳機能が心停止までまったく認められないことを示さなければならないのである。判定後に脳機能が一つでも回復（出現）すれば、この暫定基準案は破綻するのである。

報告書には「第一回判定から心停止に至るまでの間に脳機能の回復を示した症例はみられなかった」（一六五〇頁）と記載されている。

しかし、報告書の文脈からすると、小児脳死研究班は脳死判定基準の正当性を、生き返ることなくすべて心停止に至ったことに置いていると思えるのである。というのは、「必要な長さを超えて判定間隔を延ばしても意味がないことは、判定間隔の長短にかかわらず全症例が脳死から最終的には心停止に至っていることからも明らかである」と述べた後で、先ほど引用した脳機能の回復は見られなかったという文章に続くからである。この小児脳死判定基準について、救急医学の専門医から、全脳機能の停止の不可逆性の根拠が示されていないことなどが指摘されている（『毎日新聞』二〇〇一年六月二十二日付）。

治療薬が脳に高濃度に残存——判定を誤る危険

「抗痙攣薬や筋弛緩剤など、脳死判定に影響する薬物が投与されている場合がある」（一六四四頁）と報告書が指摘するように、昇圧剤は各群の六八〜八三%の症例で用いられていた。抗痙攣薬や鎮静剤は一〇

～二二％の症例で使用されていた（一六三二頁）。判定時に薬物の影響はなかったのだろうか。人工呼吸器を使用する場合には呼吸筋の働きを抑制するために筋弛緩剤を用いることがあるという。無呼吸テストを少なくとも一回は実施したⅠ群とⅡ群では一例の不明例を除き判定時に筋弛緩剤の使用例はなかったとあるが、もし、判定前に使用していて無呼吸テスト時に筋弛緩剤の薬理作用が残存していたらどうなるだろうか。脳幹の延髄にある呼吸中枢が機能していても、呼吸筋が弛緩しているために見かけ上は自発呼吸が出現しないことになる。

そこで、判定時における脳や筋肉中などの体内の薬物濃度が重要となってくる。小児脳死研究班は「筋弛緩薬使用例の場合、使用時間を考慮し、場合により神経刺激装置を用いてその残存効果がないことを確認する。中枢神経抑制薬については、可能なかぎり血中濃度を測定して、半減期などを考慮しながら総合的に判断する。中枢神経抑制作用を有する薬物を使用している場合は、血中濃度が有効薬用量以下になってから判定を行うのが望ましい」（一六四四頁）としている。

現場の反応はどうだろうか。公立医療センターのある脳神経外科医が、「脳死判定検査に入ってよいかどうか、薬剤の影響がすでにないかどうかということを、主治医、脳死判定医は判断しなくてはなりません。現在、全国共通のリストがありませんので、それぞれの提供病院で予めこのようなことを考えておく必要があります」(5)と述べているように、医療現場で信頼できる具体的な指針の作成が求められている。

では、血中濃度で脳や筋肉中の薬物の影響を判断できるのだろうか。そうはいかないようである。抗痙攣薬や筋弛緩剤など中枢神経の活動を抑制する薬物が脳内には血中よりはるかに高濃度で残存している可能性があるという(6)。というのは、脳死に近い状態では脳の血液循環が不十分で薬物が代謝排泄されにくいからである。
もう少し紹介する。過去九年間の法医解剖例の中で脳死状態を経て死亡した十六例のうち、薬物を検出した四例について脳組織と心臓内血液の薬物濃度の違いを検討した研究がある。昇圧剤エフェドリンが検出された脳死例では脳内の当該薬物濃度が血中の五三倍、抗痙攣薬フェニトインの検出例では七・三倍、シンナー乱用例では五〇倍であった。麻酔薬リドカインは三例で使用され、一例は血中濃度が〇であるにもかかわらず脳では高濃度で検出された（『読売新聞』大阪版夕刊、二〇〇一年十月二十日付）。

この研究を行った守屋助教授は「投与後に脳血流が不十分になった場合は判定を慎重にすべきだ。国の第三者機関による検証も脳内の薬物濃度まで考慮すべきで、判定後、遺体から血液と脳組織を採取して分析することが望ましい」と提言している。このように脳死判定後の血液と脳組織の薬物濃度を測定して、データを蓄積することで、脳組織中の薬物濃度をかなり正確に推定することが可能となるかもしれない。ただし、脳血流の程度も関係してくるので容易ではないだろう。

厚生労働省の脳死判定基準では、可能なら薬物の血中濃度を測定して判断することが望ましいとしているにすぎない。今回の小児脳死研究班の報告書でも、脳内に血中より高い濃度で薬剤が残存する可能性については何ら言及がなく、ただ「可能な限り血中濃度を測定して、半減期などを考慮しながら総合的に判断する」とか「血中濃度が有効薬用量以下になってから判定を行うのが望ましい」（一六四四頁）と記述されているだけである。これでは誤判定を防げないだろう。

では、脳組織中の薬物濃度を考慮しなくてすむ脳死判定基準はないのだろうか。後述するが、脳血流の不可逆的停止を基準とすればよいのである。

無呼吸検査――どうする、薬剤による呼吸抑制との鑑別

無呼吸検査によって、血圧低下が引き起こされる危険性があるので、この検査は十二分に注意して行うよう指摘されている[7]。人工呼吸器のチューブを外す前に、十分に酸素を与えて血中の酸素分圧を高めておくとはいっても、血圧低下を来たせば、脳のみならず全身の臓器が障害を受ける危険性がある。

この他に、無呼吸検査に関して、治療で使われる薬剤の副作用として呼吸抑制を来たす薬剤、たとえばイソゾールや筋弛緩剤等を投与された患者の脳死判定をどうするかという問題が指摘されている。前述したように、脳死状態やそれに近い状態だと、脳以外の臓器等では血流があり薬剤は代謝され時間とともに減少していくが、一方、脳では脳血流が弱くなるため薬剤が代謝されないでそこに留まって、なかなか減少しないという。そのため、腕などから採血して血中の薬物の濃度を測定して低い濃度の結果が得られても、脳内の濃度が脳機能を低下させるほどに高いこともあり得るのである。

しかし、前述したように、小児脳死研究班の報告書には、脳内に血中より高い濃度で薬剤が残存する可能性については何ら言及がない。呼吸を抑制する薬剤を与えられた場合には、脳内の濃度を確実に推定できる方法を見出さない限り無呼吸検査は行うべきではないだろう。

日本胸部疾患学会肺生理専門委員会の「脳死判定における無呼吸テストに関する提案[8]」には、呼吸調節系は炭酸ガスだけでなく、酸素分圧やpHの影響も受けること、また、これらの要因の相乗効果もあることから、無呼吸検査は血中の二酸化炭素分圧を高めるだけでは不十分で、末梢の化学受容器を刺激するために低酸素にしたり、呼吸刺激薬である doxapram を静脈注射する必要があると記されている。

小児科医からも「現行の法律に基づく脳死判定での無呼吸テストがそのまま乳幼児に使用されていいの

かについても反論が生じよう[9]」と、疑義を投げかけられている。このように、無呼吸検査についてはさらに検討する必要がある。

視床下部や小脳の機能を検査しなくてよいか

間脳の一部に視床下部がある。この視床下部からは、いくつかのホルモンが分泌されるが、脳死判定基準はこのホルモン分泌の検査を要求しない。有田らは、脳死と判定された患者の多くからの視床下部ホルモンの分泌を確認している[10]。ということは、視床下部は脳死と判定されても機能していることがあることを示している。生田らは脳死と判定されて二十四時間から四十八時間での剖検（病理解剖のこと）十例のうち、七例では確実に視床下部の神経細胞が生存していたという[11]。そして、脳死後四日くらいまでの時点では脳死患者の四〇％くらいで視床下部の生存を認めたと述べている。脳死と判定しても脳機能の一部が残存する可能性は十分あるといえる。

神経学的検査のみを判定方法とする現行の脳死判定基準は、ホルモン検査は生化学的検査であり、判定基準の検査にはなじまないなどとして、これを採用していない。しかし、脳死判定を誤りなく行うことが重要であることと、ホルモン検査はそれほど困難ではないということから、脳死判定の検査に加えるべきだろう。次に述べるように、視床下部付近の活動を鼻腔導出による脳波検査という神経生理学的検査によって調べることも可能だといわれている。

全脳機能の検査といいながら、脳には小脳が含まれるのに、小脳の機能検査が基準に含まれていないことも、判定基準の問題点である。このような検査が省かれているのでは、なおさらのこと脳血流の検査は必須とすべきである。

脳波検査の不備――脳死患者の脳底部から脳波検出

法的脳死判定における脳波（ここでは標準脳波という）検査は、一般の脳波検査も同じであるが、頭皮に電極を固定して大脳皮質の活動を脳波として検出するもので、脳底部などの脳の深部や脳幹（視床下部を含めた間脳、中脳、橋、延髄）の活動までは検出できない。しかし近年、脳幹部に最も隣接した脳底部からの脳波を測定する鼻腔導出法が考案され、この方法を利用した脳死判定の報告がなされている[12][13]。

その報告[13]によると、脳死と判定された二十症例全例で、標準脳波は平坦化し、脳幹聴覚誘発電位も消失していたが、六症例では鼻腔導出脳波で明らかに徐波が認められたという。標準脳波は平坦化しているのに鼻腔導出脳波が検出されることから、「脳幹を含めた脳幹周囲の組織の一部の機能が少なくとも残存している可能性が考えられる」としている。

これを支持するものとして、河本らは「生田らは脳死後四日くらいまでの時点では脳死症例のほぼ四〇%くらいの例の視床下部だけの生存を認め、有田らは脳死と判定された患者の大部分において視床下部ホルモンの分泌を確認している[13]」と、すでに紹介した生田らそして有田らの研究に言及した上で、「脳死判定にすべての脳機能を把握する測定法を加えるべきであり、鼻腔導出脳波は脳死判定の一手段としてさらに検討を加える必要があると思われる[13]」と、論文を結んでいる。

重要な意味を持つ脳波であるといえる鼻腔導出脳波の研究が、一九八七年ごろから救急医学会、脳外科学会、法医学会などの学術集会や学会誌で発表されていた。しかし、なぜか、小児脳死研究班の報告書では一言も触れられていない。鼻腔導出脳波検査は、脳幹部やその周囲などの機能を脳波として検出するものであるから、視床下部の機能を神経生理学的に検査する方法の一つと考えられる。鼻腔導出脳波検査を脳死判定基準に加えるべきであろう。

毛様（体）脊髄反射――なぜ日本のみ採用するのか

脳幹反射の一つとして毛様（体）脊髄反射が、日本の脳死判定基準には加えられている。厚生労働省基準を作成した脳死研究班は「毛様脊髄反射：頸部付近をつねるか針で疼痛刺激を加えると、両側の瞳孔散大が起こる。この反射が消失している場合には下部脳幹の障害を意味する[14]」と述べている。

一方、このことは誤りであると述べる脳外科医もいる。「頸部を刺激してこのように瞳孔が散大する毛様体脊髄反射は医学的には脳幹反射ではありません。なぜかと言うと、この反射中枢は頸髄から胸髄、教科書によってはTの1、2、3にあると記載されていますが、つまり反射中枢が脳幹にないからです。…医学的にこれを脳幹反射に含めるのは誤りです[15]」。

では、外国の基準ではこの毛様（体）脊髄反射は脳死判定基準に採用されているのだろうか。小児脳死研究班の報告書には、諸外国の小児の脳死判定に用いられる脳幹反射が一覧表となって示されている（一六四六頁）。米国特別委員会や米国やカナダの病院、ドイツ医師会、スウェーデン等では、この毛様（体）脊髄反射は判定に用いられていない。判定に用いているのは日本だけである。その理由について、報告書はとくに言及していない。専門家の積極的な議論を望む。

脳幹聴覚誘発電位（BAEP）

小児脳死判定の全国実態調査では、脳幹聴覚（または聴性）誘発電位検査は、神経学的検査に加えて二回以上の無呼吸検査を行ったⅠ群（二十例）で九五％、一回無呼吸検査を行ったⅡ群（十例）では六〇％の症例で施行されていた。Ⅰ群＋Ⅱ群（三十例）では、検査が施行された二十五例すべての症例でⅡ波は消失していたが、二例（七％）でⅠ波の残存が見られた（一六三〇頁）。

なぜ、残存が見られたのかの説明は報告書にはないが、厚生省「脳死に関する研究班」による脳死判定基準の「補遺」には、「Ⅰ波に関しては、聴神経遠位端の活動電位であることには異論はない。……Ⅰ波残存のためには脳底動脈の血流が保たれている必要がある」[16]とあることから、二例は脳底動脈の血流が途絶えていなかったと考えられる。

このことは、脳血流検査の重要性を示すものであり、「補遺」ではさらに、「脳死の必要条件として脳循環停止を取り入れるならば、Ⅰ波を含めた全波形の消失に至ることになる」[16]と述べられている。また、「末梢の蝸牛自体の病変による全波形の消失の可能性は十分に念頭におくべき」[17]ことや、耳垢や慢性中耳炎の潜在によるこの脳幹聴覚誘発電位の無反応が乳幼児に意外に多いことが指摘されている[18]ことから、脳幹聴覚誘発電位を基準に加えることよりも、脳血流検査を必須とすべきだろうと考える。

脳機能が一部残存か――求められる血圧調節機構の解明

臓器摘出術中の侵襲（害）刺激に対応して脳死者の血圧が上昇することがよくあるという[19]。これについて「このことから、『脳死』そのものに疑問を投げかける意見がある。しかし、現在の脳死の定義に『呼吸中枢の機能廃絶』はあるが『疼痛刺激に対する循環変動の消失』が含まれていないため現段階では容認されるべきであろう。今後の論を待つ必要がある[19]」と、麻酔科医は述べている。

しかし、判定基準に含まれているか否かが問題ではなく、メスなどによる侵襲刺激に対応する血圧上昇が脳の中枢を介して起こっているのか否かが問題なのではなかろうか。もし、中枢を介して生じるのだとすれば、脳機能の一部が残存していることになり、判定基準を見直す必要があるだろう。早急にこの血圧上昇の機構を解明することが求められている。

観察時間――不可逆性は保証されるか

脳機能停止が不可逆であることを何をもって証明するか。病理学的には神経細胞の壊死を証明すればよいが、神経学的に神経機能が不可逆的に停止していることを示すことは困難である。一日間経過観察して機能が回復しなければよいのか。五日間あるいは七日間観察する必要があるのか。

実態調査では、神経学的検査とともに無呼吸検査を二回以上実施したⅠ群（二十例）での二回の脳死判定の間隔は、二十四時間間隔が十例（五〇％）と最も多かった。前述したように、研究班の報告書ではすべての症例で心停止に至っていることが強調されているが、そのことで判定時に脳機能が不可逆的に停止していたことを証明したことにはならない。不可逆性に関しては神経生理学的に証明することは不可能で経験に頼るしかないのであろうか。研究班の班員は、「『修正齢十三週以上の小児においても成人と同様の検査項目で脳死判定が可能である。ただし、慎重を期して判定間隔は二十四時間とするのが妥当である』というのが研究班の結論である」と述べているにすぎず、理論的根拠は示していない[20]。

時間間隔が理論に乏しく経験に基づくものだから、専門医から、「一歳未満の乳児の観察期間がわが国の暫定規準案では脳血流を確認しないまま二十四時間で良しとする案には疑問が残る」と指摘されている。(18)

脳死の定義を満たす判定基準は何か

脳死判定基準の問題点をいろいろと指摘してきたが、そもそも脳死の定義とは何なのか。小児脳死研究班は脳死の定義に関しては何も言及していない。現行の臓器移植法関連法規を前提に小児の脳死判定基準を作成したと思われる。「臓器の移植に関する法律」では第六条第二項の「脳死した者の身体」の定義から、脳死は、「脳幹を含む全脳の機能が不可逆的に停止」したこと、を意味する。「全脳の機能」を「全ての脳機能」と理解したら、その判定方法はどうなるだろうか。脳機能のすべてが解明されているわけではないので、個別の脳機能を検査しても必要条件を満たすにすぎない。脳死の十分条件は何であろうか。

脳の生命活動には酸素が必須であるため、脳血流が一定時間停止すれば脳活動は不可逆的に機能停止すると考えられる。だから、脳血流を検査して、一定時間血流が停止していることが分かれば脳死と判定する。(21)一般の人びとにも理解しやすい判定方法だろう。(22)しかし、現行の六歳以上を対象にした脳死判定基準ではこの検査は必須ではなく補助検査にとどまっている。このことを、厚生労働省基準を作成した脳死研究班では、脳死状態でも脳血流が見られる場合があるから、脳血流停止を判定条件に加えると脳死であっても脳死と判定できないケースが出てきてしまうので、脳血流の検査は判定に加えないとしているだけである。(2)小児脳死研究班の報告書にはどういうわけか、この脳血流検査を補助検査とする理由が述べられていないが、次に脳血流検査について検討する。

脳血流（循環・代謝）検査

小児脳死研究班は「脳血流検査として、……経頭蓋超音波ドプラー血流検査が九例、ＲＩ脳血流検査が六例、血管造影脳血流検査が三例に行われているが、判定にこれらの検査が不可欠であったり、これらの結果により判定が覆った症例は報告されていない」（一六三八頁）と実態調査の分析結果を述べている。また、超音波ドプラー血流検査について、「月齢四か月未満の脳死状態の乳児では、……いわゆる脳血流停止所見はみられない」、「所見を得るにはある程度の技術的な熟練も必要であり、必須検査とするのは適切でない」（一六五三頁）としている。「脳循環・代謝検査」の評価については「月齢四か月未満の脳死状態の乳児では、総頸動脈の血流速波形は典型的なＯｃＦ（心拡張期の逆流／oscillating flow＝引用者注）を示さない。いわゆる脳血流停止所見はみられない」とか、「超音波検査は……側頭骨の骨透過性により所見を得られないことがあり、また所見をえるにはある程度の技術的な熟練も必要であり、必須検査とするのは適切でない」（一六五三頁）と述べているにすぎない。

脳死判定基準の原則は、脳死状態を一つも洩らさず判定することではなく、法的脳死と診断してその時点で人の死とするのだから、脳死でない小児を脳死と誤って判定することは絶対に避けなければならないということであるはずだ。それゆえ、四カ月未満の乳児は判定対象から除外すればよいはずだ。検査に技術的熟練が必要なら、未熟な医師は検査や判定から除外すればよいではないか。

カナダの小児脳死判定ガイドラインは、この検査を生後五十二週（約一歳）未満の乳児では他の神経生理学的検査に加えることを推奨している（一六三七頁）。広島大学医学部附属病院の「医学的脳死判定基準」では、年齢を問わず二十四時間をおいた二回の判定時に脳血流検査を実施すべきことが明記されているという。[23]

脳血流の不可逆的停止が、脳死判定の十分条件となるのだから、この脳血流検査を補助検査とするのではなく、検査項目に加えるべきである。

判定は信頼できるか——専門知識の不足

脳死判定の訓練を受けた専門医について、その量的不足だけではなく、医学知識の内容についても課題がありそうである。たとえば「脳幹反応検査の一つである前庭反射については、外傷による頭蓋底骨折の存在から、注水試験は感染の危険があり適当ではないと考え、耳鼻科医と相談し、エアーカロリックテストを採用しました」と、脳死下での臓器提供を経験した脳神経外科医は述べている。[24]

一方、別の脳外科医は、それは誤りであると、こう指摘している。「『Neurology and Neurosurgery Illustrated』を読みますと、このように書いてあります。すなわち『脳幹の機能がもし少しでも残っているとするならば、鼓膜に損傷があって氷水を入れると、迷走神経反射のために、突然血圧が低下して徐脈になってしまう、つまり患者さんが危険になってしまうのでやってはいけない』とあります」[15]。正確な知識と理解なくしては、判定基準を単に機械的に当てはめて脳死判定をすることになり、誤診の危険性が生まれる。

3　小児の脳死判定基準に特有の問題点

判定対象――適切な治療が受けられたか

研究班小児の脳死判定基準によれば、脳死判定をする場合は、患児が以下の条件を満たしていなければならないとしている。①器質的脳障害により深昏睡・無呼吸を来たして人工呼吸を必要とする症例であること。②原疾患が確実に診断されている症例であること（CT検査による画像診断は必須である）。③現在行いうるすべての適切な治療手段をもってしても、回復の可能性が全くないと判断される症例であること。

適切かつ最善な治療を行っても脳死状態に至ってしまった場合なら、家族にとって脳死状態が少しは受け入れやすくなるかもしれない。わが国の小児救急医療の現実からすると、後述するが、適切な治療がなされるかどうか不安にならざるを得ない。このことから、脳死に至るまでに適切な治療がなされたことを、脳死判定の条件に加えるべきだろう。そうでないと、適切な治療を受けられなかった上に、臓器までも摘出されてしまう危険性が生じる。

除外例――症例二例で判断可能か

小児脳死判定暫定基準では、生後二十八日以内の新生児も、観察時間を四十八時間として判定の対象としていた。しかし、実態調査を検討して作成された判定基準では生後十二週未満は除外された。後述するが、この実態調査中に、新生児が一旦は脳死と判定されたが後に脳波が回復したとの報道がなされた。

小児脳死判定研究班は報告書で「生後十二週未満の小児では、脳波活動も低く、脳幹聴性誘発電位などの電気生理学的所見も変化する時期なので電気生理学的な検査により脳機能を判定することが困難な時期とされている」（一六四四頁）としている。さらに、「今回の調査ではⅠ～Ⅳ群すべてを合わせても生後十二週未満の症例が九例と少なかったことから、出生予定日から起算した年齢（修正齢）で十二週未満を判定から除外するのが妥当と考えた」（一六四四頁）という。除外年齢を十二週未満としたことは、言い換えると生後三カ月以上は除外されないで判定対象となったということである。

では、除外しなかった生後三カ月児や四カ月児の症例は多かったのであろうか。実態調査では三カ月児の症例はわずか二例であり、四カ月児のそれもわずか三例であった。そのうえ、それらの症例が小児脳死判定暫定基準案を満たしたⅠ群であるかどうかは報告書に記載がない。無呼吸テストを実施しないで脳死と判断したケースかもしれない。このように少ない症例で、しかも、暫定基準案を満たしたか否かも不明なのだから、三カ月以上を判定対象とすることはできないだろう。

外国ではどうであろうか。米国大統領委員会の一九八一年の脳死判定基準は、六歳未満の小児は除外されていたが、一九八七年の特別委員会の小児脳死判定ガイドラインでは、未熟児や生後七日未満の乳児は除外したがそれ以外は判定対象とした。カナダでは神経学会などによって作成された一九九八年のガイドラインによると、早産児（三十八週未満）および生後七日未満の正期産児が判定の除外対象となっている。生後七日から二カ月未満までの小児の脳死判定には臨床検査以外に脳循環検査が必要としているが、除外はしていない。検査法や観察時間が一定していないし、諸外国においても基準について異論が出されている（一六三六～三七頁、一六四一～四三頁）。

諸外国の基準も参考にはなるだろうが、基準案を満たした症例を多数集めて検討すべきである。

長期脳死状態持続——小児の強い生命力

小児脳死の特徴の一つに、脳死状態が長期に持続し、脳死状態になってから心停止までの期間が長いことがある。実態調査では、無呼吸テストを含む検査を行ったI群のすべての症例で心停止に至っているが、七例（三五％、二十例中七例）は心停止が三十日以降となった長期脳死症例であった。その中の二例は脳死判定後一〇〇日～二九九日経過して心停止となり、三〇〇日以上経過して心停止となった症例も二例あった。長期間脳死となっても経過中に脳死と矛盾する徴候は見られず、また、いずれも画像診断、剖検所見から脳組織の広範な融解や壊死が証明されていて、脳死診断の正しさが確認されているという[25]（一六五一頁）。

三〇〇日以上脳死状態が持続した幼児の例を少し紹介する[26]。生後十一カ月の男児が自宅内の座卓でつかまり立ちで食事をしていたところ、明らかな誘因なく後方へ転倒し後頭部を打撲して意識障害に陥り入院。第八病日に無呼吸テストを除いて平坦脳波など脳死判定基準（厚生労働省基準）を満たした。第十四病日には深昏睡、両側瞳孔散大固定、全脳幹反射消失、平坦脳波も再度確認。第十五病日に無呼吸テストで自発呼吸消失を確認し、また、聴性脳幹反応での全波消失およびアトロピン・テストでの無反応を確認した。この経過中、意識レベルや瞳孔所見の改善がまったく見られないことにより、患児の神経学的所見は不可逆であり、脳死状態にあると結論したという。第六十五病日頃よりの融解壊死脳組織の流出から、脳血流停止に伴う脳実質の自己融解がそれ以前に始まっていたと推測されている。

第九十病日以降に四肢や腹壁の不規則な自発運動が出現。著しい時にはあたかも踊るかのように見える体動であり、両親に心理的動揺を与えたという。この運動が脳由来か脊髄由来かを鑑別するため、第二一七病日にSSEP（短潜時体性感覚誘発電位）という検査を実施したところ、電気的反応は頚髄レベルで見られ、大脳皮質では認められなかったことなどから、この自発運動は脳由来ではないと確信したという。第一二〇病日頃までは循環動態が不安定であったが、それ以降は徐々に安定化していき、第一四九病日以降はドーパミン投与を中止することができた。

小児脳死判定暫定基準（案）を満たし約十一カ月間脳死状態を呈した一歳三カ月の男児例も前田らによって報告されている。[27] 脳死後にこのように全身状態を長期間安定維持できるのは小児における成長や内分泌のメカニズムが関与している可能性が指摘されている。[26]

小児の生命力の強さは、血液循環だけでなく脊髄機能にも現われている。脊髄反射が八十三例中二十例（二四％）に出現していることから、成人の場合の約七％と比較して小児の場合は三倍ほど高いといえよう。[28]

脳死と診断後に脳波回復

生命力の強い小児を対象に、脳死の不可逆性を確かめるため、小児脳死研究班は観察時間を二十四時間以上とした。六歳以上の判定基準の六時間以上よりかなり延長したが、それだけで十分だろうか。小児脳死判定基準作成のために、小児脳死の実態調査を実施している時期に不安を抱かせることが起きた。

一九九九年六月二十二日付『毎日新聞』によると、県立奈良病院で、小児脳死研究班が作成した六歳未満の小児脳死判定暫定基準案の検査項目を完全に満たし、脳死状態と診断された新生児が、約一カ月後に脳波が復活するなど脳死と呼べない状態に回復したという。新生児は一九九八年十月に同病院で妊娠三十四週目の早産として生まれ、生後八時間で重い脳内出血を起こした。生後四日目から六日目にかけて脳死判定委員が小児の脳死判定暫定基準案に沿って、無呼吸検査など五項目の検査と補助検査を二十四時間おきに三度実施したところ脳活動は認められなかった。小児脳死暫定基準案は、生後二十八日以内の新生児の場合には観察時間を四十八時間としていたので、六日目がちょうど四十八時間後の脳死判定となる。

ところが、治療を続けていると、生後二十一日目ごろから足をぴくぴく動かすようになったので、生後二十四日目に脳血流検査を実施したところ、脳幹に血流が見られた。三十四日目の脳波測定では、平坦脳波ではなく脳が活動していると判断されたという。その後、新生児は肺から血中に十分な酸素を取り込めなくなり生後五十日目で死亡した。

治療にあたった新生児集中治療室部長の西久保医師は「われわれの判定が正しければ、新生児の脳死判定基準をどう作るべきか、難しくなるだろう。新たな検査項目を加える必要があるかもしれない」という。小児脳死研究班の報告書には、この症例については一言も述べられていない。判定対象の除外年齢については前述したが、報告書では「生後十二週未満の小児では脳波活動も低く、……電気生理学的な検査により脳機能を判定することが困難な時期とされている。以上の理由に加え、今回の讃査ではⅠ～Ⅳ群すべてを合わせても生後十二週未満の症例が九例とすくなかったことから、出生予定日から起算した年齢（修正齢）で十二週未満を判定から除外するのが妥当と考えた」（一六四四頁）と述べられているにすぎない。

では、十二週、十三週齢になれば電気生理学的な検査で十分なのだろうか。ここでも、脳血流検査が重要と思われる。脳波が回復した県立奈良病院の症例では、前述したが、生後四日目から六日目にかけて脳死判定委員が小児の脳死判定暫定基準案に沿って、無呼吸検査など五項目の検査と補助検査を二十四時間おきに三度実施したところ脳活動は認められなかった。この時の脳死判定の補助検査として脳血流検査が実施されたかどうか不明であるが、もし、検査していれば脳血流が認められた可能性が高い。

小児脳の特長

新生児で脳死と判定されたのに脳波が回復した事例を紹介したが、以下に示す小児の脳の特徴を考えれば、回復することがあっても不思議ではないだろう。特徴として、①小児、とくに乳幼児の脳にはすぐれた可逆性があること。その理由はいまだ十分には解明されていないが、脳細胞の予備量が成人に比しはるかに高いこと、神経ネットワークが未完成であること、脳浮腫や脳組織の低酸素状態に対する抵抗力が成人に比し非常に高いことなどが挙げられるという(29)。また、②頭蓋部に解剖学的特長がある。大泉門が閉塞していないために、頭蓋容積に可変性があり多少の脳圧の変化にも十分耐えられること、が挙げられている(29)。

脳幹反射検査——訓練を受けた脳死判定医の不足

信頼される立派な小児の脳死判定基準が作成されたとしても、安心してはいられない。小児科医としての専門的な知識がないと、不用意に何回も脳幹反射検査を実施することで、病態を悪化させる危険性があると指摘されている。たとえば、「頭位変換眼球反射試験のように不用意に何回も行えば、天幕ヘルニアを誘発させ、不可逆的な状態をテストで誘発させることも起こりえよう[9]」と指摘されているようなことである。救急医療の現場に小児科医や小児科の知識を持った医師が従事している施設がどれほどあるだろうか。

脳神経小児科学の専門家は以下のことを指摘している[9]。すなわち、①小児の救急センターが欧米に比して極端に少ない現状では、子どもの脳死判定に関わる専門的な能力を有した医師が少ないこと。②病歴聴取での誤診を起こす危険性があること。たとえば乳児突然死症候群での代謝異常の除外や被虐待児症候群の可能性の除外について、小児科医でさえも救急外来で代謝異常症や虐待の事実を疑うことはしばしば困難であり、脳死判定チームには訓練を受けた小児神経専門医の参加がぜひとも必要であると思われる。

判定医に関して、スウェーデンやカナダでは適切な訓練を受けた医師が脳死判定に参加することが必須条件という[18]。わが国でも早急に脳死判定の研修を受けた能力のある医師を養成する必要がある。

小児虐待を見抜けるか

一歳以下の子どもの脳死には乳児突然死症候群の症例が多く、その中には被虐待児の場合もまれならず含まれるが、はたして、それを見抜く力が医師にあるか不安であると、専門医は指摘している[30]。最近、子どもの権利擁護の一環として、増え続ける母親や父親などによる小児虐待を防止するために「児童虐待の防止等に関する法律」が制定され、二〇〇〇年十一月二十日に施行されている。この法律により、職務上、子どもと接する機会の多い医師や教師等は、子どもへの体罰などの虐待が疑われたら児童相談所へ通報する義務が負わされた（同法第五条、六条）。

臓器提供予定者が、もし交通事故などの被害者であったり、その疑いがある場合には、捜査当局の検視を経た後でなければ、臓器提供できないことが、臓器移植法で規定されている（第七条）。子どもへの虐待が見逃されて、親の同意により子どもの臓器が摘出されたなら、その子どもの人権は二重の意味で蹂躙されたことになる。医師は、医学的知識や技術を修得するばかりでなく、患者や親などの家族の言動から何が真実かを見抜く洞察力を身につけることが必要である。

適切な治療が保障されるか――小児救急医療の現状

小児の脳死判定が適切に実施できるとしても、まだ問題がある。臓器提供の前提である「最善の救命治療」が保障される体制は十分に整備されているだろうか。小児科医が不足し、小児科の診療科目の看板をおろす病院も相次いでいるという。全国の救命救急センターの中で一二％の施設が小児の救急医療を全く行っていない（『読売新聞』二〇〇〇年三月十日付）。「小児脳死患者が集中的に取り扱われる小児集中治療病棟や小児専門救急医療部門がほとんど存在しないわが国」であることを、小児脳死研究班の班員も認めている[25]。

二〇〇一年五月、厚生労働省雇用均等・児童家庭局は、二〇〇〇年度を初年度とする新エンゼルプランの進捗状況をまとめた。小児救急の確保を目的とした小児救急医療支援事業では、計画当初の二四〇地区に対して二〇〇〇年度に整備できたのはわずか五一地区にすぎなかった。同省は小児専門の救急医療体制の整備として五億九四〇〇万円の予算を計上し、今年度中に目標を達成したいとしている。小児救急医療を早急に整備しなければならない。

脳死判定の意味づけ

小児の脳死判定は、臓器提供のためということ以外にどのような意味があるのだろうか。小児科医は「患児とその家族にとってどのような医療が最良なのかを検討する上でも重要な意味を持つ」し、「救命救急医療から看取りの医療へ移行する際の判断要素の一つとして重要である[31]」と指摘する。ただし、この場合、延髄の呼吸中枢への無呼吸検査を除いたいわゆる臨床的脳死判定で治療方針を決めている[31]。

別の医師は「乳児においても選択的治療中止のための倫理的意志決定の科学的根拠として応用できる可能性が示唆された[32]」と、次の事例を具体的に示した上で、述べている。四カ月の乳児が、母親は外出し父親は入浴しているときに、くわえ哺乳中の誤飲によると思われる窒息状態で発見され、すぐに大学附属病院の救急外来へ搬入された。蘇生術施行により心拍が再開したので集中治療が開始された。しかし、重度脳浮腫が悪化し、入院十四日目の脳死診断時に、医師は両親と話し合い緩和医療を適用した。さらに家族の了解のもとで昇圧剤を中止し、最終的に看取りの医療を適用して人工呼吸器を含むすべての治療を中止した。乳児はまもなく母親に抱かれて入院十五日目に永眠した。

脳機能が回復不可能な、言い換えれば、不可逆的な停止状態に至っているという現実を、家族に受け入れてもらうために脳死診断（判定）が必要となることはあるのかもしれない。しかし、主治医でさえ、理屈は分かっていても感情的にはかすかな希望を抱いていることがある[33]、というのだから、脳死診断を行うことは、回復不可能な状態を納得していく過程の一つにすぎないのだろう。

おわりに

従来の六歳以上の脳死判定基準もそうであるが、小児の脳死判定基準は、脳科学や神経生理学に基づいているとはいうものの、臨床経験に頼って作成されたものである。経験に依存せざるを得ないのは、脳死が「脳幹を含む全脳の機能の不可逆的停止」と定義されているにもかかわらず、実際の判定では脳機能の主だった（といわれている）ものだけを検査して脳全体の機能を推定するという、方法論上および理論上の問題を抱えているからである。

すでに述べたことだが、経験に頼らない、理論上からも理解しやすい判定基準は、脳血流の停止である。小児脳死研究班は、脳死でも脳血流が見られることがあるので、この検査は基準とならないというが、そういう場合には、経験に頼った基準で脳死と判定する必要はないだろう。

脳死と確実に判定することは容易でないのに、さらに、脳死を人の死として迫る臓器移植とはいったい何なのか。人工呼吸器につながれ、点滴で生命活動を維持されていると、患者の臓器はさまざまな変化を受けるという。脳死判定後、できるだけ早く摘出しないと、その臓器は移植に適さなくなる。

適切な救命治療がなされるのか、臓器移植に傾くと不安になる。というのは、脳死を防ぐ治療は、脳圧が上がって脳血流が低下しないように、つまり脳浮腫を防ぐために点滴は最小限となる。一方、内臓臓器を新鮮に保つには、栄養豊富な点滴を十分に行う必要があるからだ。移植医療は、矛盾した「医療」といえる。人の死に頼らない医療を目指すべきだろう。

注および参考文献

（1）「トリオ・ジャパン」のホームページ（http://square.umin.ac.jp/trio/top.html）等を参照。
（2）厚生省厚生科学研究費特別研究事業「脳死に関する研究班」昭和六十年度研究報告（『日本医師会雑誌』九四、一九八五年）。
（3）厚生省「小児における脳死判定に関する研究班」平成十一年度報告（『日本医師会雑誌』一二四、二〇〇〇年）一六二三―五七頁。本文中、頁数のみ記されている場合は、本報告書を引用・参照したことを示す。
（4）杉本壽『救急医学』二四、二〇〇〇年、一七八七頁。
（5）唐澤秀治『第十三回日本脳死・脳蘇生研究会誌』二〇〇〇年、五二頁。
（6）守屋文夫ら『法医学の実際と研究』三八、一九九五年、一七五―八一頁。脳死状態の前後に投与された薬物濃度を脳組織等で測定した二例を報告。
（7）有田和徳ら『救急医学』一六、一九九二年、一四八六頁。
（8）肺生理専門委員会報告書（五二二頁と五二三頁の間にある頁番号のない四頁、目次に「巻末」とある。『日本胸部疾患学会雑誌』三二、一九九四年）。
（9）竹下研三『臨床脳波』四一、一九九九年、七六二―六三頁。
（10）有田和徳ら『脳神経外科』一六、一九八八年、一一六三―七一頁。
（11）生田房弘ら『神経研究の進歩』三六、一九九二年、三三八頁。
（12）沖井裕ら『日本法医学雑誌』四七、一九九三年、一一九―二八頁。
（13）河本圭司ら『臨床脳波』三九、一九九七年、七二一―二五頁。

(14) 前掲注(2)一九六〇頁。
(15) 前掲注(5)五三頁。
(16) 竹内一夫ら『日本医師会雑誌』一〇五、一九九一年、五三四頁。
(17) 前掲注(16)五三五頁。
(18) 前掲注(9)七六三頁。
(19) 田中和夫ら『ICUとCCU』二五、二〇〇一年、一六四頁。
(20) 前掲注(4)一七八九頁。
(21) 黒須三恵ら『法医学の実際と研究』三一、一九八八年、二九五―九九頁。
(22) 黒須三恵『臓器移植法を考える』(信山社、一九九四年)四〇頁。
(23) 前掲注(7)一四八七頁。
(24) 大庭正敏『第十三回日本脳死・脳蘇生研究会誌』二〇〇〇年、五〇頁。
(25) 島崎修次ら『第十三回日本脳死・脳蘇生研究会誌』二〇〇〇年、三七頁。
(26) 久保山一敏ら『日本救急医学雑誌』一一、二〇〇〇年、三三八―四四頁。
(27) 前田基晴ら『日本小児科学会雑誌』一〇五、二〇〇一年、四二四頁。
(28) 前掲注(25)三六―七頁。
(29) 田中秀治ら『からだの科学』二一三、二〇〇〇年、六頁。
(30) 竹下研三『脳波と筋電図』二七、一九九九年、三三九頁。
(31) 渡辺章充ら『日本小児科学会雑誌』一〇五、二〇〇一年、四二四頁。

（32）伊藤文英ら『日本小児科学会雑誌』一〇五、二〇〇一年、四二五頁。

（33）片山容一『脳波と筋電図』二七、一九九九年、三三四頁。

黒須三惠

資料 小児(六歳未満)脳死判定基準[1]

1 対象例

① 器質的脳障害により深昏睡・無呼吸を来たして人工呼吸を必要とする症例。
② 原疾患が確実に診断されている症例(CT検査による画像診断は必須)。
③ 現在行いうるすべての適切な治療手段をもってしても、回復の可能性が全くないと判断される症例。

2 除外例

(1) 年齢による除外
修正齢十二週未満
(2) 体温、薬物の影響による除外
① 体温 深部温三五℃未満
② 急性薬物中毒
(3) 疾患による除外
代謝異常、内分泌疾患
*眼球損傷、中耳損傷、高位脊髄損傷等のために脳幹反射の一部や無呼吸テストが実施できないときは、

脳幹聴性誘発電位や脳循環検査などの補助検査を加えて総合的に脳死を判定できる可能性はあるが、当面、慎重に扱うべきと考える。

3　判定上の留意点

①　血圧：年齢不相応の低血圧を避ける。

②　中枢神経抑制薬については、可能なかぎり血中濃度を測定して有効薬用量以下になってから、半減期などを考慮しながら総合的に判断する。筋弛緩薬使用例では、場合により神経刺激装置を用いてその残存効果がないことを確認する。

4　必須項目

①　深昏睡
Japan Coma Scale（三―三―九度方式）で三〇〇、または、GCS3

②　瞳孔
両側中心固定
瞳孔径は左右とも原則として四㎜以上

③　脳幹反射の消失

対光反射の消失
角膜反射の消失
毛様体脊髄反射の消失
眼球頭反射の消失
前庭反射の消失
咽頭反射の消失
咳反射の消失
脊髄反射はあってもよい。

④ 脳波活動の消失

大脳を広くカバーするFp1、Fp2、C3、C4、O1、O2、T3、T4およびCz（一〇—二〇国際法）の部位に電極を設置し、基準電極導出法（六導出）と双極導出（四～六導出）を合わせて三十分以上行う。この間、部分的に感度を上げて（二μV／mm）記録する。

⑤ 自発呼吸の消失

無呼吸テストを行う前の条件として、体温は三五℃以上、PaO_2は二〇〇mmHg以上、$PaCO_2$は三五～四五mmHgが望ましい。テストは血圧、心電図、SpO_2のモニター下に行う。

方法は、あらかじめ一〇〇%酸素投与で十分間以上の人工換気を行い、患者から人工呼吸器を切り離してTピースでの一〇〇%酸素投与（六ℓ／min）に切り替えて、目視と胸部聴診での呼吸音の聴取により呼吸運動の有無を観察する。観察終了は$PaCO_2$が六〇mmHg以上になった時点とし、その時点で呼吸運動が観察されない場合はテスト結果を陽性と判定する。
なお、後頭蓋窩病変では知見の集積が望まれる。

5　判定間隔

二十四時間以上

注

（1）厚生省「小児における脳死判定基準に関する研究班」平成十一年度報告書（「小児における脳死判定基準」『日本医師会雑誌』一二四・一一、二〇〇〇年、一六五三―五四頁。

第7章　子どもの脳死をめぐって
——現場の小児科からの発言として——

はじめに

子どもの脳死について臓器移植の法的事項に関する研究班から実に刺激的な報告がなされてより、改めて脳死移植についての論議が多く見られるようになっている。しかし、実際の小児科医療を担っている現場からの発言は意外と少なく、そのせいかどうかは別にして議論が空回りしているように見える部分も存在する。今回、筆者は第一線小児科医療の現場の者として、その場所にいる者たちが一体脳死および脳死移植をどう考えているのかを紹介するとともに、現実の小児医療の本音と建前とを述べることとしたい。脳死などというものは臨床医にとってできれば避けて通りたい事柄であるが、それが無理ならば「仕方ないから」それなりの知識とそれに基づいた対応を考えていく必要があろう。降りかかる火の粉は払わねばならないのである。今更ではあるが、医師の任務は日々の医療である。医療に携わっている者として最も（もしかすると唯一）重要なことは、いま目の前で困難に直面している患者およびその周囲の人たちと病気に仲立ちとしてどう関わっていくかなのであって、その文脈の中でのみ医学は傍観者ではなくなり、当事者としての医療であり得る。その視点に立った場合、脳死および脳死移植はいかなるものとして医療従事者の前に現われてくるのであろうか。

この稿を起こすにあたって、私の基本的な考えを少し述べておきたい。まず第一点は、少なくとも日本において今まで医師の目から見た脳死論などというものは実際にはほとんどないということである。筆者が知らないだけかもしれないが、多くの書物は「脳死」と「移植」について「医学的な見地から見て正しいこと」が書いてあるだけであって、この類のものを「論」とはいわない。そして第二点は、医療そのものが人と人との関わりの文脈の問題、すなわちその社会と文化の構造の問題なのだということである。脳死および移植はその突出した例題の一つなのである。そしてもう一つ、確認しておきたいのは、私はここで脳死が死であるかとか脳死移植は是か非かということを論ずるつもりはないということである。実は脳死が死であるかどうかという議論自体が不毛であると私は思っている。いわゆる脳死移植はわが国でも少数であるが既に行われているのは事実であり、そのことの是非についての論議は基本的なところはほぼ出たように見える。脳死移植はいろいろの意味で問題が多い。そんなことは誰でも知っているし、いうなれば予想通りでもある。そのうえ社会からの医学・医療に対する不信は改善されることなく、むしろより深くなりつつある。おまけにわれわれ医師らの間でも最近の「つくる会」教科書問題と同様、脳死移植の是非について双方が声高に主張を述べ合うだけで、十分な検証もないままにその議論は残念ながら噛み合うことがない。総じて、人間は自分を悪と戦っている正義の体現者と思い込んだとき危険人物となるのである。

私のような臨床医が脳死移植の議論に加わる時の視点としては、この議論そして行為が小児科医療における「臨床の知」を豊かなものにすることの一助となり得るのかということである。それはとりもなおさず、豊かにするためにはどうするのが良いのかという問いでなければならない。「これ色に染み情に引かれて目の前の興をのみ思ふに有らず。正しき風、古の道、末の世に絶えずして、人の惑いを救わむがためなり」（勅撰風雅和歌集序）。自分が人の惑いを救うことができるとはまったく思わないが、一緒に惑うことくらいならできるかもしれない。われわれ、すなわち医師一人ひとりは現実の医療において当事者としての惑いに満ちた日々を送っているのであり、決して医療技術を提供するロボットとして存在しているのではないのである。

1　脳死移植についてのブリーフィング

移植医療とは、免疫学をはじめとするいくつもの先端的な医学分野の急速な発達に伴って可能となった医療技術である。そもそも医学はその知識と技術を医療として患者に適用して初めて世のため人のためとなるのである。ただ、どの科学分野でもそうなのだろうが、いくらこれで良いというところまで煮つめてあったとしても、それを実際に生物に適用すると思いもかけなかったことが必ずといっていいほどあって、それを解決するのは十分な動物実験と臨床上の各々の症例に対する注意深い検討によって知識を共有し豊富にし、技術を改良してソフィスティケーションしていくしかないのである。しかし、心臓移植をその代表とする脳死に伴う臓器移植は、ある人の「死」――後もどりできない――と引き換えに、それとは別の慢性疾患末期患者の命を救うという行為であり、まさにその点で、その既に確立したといえる技術を人に適用することがためらわれてきた。われわれ医学・医療に従事する者が死について考察する能力を欠いていたことは明らかであり、その意味では、今まで日本の医療および医学の世界で脳死移植がきちんとしたオープンな形で一般社会と情報を共有しつつ、この医療の本質をどう受け止めるかとか、技術を受け入れるための条件とは何か、というような議論を深めるということは不可能であったといわざるを得ない。もともと医学が確保したところの基準と方法によって確かめられるのは、その人が既に死んでいるということの法律に裏打ちされた生物学的徴候に過ぎないのである。

現行の臓器移植法では、脳死となった本人があらかじめドナーとなる明確な意思表示をしていて、家族がそれに同意するという形で脳死判定が行われ、その後、移植へと進むことになっているのが特色である。すなわち、現行法では「本人の意思表示」が必須となっているために、ドナーカードを持たずに脳死となった人からの臓器摘出ができない、日本で移植が進まないのはそのせいだ、という論調があるのは事実である。また、臓器移植法のガイドラインによって十五歳以下の小児については臓器の摘出自体が禁止されているため、小児の心臓移植は事実上外国でしか行うことができない状況であり、この点でも現行法は不備であるとの指摘がなされている。

それに対して、厚生省研究班の「臓器移植の法的事項に関する研究」（上智大学町野教授分担）から平成十二年八月に出された正式報告書によると、今まで現行の移植法にのっとって行われてきたことを大幅に見直すよう提言がなされている。すなわち、（一）本人が移植に反対であるとの旨あらかじめ表示している場合を除いて、脳死となった人からは遺族の承認のみで臓器を摘出することができるということ、（二）提供者が未成年者であった時は親権者の承諾を要するということ、の二つである。少なくとも筆者は、「このような提言が出ていることでもあるし、お前は小児科医なのだから一度小児の脳死移植について話をしてくれないか」という依頼がなかったとしたら、こんなことは今でも知っていたかどうか怪しいものである。脳死とか臓器移植とかにある程度以上の興味があるというのでなければ、私のような地方都市に住む一介の小児科医がこのようなことを知る機会はまずないのである。もちろん「お前が勉強していないせいだ」と言われれば、「それはその通りですみません」としか言いようがないのだが、それが現実である。もっとはっきり言ってしまえば、第一線の小児科医としては勉強せねばならないことは他に山ほどあるのである。この稿はそんな小児科医の発言であることをまずお断りしておきたい。かといって、筆者としては「お医者さんが脳死移植について書いた文章でしかない」ものにはしたくなかったのも事実である。「移植をよく知らない医師からの無責任な発言」となっていないことを願うばかりである。

2　医療が人の死を、また脳死・脳死移植を受け入れるということ

現代の日本における医療とは基本的には病気を治すためのものである。とくに小児医療は、感染症を主とした当然治癒すると考えられる疾患を多くの場合対象としているのであって、一般的にいって子どもの死ということは身近にあるとはいえない。そのようなところに「脳死」とか「臓器提供」という概念が押し入ってきた時、現場はどういった反応を示すのだろうか。

脳死とは、原因はどうあれ脳全体が損傷を受け、呼吸機能・循環機能は存続しているのにもかかわらず、脳幹を含めて脳の機能がすべて失われている状態（全脳死）をさし、しかもその変化は不可逆であることが必要条件である。早晩、心臓死は避けられないはずであり、判定基準として定義上は非常にすっきりし

ている。しかし、話はそう簡単ではない。不可逆という点については、これは統計学的な意味で有意であることを指す。不可逆「推定」といわれる所以である。また脳の機能などというものがすべて解明されるというのは今のところ夢物語である以上、脳の機能がすべて失われたなどというのは本当は誰にもいえない。つまり、定義をそのまま現実の具体的な医療の場に導入することには微妙な問題があるのである。もちろん、脳死になったら生きている意味がない、と考えるかどうかは別の話である。

一方、ヒトは皆間違うから人なのである。医学にしても、かつてわれわれが習ったことは今から見ればとんでもない間違いであったというのは枚挙にいとまがないし、振り返ってみれば医療現場でのミスが今日の新聞紙上に報道されるのは残念ながら日常茶飯事である。いやしくも医療に従事する者は、誰しも医療や看護の場でミスをすればそれがどんな重大な結果をもたらすかということは理解しているはずである。しかしそれでも毎日、医療事故は起こっている。アメリカでは真偽のほどは不明だが、統計上なんと交通事故で死ぬより医療ミスで死ぬ患者の方が多いという話まである。たぶん、そのような統計は日本ではないだろう（ないのが良いか悪いかというのはまた別の問題である）が、報道が氷山の一角であることはその通りである。脳死判定についていえば、それが決していい加減に行われたわけではないけれども、高知の例をとっても、そこに絶対に間違いが介在しないと言い切ることはできないのである(1)。

さてわれわれのような市中病院における日常の医療の中に突然脳死患者が飛び込んできた時、脳死判定は可能なのだろうか。脳死が臨床的概念であると捉えられている以上、熟練という要素はあるにしても、基本的には誰でも脳死判定は可能であるのでなければならない。とはいっても、脳死などというものはそう頻繁になるわけではないのだし、市中病院で熟練などということが可能なのだろうかという疑問も当然である。誤解を恐れずに言い切ってしまえば、脳死判定だけという限定では可能である。教科書を見て、ガイドラインを参照して、脳死の判定基準に当てはまるかどうかを検証すればよいのである。熟練した医師がいないのであれば、他の施設からの応援を要請すればよいのである。これはいわゆる一時的な診断《テンタティヴ・ダイアグノーシス》であって、間違っていれば別にそれは後で修正すればよい。そういった作業を通じて医師は経験豊かな者となっていくのであり、また若年医師や学生の臨床教育が成立するのである。そうであれば医学・医療上のことで話が済んでいるのであり、それらの知識を蓄積しソフィスティケーションすることで、また次の患者の治療やケアに役立てることができるのである。しかし現実には、新しく法律が成立したあかつきには脳死判定から移植という話になるのは避けられないだろう。そして、それを前提とした脳死判定——すなわち別離の猶予期間というような配慮を欠いた、生きのよい臓器を欲しいという時間にせかされた決定——ということになりかねない。そのような場合、たとえばラザロ徴候[2]を目のあたりにするとか、子どもの脳死患者に手を握られたりしたらどんな気がするだろうか。いくら機能的なことで診断可能だといわれても、最低限、診断機器による器質的な診断を併用することにはなるだろう。しかし、これだけやれば確実という検査もない以上、確信を持ってそうだとも言い切れないし、明日になればまた新しい機械が出現して昨日の判定には問題があるということになるかもしれない。

最後に、これらの障碍をクリアしてさて移植となったとして、まだ温かい、心臓の動いている人を死んでいると判定し、その人から生命の維持に不可欠な臓器を取り出すのに荷担するというのはやはり大変なエネルギーを必要とする。当事者である医者にとって、統計学上のこととして正しいということと、現実に目の前の○○ちゃんにそれを適用するということとは、とくにこのように重大な結果をもたらす可能性のある場合には、すぐには結びつかない。医師の圧倒的多数は移植する側ではなく、臓器を摘出される自分の患者を看取る側にいる。そこで医療に携わる者は通常、一縷の望みを持って無駄かもしれない努力をする。そうすることによって、たとえば私という医者はその患者の死を受け入れることがたぶんできる。死は孤独なものであるが、それはまた共有されるものなのだ。すなわち、それは死への過程が共有されるということによって成立するのである。医療においては結果も大事だが、その過程はさらに重要なのである。つまり、医者だって患者の死を受け入れるのにはそれなりのプロセスが必要なのである。

渡辺淳一の初期の短編小説に『少女の死ぬ時』(3)がある。そこには、医師がまさに死につつある少女に何もできないまま苦闘する様がリアルに述べられている。とにかく何かわけは分からないのだけれど、入院中の少女の息が止まったといわれて、将棋をやっていた外科医が急拠呼ばれる。彼は馴染みのホステスとその夜の約束があったようなのだが、若い研修医が手に負えないといってコールしてきた以上、それに応えなければならない。これが否応なしなのは今も昔も変わらない。とにかく、蘇生の努力はしなければならない。それを放棄するかいい加減にしたら、もうその時点で医者ではない。これは最低限の医療のコンセンサスであり、倫理である。

このような時、医者がこの少女の死を受け入れるのは非常に難しいことである。だけど、どう見てもこれはもう助からない。心マッサージを止めればすぐにでも頬は蒼ざめ、唇は紫色となるであろう。では、いつやめるのか。これが難しい。こういった時、医者は孤独である。医者は孤立しており、誰にも相談できない。しかし、医者しかこの次のこと、すなわち死の宣告の時間は決められない。こういう言い方は好ましくないのだが、ありていに言えば医者が死を宣告しない限り患者は死んでいないのだから、一分後か一時間後かは別にして、ともかく死亡宣告はしなければいけない。ライフスペースではないけれど、医者が生きているといえば患者は生きているのであり、死んでいるといえば死んでいるのである。とはいえ、いくら病院での患者の死というものが日常のものであるといっても、目の前の患者の死は決して十把ひとからげにならないし、抽象的なイベントとして過ぎ去るようなものでもない。医師は明らかに、その時点では当事者なのである。

小説に戻ろう。少女の死はいかに決定されたか。キーワードは病室にいるキリギリスの声というのである。もう一度虫が鳴いたら、それを合図にマッサージを止めるというのである。少女の命と虫の声が同期しているように聞こえる、まあ医者ともあろう者がこんな非科学的なといわれればその通りである。しかし医者が読むと、ここは恐ろしくリアルである。ここでは虫の声を介して患者と医者の会話があった。「ねえきみ、せんせいさあがんばっているんだけどもうもどらないよどうも、どうしようか……しかたないわね、もういいわありがとう……ごめんね、力になれなくて、だけどきみもよくがんばったね……できたらまたあいたいね……うんできたらね……きっとあえるよね……ありがとう、さよなら……じゃさよなら、ほんとうにまたね……」というような会話が虫の声を介してあったと医者は思う、無理やりということは重々承知の上で自分を納得させるしかない、そう私などは思うわけである。患者のボディーが語りかけるという言い方もできるだろう。もちろん、こんなことは客観的にいえば、医者の勝手な思い入れか妄想以外の何物でもないとは思う。しかしこれが、すなわち悩みながらどうしようかと自問しつつふらふら歩くというのがないと、医者はこの患者の生に対しても、また死に対しても何のかかわりもない技術でしかない。もしかすると、人でさえないかもしれないのである。しかし、これはリアルな一期一会の出来事である。ここでは医者は患者のボディーと対話し、そうしてまた患者のボディーを介して医者と家族とのたぶん無言の会話がある。死というのは患者だけの所有ではない。それはまた家族のものでもあり、医療チームのものでもあるのだ。こうして死は共有され、生ける者は夕日を浴びて家路につくことができるのである。

3　われわれの時代の医療と倫理

人類は自らをも滅ぼすことのできる力をわが物としてしまった。原発やダイオキシンなどは言うに及ばず、自分の子どもが他人の子どもより優れた子どもであって欲しいという一応親として当然の欲望は、それが実行されればだが、遺伝子の選別と豊かなバックグラウンドの喪失を導くかもしれない。また一方、生まれながらに先天性の病気を持つヒトが、治療により成長し子どもをつくることはその結果、「弱い遺伝子」の蔓延という結果を招くかもしれない。これらが良い悪いということはむろん別問題である。科学の進歩はそれ自体、豊かな実りとともにその反面、多くの問題を引き起こしてきた。医学医療もその進歩が人類の明るい未来を創造するという設計図にのってやってきたのだが、いま振り返ってみて、そうばかりともいえないことに気がついたのである。われわれが思いもかけないところまで来てしまったのは事実である。世紀末、浜崎あゆみが唱ったように、われわれは「確かに一つの時代が終わるのを見た」のであり、苦い思いで「次は僕の番」なのかもしれないと考えるのである。

アリストテレスの形而上学は、「すべての人間は生まれつき知ることを欲する」(4)という文章で始まっている。しかし、そのまま無批判に進んでいくのは避けなければならない。進歩とその批判とは、かのワトスン－クリックの二重らせんのように絡み合ってメタモルフォーシスしていくのが本来の姿なのかもしれない。何も私は進歩が悪いとかこれ以上必要ないとかいうのでは全くない。いずれにせよ、言おうというまいと、そんなことに関わりなく科学技術は進歩しつづける。これこそがオートポイエーシスである。それを自分の問題として捉えなおすモチベーションとそのプロセスが重要なのだ、ということを強調しておきたいのである。

「我々はどんな方法で我々に必要な科学を自分のものにできるのか」[5]。実にこのことが問題なのだ。科学技術を実際に日常社会に適用することを担っている者の責任でこの問題に取り組まねばならない、基本的にはこれが筆者の問題意識である。そしてこれは医師が、医療という形をとることによって医学を現実に適用することで日々の努力の結果として獲得できるものであって欲しい。私は心からそう願っている。烈しく願っている。

医学を現実に適用するということの原則は、(一)医療とは個人と個人との関係と構造の上に成立するものである、(二)医療はたゆまざる知識の獲得と技術の修練の結果で行われるようでなければならない、の二点であると私は一応考えている。「ええかっこするな」という声が聞こえてくるし、自分だってこんなこと胸を張って言うほどあつかましい人間でもないが、原則は原則である。

付け加えておきたいのは、知識の獲得と技術の修練というのは何も医学関連のことだけをいうのではないということである。科学が世の中で用いられる時はおのずからそれ自身とは異なった論理があることは尊重されなければならない。問題はそこでのモチベーションの持ち方と認識のプロセスなのであって、科学的・医学的知識だけでそれらをバブル時のブルドーザーよろしくなぎ倒していくのは極めて危険であり、とくに医療倫理の分野では、とりわけ社会的合意が専門家の意見に優先する場面は多々あると思われる。

聖書には「人の子がきたのは、仕えさせる為ではなく仕える為である」[6]とある。キリスト自身「治療者」と自らを規定している。アウグスウティヌスは「援助せよ、支配するな」と述べている。その他、最近、音楽の分野でも注目されているヒルデガルト・フォン・ビンゲンは、慈悲（misericordia）の歌として、「私は空気と露とすべての活力の中で一つの特にやわらかい薬草である。私の心臓はその助けをあらゆる全ての人に提供する事で完全に充たされている」と歌っている。一二〇〇年代の記録によれば、病者への奉仕と典礼としての神への礼拝とは同等の価値を有するとみなされていたという[7]。ここで見られるのは、一人の人間を全体として捉えていることである。ここでは心のことと身体のこととは別物として区別されているわけではない。人が心を配る対象は普通の隣人であり、その人のからだであって、「こころ」とか「精神的」といったかびの生えた七面倒くさい議論なのではない。医療としての奉仕もまた、神学上の職務と現実においては密接に結びついていたということを改めて考えることも必要なのだろう。私は心とか精神的というのがいけないとか無内容であるというのではない。それらが人に必要不可欠なものであるのは言を待たない。しかしその内実が現実と遊離したとたん、いかに空洞化しやすいものであったか、そして膨張し無意味なものに成り下がるかということである。科学的知識と精神とを全体として捉える視点がないと、医療はちゃんと機能しないという極めてまっとうな結論に到達したわけである。医療は現実に根ざしたものであり、個別の人間一人ひとりについて、その人の全体に結びついた関わりが忘れられてはならない。

人間は生まれてから常に変化しつづけ、自分の周りの社会的な環境に適応する中で精神構造をつくり上げ、また逆に環境も変化するように働きかけるものである。科学的根拠に基づいてガイドラインやEBMが策定されそのデータベース化が推進されるのは当然であるが、医師の専門性や技量そして患者の状況などの要素を捨象して、標準化という錦の御旗のみに依拠していては医療はできない。相手はみんな違う人「開かれた個人たち（hommis aperti）」であり、エックハルトの言うごとく、すべてのものはそのわざにおいては全く異なるのであるからである。[8] 医師の役割が自動化された治療システムにおける仲介者などにはならないし、決してなってはいけない。医療とは極めて人間関係の微妙なバランスの上に成り立っているのであり、物事を自動化された画一的なものとして捉え、処理するというのは医療の実際と最もかけ離れた場所にあるものなのである。

4　脳死移植と倫理

まず、町野教授の提言について述べたいと思う。結論からいうと、私にはこれは、日本人は誰でもどこかのステイタスのある施設（病院）で脳死と診断されたら、臓器を摘出されても文句は言えないということであるとしか思えない。「すべての人間は死後の臓器提供へと自己決定している存在である」。よくぞ言ったものである。町野教授、あなたは神だったのか。ホンマかいなというのが、私の即自的なところでの偽らざる感想である。神の言葉ならばこれはきっと正しい。パウロが繰り返し宣べ伝えたように、神のみが義であるからである。しかしあんまり正しすぎる言葉を人間が言うのはいかがなものであろうか、とため息とともにつぶやく私なのである。

「死」という言葉は思想的にも、社会的にも、また生物学的にもそれぞれ特有の意味を付与されている。そしてそのトータルとしてこれらの概念を包括して歴史の蓄積の上に存在している。われわれの死についての感覚は、もし言われているようにネアンデルタール人がお弔いの儀式を行ったのであれば、それとそう変わらないのであろう。それに対して、脳死は全く新しい概念（むしろ判断基準）である。フィリップ・アリエスは、「近代以前は死は共同体に属するものであった、それはその本人の権利であった」と述べ、続けて「今日死は後退した。それは家を離れて病院に移った」と記しているが[9]、彼もせいぜいそこまでである。しかし今現在、死と脳死とを一緒のものとして考えるようにしたいということが提起されており、それも医学と法学という現実社会の専門家の部分からの提案であるので、今までの哲学の論法では多分これには対抗できない。「哲学さん、ややこしい話は神棚の上でやっててくださいな、わたしたちは私たちで分かるところで、つまり脳の機能というところだけで話をしますから」というわけである。もちろん、これは今まで現実の世界をほったらかしにしてきた（のではありませんか）哲学自体にも多大の責任があることである。生きている人の都合で死の判定基準が変わるのは仕方のないことではあるとはいえ、これは何千年という間に人間社会で熟成されてきた「死という概念」を脳死という言葉を導入することによって葬り去ってしまおうという企みなのである。言い換えれば、死を神の世界の裡での個別的なものから人間自身によって管理されたものにしようというのが脳死の基本的なスローガンである、と私は考えている。その論理的帰着として、死をそれだけで完結させないようにするという意図のもとに移植がある。「利己的なＤＮＡ」という言葉が出現したように、もともと科学と人生の帰結としての死とは相容れない概念であるのかもしれない。現代社会においてこれが商品市場での死につながっていくのは避けられないだろう。それはもうすぐそこにあるし、残念ながら世界のどこかでは既に現実のものとなってさえいる。そういった今日、脳死そして移植が医療の中で人と人との関係という文脈のもと、豊かな内実を持って受け容れられるためには、もっと困りながら悩みながら、オロオロアルキ（宮沢賢治）的な議論――どうしていいのかよく分からないが、とにかく歩きながらでもいいから一緒に考えよう――を続けることしかないのであろう。そもそも、新たなシンボルによる表象が最初から十全な形で現実適合的であるなどということはめったにないのである。しかも、今日われわれの目の前にいる脳死となった○○ちゃんと、慢性疾患の末期で苦しんでいる××ちゃんのどちらもが、私たちのかけがえのない患者であり、またあなた方の隣人であるのだ。このような「進むべき道はない。しかし進まねばならない」[10]としか言いいようのない錯綜した現実の中、Homo conpatiens（共に病める人間）である人類が「臨床の知」を豊かにしていくということは、言い換えれば、現実の臨床の場での語彙を豊かにすることであり、ヒトが言葉の多様なネットワークを次々と作り変えていくということでもある。物事はより複雑になるであろうが、それを恐れてはならないのだろう。そこでは、「我々はどんな方法で我々に必要な科学を自分のものにできるのか」。この言葉の内実こそが医療そして移植に問われているのである。医療が科学を社会の中でリアライズすることであるとすれば、移植という作業もまた科学と別の基準もしくは論理を含んでいなければならない。少なくとも、その重要な部分の中には倫理というものがある。移植を倫理という範疇で捉えようとする時、臓器を提供するという行為が善意から出たものだとしても、それが善であるかどうかはある部分では個人の判断に従うものである。すなわち、脳死者の自由意思＝「遺志」が場合によっては推測でしかないにしても完遂されるということであるだろう。しかしながらまた一方、それは社会との関わりという概念においても捉えられなければならない。人間とは根本的に開かれたもの、すなわち社会的状況によって形成されるものだからである。関係構造という時の構造とは重層しているから構造なのであるし、またそれ自体が完結したものではなくて環のどこかが開かれているから関係なのである。

この日本で今日、現実の問題として法律があり、やりたい医者がいて欲しい人がいるのであるから、少なくとも脳死移植は実体論的な議論がどうあれ、やられることは間違いがないだろう。提供するということが熟慮の結果決定されたのであれば、それは大変尊敬すべきことであると私だって思う。先般、立花隆氏がドナーカードに署名したことが物議をかもした(11)が、必ずしも脳死が人の死であるというコンセンサスがなくても自分は臓器を提供してもよいという自己決定をしたということなのであろう。彼も言っているように、これは自分が決めたことであってこのままの形で脳死移植を認めたのではないのだし、世論を誘導しようともさらさら思ってないのだろう。であるから、十分な説明をしなかったり、受容を確かめずにこうなっているのだということでなしくずしに事態を進行させたり、それを受け容れない人を人でなし呼ばわりするとか（なにしろ人間は死後、臓器提供を自己決定しているんだそうである）、そういう人をぞんざいに扱うとかしてはいけない。議論は続けなくてはいけない。一番避けねばならないのは、日本人全体が議論は済んだ、それっと言って同じ方向へ走っていくことだというのが私の考えである。「死」が個別の人間の所有として今後も生き残っていくことができるか、それとも法の名の下に一元管理されたものとなるかは、本来、何を善しとするかという社会に生きるまさに歴史的存在としての個人の倫理にかかっているものだからである。一方、現代に生きる個人は一人では生きることができず、社会に依存している存在であるので、自由意思に基づいて自己決定された個人の権利はそれがいかなるものであっても、法的にも保障されなければならない。

通常、社会的合意とか比較考量という概念がこういうとき設定されるのだろうが、それでは死についてそういったものは成り立ち得るのだろうか。わが国は、昔から日本に在住している人の子孫（これだって一元的ではなく、たとえばアイヌの人たちは脳死をどう捉えるのか）のみならず、古くは強制連行された人たちの子孫、最近では南米や中近東からの人たち（先日、富山でコーランが破られたということで問題が持ちあがったのは記憶に新しい）を含んだ雑多な社会となりつつある。それゆえ、これら多様な文化に対応した教育、とくに小学校、中学校での死について、すなわち生についての倫理教育は今後より一層考えられなければならない。

5　再生医学などの新しい波

わが国の移植はこのようにいくつもの問題を抱えたままで発車したのである。この最大の弊害は、脳死移植において用いられる言語が学問的なそれと世の中におけるそれとが定義がはっきりしないままでごちゃ混ぜになった状態で用いられていることであり、それが多くのところで議論が噛み合わないという状況を招いていることは否定できない。これらの言葉の内実を今後いかに熟成させるかが問われることになるのであるが、筆者はそれには若干悲観的である。移植医療についての世界的な情勢は、脳死移植を中心に考えるとほぼ行き着くところまで来ており、恒常的なドナー不足は解消不可能である。それを解消する方法としては、心臓死したドナー（non-heart beating donor）からの移植、また豚やヒヒなどからの異種移植などが考えられているが、前者では組織保存の問題があり、また後者では異種免疫や予測しなかったウイルスなどの病原体の人類への移入の可能性といった高い壁がある。その他、後者では動物愛護団体の動きも無視できない。

しかし、次代の移植としての動きがある。それがヒトＥＳ細胞（胚性幹細胞）を利用した再生医学という分野である。[12] もちろん、いい話には必ず裏があるのは当然であって、ここにも倫理的なところを含めて多々問題はある。しかし少なくとも、そこには人の死という社会的・法的に重大な意味を切り捨てられないデリケートな問題は正面きってはないのであり、共通の言語、すなわち現在まで積み重ねられてきた医学という学問の地平の上での概念の熟成という形でのディスカッションが可能である。たとえば、細胞の死を意味するネクローシスとかアポトーシスという言葉にはそれらについての研究の歴史が連綿としてあり、それらの総体に立った定義や概念が存在する。そこでは「死とは何か」とか、「脳死とは何か」といった地域や文明によって異なる曖昧かつ雑多な内容を有する言葉の意味自体の「ゆがみ」や「ぶれ」は原則としてないのである。ただ、既にヒトの細胞そのものの利用は実際に行われているのであり、それをどう考えるかは大きな問題である。再生医療とは細胞を利用して生体組織を再生または再構築することで成立する。すなわち、多分化能を有する前駆細胞・幹細胞を用いて、生物が細胞分裂を繰り返してその個体を形成してゆく過程を人工的に模して、新しい組織や臓器を作り出していく分野である。これは医学なのか医療なのか私にもよく分からないが、とにかく実際に行われていることである。二〇〇一年宇宙の旅どころの話ではない。ツァラトストラもびっくりであろう。一部には既に臨床応用も考えられている。これには幹細胞のみならず、それと連動して細胞の増殖・分化の足場となる細胞外マトリックス、細胞の増殖と機能の調節を行う分子の三要素が必要である（このような人工的に組織を組み立てていく技術分野をまとめてティシューエンジニアリングという）ので、おいそれと直ちにできるようになるわけではない。たとえば幹細胞をいかに同定純化するのか、量的に十分な数を確保できるのか、その幹細胞を正しく分化誘導し組織構築させる方法は何か、さらに生体の中に入れ込むのはどうすれば良いのかなど解決すべき課題は多いのである。もしかすると、これが臨床応用されて数十年たった後、それらを移植された人たちの間で続々とがんが発生するということだってあるかもしれないし、突然、その組織が細胞分裂を停止してしまうことだって考えられないわけではない。しかし、既に皮膚と角膜でその培養と利用については産業化が進められており、大きなプロジェクトとしてはまだ臨床応用はないにしても、糖尿病の治療でインシュリンを産生する細胞をカプセルに入れて患者に移植するというようなアイデアもある。産業化とはすなわち、巨額の金が動くということである。売買されるのはヒトの細胞である。たとえば、中絶された胎児の細胞を産業化することは日本で社会的なコンセンサスが得られるだろうか。これは「生きている」細胞を一つの物質として扱うことである。二十一世紀初頭、生命科学・生命倫理はついに生命とは何かという命題と対決せざるを得ない事態になったのである。

ヒトの細胞だろうがマウスの細胞だろうが自由に売買できるようにしておかないと、研究者の立場からいうと研究の平等は成り立たないし、会社の方からいうと産業として成り立たない。アメリカなどでは既に認可されつつある。これを認可しないと、またもや例のごとく技術はあっても日本は欧米の後塵を拝して巨額のライセンス料を払ってということになるが、それでもよいのか。これは目前に迫った話であり、この流れはとても止められない。確かに、今年中にどうなるというわけでもないが、ここで、細胞と臓器の違いを含めて、社会的な議論をしておかないと、眼に見えないだけに脳死以上にわけの分からないことになってしまうのは、火を見るより明らかであることは指摘しておきたい。

6　脳死と自己決定について

「意思決定の自由」というのは近代法の大原則である。どの国においても、法律は少なくともその建前は自己決定である（と思う）。しかし、何でもかんでもその語法でやっていけるかということはもう一度見直してみる必要があるだろう。近代的所有論をベースにした自己決定権にはさまざまな問題があり、それが自明であるかのごとき思い込みこそが問題にされるべきである。選択肢が無限にあるかのごとき誤解によって制度にからめとられ、イマジネーションを失うのである[13]。また、日本人の大部分は植物人間と脳死とがどう違うかを知らないのではないだろうか。情報提供が圧倒的に不足しているからである。もっと恐ろしいことをいえば、日本の医師の何パーセントが植物状態と脳死とを正確に区別できるか、私ははなはだ自信がない。そのような状況でドナーカードがばら撒かれるのは決して好ましいことではないと私には思えるが、百歩譲って、自分は脳死についてよく理解した、脳死になったら私の身体はどうぞ使ってもらいたい、と善意で自己決定してカードにマルをつけた人がいたとする。しかしいざという時、奥さんが、「わたしゃそんなこと、あんたと話したこともあらへんし、そんなあんたの勝手を許したら、死んだあんたのご両親に申し訳がたたへん。大体、冥土でおばあちゃんに出おうたら、あんたなんちゅうて挨拶するねん」とでも言ったらどうするのか。非科学的だなどといって笑いとばさないでもらいたい。図らずも生き残ってしまった人がその後をどう生きるか（その人を誰が支えるのか）というのは非常に切実な問題なのだ。自己決定すればそれでおしまい、そうは問屋が卸さない。その人の死は個別のものであるというのはその通りであるが、その周囲に波紋は広がっていくのである。

もちろん、かといって係わり合いだけで説明できるわけではないがとにかく、「わしが決めたんや～それでええんや」とは行かないのが世の常である。一方、死の個別性と死の自己決定権ということの間には大きな乖離がある。死についての自己決定権というのは概念設定の上での医学化された死をその現象のみに依拠して抽象化したものであり、それゆえに、あれかこれかという形で法律化することが可能である。それはまさしくその点において、われわれ臨床の医者が昨日今日明日の現実の中で家族の悲しみや苦しみ、悩みなどをそれなりに受け止めながら日常行っている医療や緩和ケアというものとは、全く異なった地平に立つものといわざるを得ない。

死が、それはとりもなおさず自分の生が、かけがえのないいかなる代替もあり得ないものとして完結するためには、自己決定「権」というのは制度にからめとられ、自己発信する想像力を失うという意味において両刃の剣なのであって、かえって自分の首を傷つけることになりかねないのである。ましてや、最も身近だった人が脳死になったといわれて我を失っている（であろう）、冷静に判断などできようはずもない素人に対して、移植コーディネーターは、移植をＯＫしてもらうべく努力するのがその役割である。おまけにこのことは密室での作業なのであり、たとえばその患者を常日頃診ていた地域の開業医であるとか、弁護士会から派遣された弁護士が傍聴もしくは参加するということは今のところない。臓器提供を求める立場の移植コーディネーターに、子どもの死を目前にした家族（本当は家族というより親しい人たちとかシグニフィカント・ピープルという方がよいのだろう、日本の家族はどこへ漂流して行くのだろうか）へのケアが可能なのだろうか。本来、脳死と脳死移植についてのインフォームド・コンセントとは、最新の医学的知識に基づいた、そして細心の注意を払った「援助」としてのインフォメイションの後の合意であるべきであろう。しかし、その場で一体、誰がインフォームド・コンセントへの道を示すことができるのだろうか。世の中はそれが正しいのか間違っているのかよく分からないけど、それでも決断せねばならない瞬間に満ち満ちているのである。

いずれにせよ、自己決定された臓器の提供が無償の愛の行為または大慈悲心であるからには、それはまさしく画一的でない倫理的に認められる方法で実施されなければならない。倫理的すなわち個別性と関係構造とを共に満足させるということは、それなりの条件が最低限必要である。それはまず、インフォームド・コンセントを含む自由意思による倫理的な同意があり、変更の自由があり、書面にて意思表示がされていることである。また、殺人（虐待を含む）ではなく、臓器の売買とも無関係であること、そして正当な救命医療が行われたことの証明と、それに続く確実な脳死であることの確認である。臓器の提供が美談として無条件に肯定されるべきではないだろうし、また判断基準や自己決定権を楯に画一化がすすめられるのは適切ではないであろう。

7　子どもの脳死移植

ようやくわれわれはここまでたどり着いた。だがちょっと待ってほしい。子どもは大人が小さくなったものではない。小児医療には成人の医療とはまた異なった世界があり、それゆえ、その視点から考察されなければならない。そこでまず脳死と関係が深いであろう小児救急について一言述べておきたい。

わが国の救急医療体制の不備についてはしばしば指摘されているところであるが、その中でも小児救急はお寒い限りである。ほとんどの第一線病院では小児科は不採算部門であるといわれている。小児科医師の削減、病棟の閉鎖はおろか、小児科自体をやめてしまう大病院さえある。多くのところでは小児救急に必要な機器さえ不足している状態である。もともと小児科は、他の科より少ない医師数で二十四時間三六五日の勤務を維持しているのである。ちなみに、筆者の病院は私を含めて小児科の常勤医師は二名である。一人や二人の医師数で小児救急ができるかといえば、それは努力するとしか言いようがない。しかし、救急とはあたりまえだが「助けてなんぼ」であって、一生懸命やればよいということにはならない。そこは脳死の子どもをつくらないため、救命のための十分な治療が行われるべき場所であるのである。

しかし、わが国の小児科医療体制自体が危機的な状況にある現在、救急とその後の集中治療を担うのは努力だけでは困難である。これらに目を瞑ったままで、人のよい小児科医が過労死するような臨床の現場とはかけ離れたところ――心のケアも含めて理想的な医療はどこの総合病院でも行うことができるはずだというような幻想の下――で、議論がどんどん進んでゆくのは避けたいと思うのである。たとえば大学病院のＩＣＵであったとしても、そこで家族が子どもを看取るための場所と時間を確保し、それを医師や看護師が支えるということができるのだろうか。

治療システムが機械化され、自動化され、情報化されたとして、その中に取り込まれるのはひとり医学だけではなく、当然看護もそうならざるを得ない。むしろ、クリニカルパスなどの方向性を見ると、病棟すなわち入院での看護の方が医療よりオートメーション化されるべき部分は多いのである。医療がつめたく、看護があたたかいと思うのは自由だが、それは（男性の）甘い幻想であろう。いずれにせよ医療はチームで行うものであり、医学はこっち、看護はあっちということは現実の医療の中ではあり得ない。それでもあえて、医学と看護の枠組みを保つという前提で述べるならば、私は医療に従事する人間の仕事が看護にシフトするという風に考えるのは危険であり、むしろ医学も看護も互いに協調と緊張をはらんだ新しいパラダイムを構築しなければならないということだと考えている。そもそも医療（medical practice）とは一体、何であるのかという原点に立ち戻って考えてみることが必要であろう。

日本の小児医療はわれわれ小児科医がいくら努力してもどうにもならない懸案が山積している。その中でも小児救急と集中治療とはとくに未整備の分野である。それらに全く目を向けずに移植へと突っ走るのは、家族のみならず現場からの抵抗が強いことは容易に予想できる。私は何も、そういったことたちがすべて完璧にできなければ移植をするべきではないなどというのではない。それはまた別の意味で非現実的であろう。現実に完璧な医療や看護などというものは所詮、あり得ないからである。しかし小児医療に理解を示し、それについてできる限りの努力をするということがないと、すんなりと移植への道が開けるとは思えない。地域の人たちが頼らざるを得ないその地方の中心的な施設、すなわち救急病院がそのまま臓器提供施設なのである。つまり、小児救急治療の施設が直ちに臓器を摘出する場となるのである。この児についてはできることはやったと家族も医療従事者も心から思えること、結局それが小児の脳死から移植への第一段階なのではないのか。

移植でしか助からない子どもにだってもちろん将来はあるのであるが、その後、長期間の免疫抑制剤服用など医療と縁を切ることができない。移植医療の術後の問題としては、急性拒絶反応とその抑制のための免疫抑制剤に起因する副作用が注目されてきたが、最近では移植時の虚血再灌流障害を含めた慢性拒絶（臓器の繊維化、血管の内腔狭窄）がQOLや長期生存の大きな壁であるといわれている。

その他、日和見感染に悩むとか、ある種のがんが多発することがしばしばであり、これらは今後どうしてもソフィスティケーションが必要である。これらのことについてレシピエントとなるべき子どもが説明を受け、それを自分のこととして判断するのは何歳以上になれば可能なのだろうか。その点でも移植を受けた人のQOLはフォローアップデータとしてぜひ明らかにされなければならないし、それをもとにしか今後の議論は成立しないだろう。

たとえば、アメリカでは最近ドナーの人格がレシピエントに乗り移ったという話があっちでもこっちでもされていて騒ぎとなっているそうであるが[15]、これは日本ではどうなのか。「そんなバカなことがあるはずはないだろう、おしまい」ではなくて、第三者（移植に関与した者が話を聞くのでは当然信頼されない）できちんとした資格ある者がレシピエントに面談し話を聞いて、それについてのできるだけバイアスを排除した形でアンケートをとったところというような、きちんとしたデータが必要なのだ。もちろん、こんなことは移植を推進してきた大学や施設では当然行われているはずであり、そのデータもすでにずいぶん集まっていると思うがどんなものか、是非、open for discussionとして教えてほしいものである。それらを共有しなければ、レシピエントであろうとする子ども、すなわち誰かの命と引き換えに今生きて自分の人生を歩まざるを得ない彼もしくは彼女が、その体と心を成熟させていくのを支えることなどできないであろうし、実際誰がそのような困難な事業を担うのかという問いに答えるのはわれわれ小児科医にも課された具体的で重い任務であると考えるからである。国内での移植がどうなるにしても、海外で臓器移植を受けた子どもはわが国にも既にいるのである。

現在まで多くの論文で小児の脳死判定は成人に比べて非常に難しいということが強調され、いろいろな事象が挙げられている。ここでは、これらがほぼその通りであることを確認するにとどめておきたい。たとえば脳波一つをとっても小児の脳波の正確な判読は小児神経の専門家以外には——つまり私にだって——しばしば困難である。また、平成十一年度の厚生省研究班の報告書は、既に指摘されているように論理的に不備であり、小児の脳死判定基準が根拠を有しているとはいえない。[16]

脳死の人からの臓器移植はその本人自身の提供の意思によって開始されるはずであり、それ以外は原則無関係である。しかし、子どもの場合は事情が違ってくる。自立への目覚めはもっと早いにしても、子どもが自分の健康について判断できることができるようになるのは学童期であるといわれる。[17] 子どもが自分が他と違う何ものかを隠し持っていることを自覚するのは、六歳から十五歳の中間あたりであり（児童文学の主人公の年齢は大体その頃に設定されている）、ちょうど、その頃が子どもが死について認識する時期なのであろう。

こういったことは小児科学会、とくに私のような血液・がんを主戦場とする小児科医の間では、ずいぶん以前から興味を持たれてきたことであるにもかかわらず、脳死の議論の中にはついぞ登場してこないのはどういうわけなのだろうか。まず最初に死を認識しないと、脳死なんかとても無理なのである。一方、わが国は先年、児童の権利条約を批准しており、その立場からも自分の死について何らかの意思表示があることを原則として前提条件とするべきである。本人の意思と無関係にその時の親の心の揺らぎなどの不確定な要件に伴った臓器提供の決定は、子どもの人権を無視した、あえて言えば暴挙である。そういう風に考えてくると、少なくともすべての小児が脳死移植のドナーとなり得るというのは考え直す必要があるだろう。

幼児がいくら自分のものであろうと自分の死について理解して意見を述べるなどできようはずもないからである。いや私の子どもは私の目を見てうなずいたなど、バカなことを言ってはいけない。また、ある程度の年齢であり意見が言えたにしても、子どもが周囲の人の考えに深く影響されるのはむしろ当然であることも考慮されなければならない。その上、いくら同じような説明を受けていたとしても、人によってその理解度が異なるのは致し方がない。

結局、子どもの自己決定権などというのは現実の日本においては絵に描いた餅、苦し紛れの議論でしかない。少なくとも、今それを実現する戦略が立たない。優しさとゆとりの教育などという御託を並べているうちに、外堀はどんどん埋められていってしまう。まず、彼らは孤立しないよう（自立と孤立とは違う）保護されなければならない。いずれにせよ、子どもの脳死移植についてはまずもっと基礎的な意味での情報公開が必要である。子どもに対しても、保健の時間ででも移植についての教育があってもよいだろう。ただし、ドナーカードを中学校や高校で保健体育の授業の一環として配るなどというのは言語道断である。その前に自分の命を大切にする教育、そしてそれに続いて死の教育をやってもらわなければならない。情報が十分にあり、それを彼らなりに理解し判断し表現するという経過があってこその自己決定なのである。そのためには、一定程度の年齢という要素を加味した成熟という尺度はもちろん必要である。

　子ども本人が彼または彼女の自由意思でもってその意向を表明できない場合、親がその代弁者であるというのが世の中の通念というものだろう。ただわれわれは残念ながら、親が常には子どもにとって良き保護者であり良き教育者でないことを知ってしまった。実母による虐待、その結果としての殺人は連日のように新聞紙上に報道されているし、以前から小児科医の間では十分に養育できるにもかかわらず、「障害児など要らない」、「生きていても仕方がない」と言い放つ親はしばしば経験するところであった。すなわち、親子の間であっても、かけがえのない存在ということが成立しない場合だって少なくないのである。その意味でも親と医師、そして移植コーディネーターという閉鎖空間にこの決定を任せてよいのか、それで子どもの人権が守られるのだろうかという疑問は当然なのである。かつては何も考えなくとも守られている権利というものは確かにあったと思うのだ。それがよそ者を差別する機構でもあったとしても、やはり地域社会共同体の存在は大きかったのである。お天道様が許さねえ。桃太郎侍みたいだけれど、あたらずとも遠からずだと思う。逆に、近代日本の社会は共同体を作り出せるのだろうか。

　J・L・ナンシー（彼は一九九一年に心臓移植を受けている）はフランス語のavecという言葉に「重なりあう事のない近接、諸々の同一性の融解のない近接」という意味を付与している[18]。はやりの言葉でいえば共生ということになるのだろう。本来、人は「共に」とか、「共同で」という形でしか存在することはできないとはいえ、それが実体のあるものとして存在していくことができるかどうかは、私たちが現実の世界に踏みとどまっていかなる形のネットワークを形成していけるかにかかっている。結局、周りの子どもたちは、町のそこらへんの私たち馬の骨が守らなければならないのだろうか。そこでは共同体はいかなるものとして存在し得るのだろうか。個人は社会という複雑なネットワークの中に出生し、その中で成長し、社会生活に適応し行動するとともに、自らこれを再構成しつくり変えていく。しかし、このネットワークはいまや個人とは無関係の独自の運動を始めてしまい、逆に人間をその中に囲い込んでいきつつあるように見える。かつてのバス通り裏や一丁目一番地というようなものは既に霞の彼方であり、中原美紗緒の歌った「小さな庭を真中に、お隣の窓うちの窓」などは高度成長時代の幕開けにおける幻想の産物であった。そのような今、ここでいえるのはディスカッションが真摯なものとしてまたエエカゲンなものとしてあり続けるように守ることだ、というのが私の思いである。医療とは文化の結果的存在である。それゆえ、この問題についてきちんと思考し表現し議論しつづけるということ、すなわち人の言葉を受け容れ聴くこと、そして人に語りかけ呼びかける力を獲得することが、わが国の歴史と社会に応じた形での脳死移植へ対応するために、トータルとしての私たちに求められるということになるであろう。もともとこの問題の議論はそういう風に発展するべきなのである。それでは、そういったことを通して、私たちという形のアイデンティティ、そしてインテグリティは将来可能なのか。その時、われわれとは一体、誰と誰とを指す言葉であるのだろうか。

　私はアメリカの医療倫理関連のドクターとメールの交換をしているが、私の「小さい子どもが自己決定もできないのに親の同意のみでドナーとなってしまうのは問題があるのではないか」という質問に、彼は「Basically I do agree with your opinion.」と応えてきた[19]。私にいわせるならば、これが欧米の誠実な議論の内実である。年長児は、どう生を終えるかについての議論に参加できるが（participate in the end of life discussion）、年少児は不可能であるというのである。アメリカの医師はみんな脳死移植に疑問など持たず、嬉々として臓器提供の依頼を申し出るのではなかった。わたしは情けないことに、こんなことも知らなかったのである。

たしかに欧米では「脳死移植はもはや実験ではなく、日常的な医療である」が、それが免罪符としてあるのでもなく、また問題はすべてクリアされているのでもない。古臭いといわれかねない議論といえど、欧米においてもずっと以前に終わってしまっているものではなくて、今の議論なのである。そこでのfamily physician（家庭医）が果たすべき重要な役割はもっと注目されるべきであろう。[20]聖書には「友のために命を捧げる、それ以上の大いなる愛はない[21]」という言葉もあり、原則として脳死移植のドナーとなることは無償の愛の行為であると規定しているが、最近、倫理的な保障の必要性が主張されはじめているようである。

しかしながら、今の時点でもわが国の小児科臨床という場で子どもの脳死移植というものが議論されることはほとんどない。子どもの脳死は成人におけるそれよりずっと少ないものであるとしても、やはり命や移植医療をどう考えるかということは一度、医療倫理の観点で考えるべきであろう。しかし医療の実情や現実とはかけ離れたところで議論は進められ、何の準備もないわれわれの前に突然、法律は現われるのかもしれない。医療に対する不信は加速しつつあり、小児科臨床の矛盾は噴出しつつある。そのような時、本来真っ先に望まれるのは小児医療の充実と体制の整備であると強く思う。患者である子どもと、その周囲の人たちへの医療とケアである。二十一世紀初頭において脳死移植が医療の選択肢の一つであるという可能性は否定しないが、それにはそこに至るまでの経過がなければならない。簡単に不可逆であるという決定など出せるものではない。はっきり言うが、臨床の小児科医にとってそれはどうしようもなかったにしても、またどう言い換えても敗北なのである。いくつもの経過があり、そして親しい人たちにとってももうこの子はあっちへ行ってしまったということが受容されて、そこで初めて移植ということが話題に上るというのが順序である。そうなっても、彼らにとって愛する○○ちゃんからの臓器摘出というのは苦渋の選択以外の何物でもない。本人が生とか死についてどう考えていたかなど、想像もできないし、子どもの遺志など雲をつかむような話である。そういう時、子どもと周囲の人たちだけにその責任や決定を押し被せるのは賢明ではないと私は思う。われわれ小児科医が参加することもあろうし、また弁護士や家庭裁判所の援助も考えるべきかもしれない。その意味では、医療者や弁護士などがMSW的な視点を持てるかどうか、すなわちグリーフワークの一環を担うことができるかは検討するべき問題である。

いずれにせよ生き残った人たちがまた次の日門を出て、朝の光の中を歩んで行くためには、死者を悼むという側面と、生き残った人たちの心の成熟という心理的な変容の過程におけるグリーフワークは不可欠である。故人の主体的な遺志が達成され、それを周囲が受容できるということはそのための必要条件であろう。かといって、生前からみんな揃って子どもと命や死について対話する、さあ明日からそうしましょうなどということがあるとはとても思えない。神は細部に宿るのであり、意味深い言葉たちは何でもない普通の会話の中で天啓のように突然現われ、そして消えるのである。それゆえ、やるべきことは結局、社会での受け皿をどう構築するか――要約不可能なそれらの個別の生命のかけがえのなさと人間関係における生命についての惑いという作業をどう保証していくのか――だと考えたい。

われわれ小児医療に携わる者にとってはそれは当然、小児救急医療の充実と小児慢性疾患に対する継続的な高度医療の全人的な観点からの取り組み、ということになるであろう。私にとってもこれはえらいことになったのである。これはすなわち私たち小児科医も、子どもの権利とは何かとか、人間の成育に対する医療の関わり、そして地域医療と生命倫理との関わりということなどについてそれなりの考えを有するのが望ましいということになってしまった。降りかかる火の粉は払ってはいけない、被らなければならなかったのである。そして、こういったことはそれぞれの事例が常に敬意を持ってopen for discussionされ、批判的に継承されることによってしか乗り越えることはできない。それはわれわれにとっては、ドナーとなるかもしれない、すなわち今日の前の死に瀕している彼もしくは彼女と一緒に生きてきた、どうしていいのか分からない人たちと、医療も何かを共有し援助をするのだということから始まるのである。

いろんな機械をつけられてベッドに横たわる○○ちゃんを前に、茫然と立ち尽くす彼または彼女と一緒に暮らしてきた人を、誰がそっと横で支えるのか。社会全体が支えるなどという漠然とした耳当たりのよい、しかも何も考えてない無節操で無内容な話は即刻やめてもらいたい。これは具体的な話なのである。移植するにしてもしないにしても、私がずっと付き合ってきた死に瀕した彼もしくは彼女、そして彼もしくは彼女と喜怒哀楽を共にしてきた人の側に立って、目に見える医療の担い手としての医者の役割を全うすることができるかどうか。そしてその後もやり続けることができるのか。どうしたらよいのか分からなくなった時に、患者の側から相談をされる医者でありたいと思うし、それくらいの覚悟は持っていたい、恥ずかしながらそう思っている。それが社会に生きて科学を現実に適用することを生業《なりわい》とするわれわれ小児科医の役割なのだと考えるからである。

おわりに

この文章は二〇〇一年一月六日、医学哲学・倫理学会関東部会での講演に加筆訂正したものである。いまだ解のない問題に対し、わたしが小児科医としてどうコミットするのかということをここでは述べたつもりである。「命のリレー」というような口当たりのよい言葉で物事の本質を隠蔽することは決してしてはならないし、一方、技術論ですべてをぶった切るのも美的ではない。安易にこの議論を終わらせてはならないということ、そして実際の小児科医療をより良いものとするためにはどうすればよいのかという視点を持ちつづけることこそが、豊かな実りをもたらすであろうことを願って終わることとする。

注

（1）高知新聞社『脳死移植―今こそ考えるべきこと』（河出書房新社、二〇〇一年）八四―一一四頁。
（2）脳死判定された患者の自力による自発的な運動。祈るように見えたり、また何かをつかもうとするように見える。キリストが蘇生させた（ヨハネ伝）病者の名前にちなんで命名された。
（3）『渡辺淳一作品集』六（文藝春秋社、一九八一年）。
（4）アリストテレス『形而上学』（岩波文庫、一九六六年）。
（5）宮沢賢治『羅須地人協会集会案内』（『宮沢賢治全集』一〇、ちくま文庫、一九九五年）五三九―四〇頁。
（6）マタイ伝：二〇―二八。
（7）H・シッパーゲス『中世の医学』（人文書院、一九八八年）二一九―三一頁。

（8）『エックハルト説教集』（岩波文庫、二〇〇一年）一一四頁。
（9）フィリップ・アリエス『死と歴史』（みすず書房、一九八三年）二六六頁。
（10）ルイジ・ノーノ（CD）Astree-E8741. ミヒャエル・ギーレン指揮、南西ドイツ放送交響楽団。この言葉はＣＤの解説によれば、トレドの壁にあった十三世紀の碑文からとられている。
（11）立花隆「ぼくはなぜドナーカードに署名したか」（『中央公論』一九九九年七月号）。
（12）『再生医学』（別冊『最新医学』、二〇〇〇年）。
（13）西川裕子「私の居場所・居方」（『思想』二〇〇一年六月号）。
（14）鶴見俊輔『鶴見俊輔座談　家族とはなんだろうか』（晶文社、一九九六年）。
（15）掛江直子「personal communication」。
（16）渡辺祐一他「小児における脳死判定基準に関する研究に対する疑問——提示された小児の脳死判定基準は科学的な根拠を有しているか」（日本脳死・脳蘇生学会総会、二〇〇一年六月二十二日）。
（17）American Academy of Pediatrics. Guideline for Health Supervision, 2nd ed., 1988.
（18）ジャン・リュック・ナンシー『侵入者』（二〇〇〇年、以文社）五一頁。
（19）G. Stein, personal communication 2000.
（20）R. J. Ackerman, Withholding and Withdrawing Life-sustaining Treatment. Am. Fam. Physician. 62, 2000, 1555-60.
（21）ヨハネ伝：四八—一三。

第8章　異種移植
――医療倫理への新たな挑戦――

1　異種移植とは何か

臓器移植が注目を集めている。様々な重篤な患者に対する根本的な治療法として関心を呼ぶとともに、技術が大きく進歩し、臓器移植の可能性が大きく広がっている。ただし、最近までは臓器移植といっても、様々な制約があり、現実に移植手術を受けられる人は限られていた。そこへ登場したのが、異種移植である。この新たな技術は臓器移植の様相を大きく変える可能性を持っている。

異種移植とは、種の異なる個体間の移植のことを指す。たとえば、マウスとサル、ヒヒとヒト、ブタとヒトの間での移植である。臓器移植は、臓器を与える側（ドナー）と臓器を受け取る側（レシピエント）の関係や、親近性によって区別することができる。その一つが異種移植である。それ以外の臓器移植として、自家（自己）移植、同系移植、同種移植がある。自家移植とは一つの個体の組織の一部を同じ個体の別の箇所に移植することで、同系移植とは遺伝因子が同じ個体（一卵性双生児）間の移植である。同種移植とは、純系以外の同じ種に属する個体間で行われる移植である。初期の移植手術の結果により、自家（自己）移植、同系移植、同種移植、異種移植の順に拒絶反応が強くなることが分かっている。この拒絶反応の強さのゆえに、異種移植の本格的な発展は近年に至るまで閉ざされていた。ところが、今では、限定的な形であっても異種移植の試みが数多く行われるようになってきている。拒絶反応を克服する新たな方法が蓄積されてきたことによって、異種移植の可能性が開けてきたのである。

2　異種移植の可能性

今、世界中で異種移植が大きな関心を呼びつつあり、日本でもいくつかの実験的な試みがなされている。それに合わせて、倫理委員会で異種移植指針の作成、そして異種移植申請に対する決定を行う大学も出てきている(1)。

では、なぜ異種移植が大きな話題を集めているのだろうか。答えは、これまで解決ができなかった種々の問題に一つの解決の方向を示唆してくれるからである。当然、これまでの倫理的問題にも新たな方向づけをもたらしてくれる。

異種移植に期待が寄せられる最も大きな理由は、異種移植が実現すればドナー不足ないし臓器不足の問題が解決される可能性が高いということにある。アメリカでは、一九九九年の時点で七万二千以上の臓器が求められている(2)。それに対して、提供される臓器の数は二万程度に留まっている(3)。いうまでもなく、臓器の種類によって移植待機患者リストに連ねられている患者の数も、必要な臓器の数も違ってくる。だが、上の数字一つを見ても、事態の深刻さはよく見て取れる。抜本的な解決策が見出されなければ、臓器移植の待機患者の数は毎年増えつづけていくことになる。アメリカだけでなく、他の国々の待機患者のことも考慮に入れれば、むなしく命を落としていく人の数が膨大な大きさになることが分かる。

もし動物が臓器のドナー（自発的意思に基づいて臓器を提供するわけではないが、この場合も便宜的にドナーと呼ぶことにする）となるならば、状況は一変する。当然、稀少動物だったら、臓器不足を補うことはできないだろう。が、今一番注目されているのはブタなのである。ブタなら、数多く生産することも容易だと考えられる。

ブタなどによる異種移植が可能になり、臓器が必要な数だけ手に入るようになったら、苦痛にあえぐ人を助けられるだけではない。移植にまつわるいくつかの倫理的問題も消えると予測される。

たとえば、臓器の分配に関係した倫理的問題が解決されるだろう。臓器の分配をめぐっては、大きな波紋を投げかけた理論も登場してきている。有名なものの一つとして、J・ハリスなどが提出した「サヴァイバルロッタリー」という考えがある。[4]この考えによれば、すべての人間の状況をコンピューターにインプットしておき、もしAという人の肝臓や肺などが（移植を必要とする）BやCという人に適合するものである場合には、健康なAの命を犠牲にしてでも、移植によってBやCを救うべきだということになる。こうすることで、社会全体の利益が得られるというのである。この理論には、その合理性、現実的な効果、人間の生存権、道徳の基盤のあり方をめぐって激しい議論が展開されてきている。議論の最終的決着がどうなるにせよ、多くの人の倫理観と抵触する理論であることは間違いない。このような問題の多い理論にしても、異種移植が実現すれば、議論自体が必要なくなる。

また、レシピエントの選択にまつわる問題も解消されるだろう。たとえば、A氏の場合、移植手術を受けなかった時に生存している確率が七〇％、手術を受けた時に生存している確率が九〇％だとしよう。B氏の場合、それぞれ二〇％と四〇％だとしよう。この場合、「医学的利益」を重視してA氏を優先させるか、「医学的必要」を重視してB氏を優先させるかは、臓器という資源が限られていれば、難しい倫理的問題を投げかけることになる。だが、臓器の数が十分であれば、この難解な倫理的判断も避けられる。というよりも、この倫理的問題自体が解消される。

そのうえ、動物臓器の利用が可能になれば、幼児や子どもから臓器を摘出してよいかという問題も、消えていくことになるだろう。とくに、無脳児などからの臓器摘出は意見が分かれ、大きな問題となっているが、これも、問題そのものを立てる必要がなくなる。

さらに、人間の臓器を売買する臓器ブローカーの暗躍を防ぐことにもなる。現在、第三世界を中心に臓器ブローカーが暗躍し、貧しい健康な人間から臓器の一部を買い取っているといわれている。レシピエントに提供される臓器が少ないからこそ、このような問題が生じているわけである。異種移植が多くの臓器をもたらすことができれば、この問題も解決の方向に進むだろう。

加えて、臓器移植が必要な時に行えるようになれば、重い腎臓病などの患者も、移植によって煩わしい人工透析などから解放され、「生活の質」の著しい改善につながる。異種移植が実現すれば、「生活の質」という問題にも新たな光を投げかける可能性が出てくるのである。

このように異種移植が実現し、臓器不足が解消されれば、いくつもの倫理的問題が解決されると思われる。

ちなみに、異種移植は何も臓器そのものの移植だけを指すわけではない。細胞の移植も行われ得る。ブタのランゲルハンス島（インシュリンを分泌する内分泌腺組織）の細胞を糖尿病患者に対して移植する試みなどがすでになされている。その他、肝細胞を使って肝不全を治療することも、血液凝固因子産生細胞を使って血友病を治療することも、神経成長因子産生細胞を使ってパーキンソン病やアルツハイマー病などを治療することも試みられつつある。慢性の痛みや筋萎縮性側索硬化症（ルー・ゲーリック病）などにも、動物細胞を使った移植は大きな可能性を秘めている(5)。

このように異種移植は臓器移植のあり方、そして臓器移植にまつわる倫理的問題のあり方を根本から変える可能性を秘めている。大きな注目が集まるのにも理由がある。

3　異種移植の問題点

しかし、異種移植に疑念がないわけではない。というより、数多くの疑念を投げかけることができると思われる。そこで、異種移植の問題点を吟味していきたい。ここでは、便宜的に三つのレベルないし三つの領域に分けて論じていくことにする。

その一つは社会的レベルの問題である。ここで念頭に置くべきなのは、何をおいても感染症の問題である。むろん、法的整備の問題、保険・経済の問題など、この領域での問題も多岐にわたるが、何よりも懸念されているのが感染症の問題であることは間違いないだろう。

次に、ドナーレベルの問題もある。とりわけ議論されるべきは、動物福祉や動物の権利の問題である。

第三に、主観的レベルとでも表現すべき領域の問題がある。とくに検討しなければならないのは、レシピエントのアイデンティティの問題であろう。ドナーのアイデンティティも理論的には問題になり得るが、（ブタなどの動物のアイデンティティの問題よりも）レシピエントの人間のアイデンティティの方が焦眉の問題といえよう。

あらためて述べるまでもなく、この三つのレベルの区別はあくまで便宜的なものであり、現実には三つのレベルないし三つの領域は密接に結びついている。

（a）社会的な領域での問題

ここで一番問題になるのは、感染症の問題である。そして、異種移植に反対の立場をとる科学者は、ほとんどの場合、この問題を軸に異種移植に疑念を投げかけている。

異種移植において感染症が大きな問題になるのは、仕方がないのかもしれない。異種移植が技術的に困難であった理由は拒絶反応の強さによる。そこで拒絶反応を克服しようと思えば、拒絶反応を引き起こす免疫のメカニズムを低下ないしストップさせるために強力な免疫抑制剤等の手段を使わねばならなくなる。こうして免疫反応を低下させてしまえば、レシピエントに思いもよらぬウイルスを感染させる可能性が高くなるのは必定である。異種移植で感染症が最初に大きく問題になったのは、一九九五年のエイズ患者ジェフ・ゲッティへのヒヒの骨髄移植の時である。ヒヒにはＨＩＶ（ヒト免疫不全ウイルス、エイズウイルス）に抵抗性があるため、ヒヒの骨髄細胞を移植すれば、細胞はリンパ球を生み出し、免疫能力を回復させることができると考えられた。この手術にストップをかけたのが、米国食品・医薬品局（ＦＤＡ）であった。ヒヒの細胞が人の体の中で新しいウイルスをつくり出す恐れがあるというのである。ヒヒにはレトロウイルスなどいくつものウイルス感染が見つかっているから、エイズのような新たな感染症の流行を引き起こしかねないというのである。

これはある程度説得力を持つ考えのように思われる。少なくとも、多くの人がこの疑念を拭い切れないに違いない。エイズウイルスのことを考えてみれば分かる。もともと人間には見られなかったＨＩＶを人間にもたらしたのは、チンパンジー（１型ＨＩＶの場合）とスーテイマンガベイというサル（２型ＨＩＶの場合）だと考えられている。動物社会のウイルスが何かをきっかけにして、人間社会に入り込み、猛威を振るっているのである。しかも、動物から人間に移る人獣共通感染症が、この他にも数多く見つかっている。過去数十年の間に見つかった感染症の多くが人獣共通感染症である。変異型クロイツフェルト・ヤコブ病（狂牛病）、エボラ出血熱など、新たな脅威となった感染症のほとんどが動物に由来したものか、動物を媒介にしたものである。このような脅威を前にすれば、動物の臓器や細胞を人間に移植するのに抵抗を覚えるのは当然であろう。もし未知の感染症が生じた場合、被害を受けるのはレシピエントだけではない。現場にいて移植手術に直接に携わっている人たちも、感染症の犠牲者になるだろう。それだけではない。社会全体に対する恐怖を引き起こす。それどころか、世界全体にパニックを招くといっても過言でないだろう。これが誇張でないことは、エイズの例を思い出せば分かる。世界中に恐怖を巻き起こし、今でもその恐怖は消えていない。異種移植の際にエイズのような新たなウイルスに感染したら、それまで知られていなかったウイルスなのだから、治療法など確立されているわけがない。そのウイルスが瞬く間に広がっていくのである。今日のように交通手段が高度に発展し、人の流動性が高い世界では、アフリカの小さな地域での病気が次の日にはアメリカや日本に広がってくるのかもしれない。しかも、エイズよりも感染力が強いウイルスも考えられる。空気感染するウイルスが登場した時の惨状は、想像を絶するものになるに違いない。

いうまでもなく、異種移植推進派の人たちも、策をめぐらさないわけではない。新しい技術を開発し、感染症を引き起こさないような努力を傾けている。ブタが異種移植のドナーの最有力候補になっている理由の一つも、サルをドナーにした時の感染症への疑念なのである。(6) ブタの場合、様々な予防策を比較的施しやすいというわけである。だが、感染症というのは予測もつかないところから発生する。そもそも、どのウイルスや細菌が害を及ぼすかはつかみにくいのである。インフルエンザの例を考えれば分かるように、ドナー動物の体内では害を及ぼさなかったものが、人間の体に入った途端、害を及ぼしはじめることは十分にあり得る。だから、異種移植推進派がＳＰＦ（specific pathologen free）ブタ（特定の微生物による感染を排除した移植用ブタ）を使って、既知のウイルスによる感染を防ごうとしているが、ここにも限界があることになる。すべての菌やウイルスを排除するわけにはいかない。これまでに知られていない感染症にかかる可能性は排除できないのである。そのうえ、内在性レトロウイルスによる感染の危険も残るだろう。通常は自然宿主の中で眠った状態だったものが、異種移植をきっかけにして、再活性化され、新しいレトロウイルスとなり、病気を引き起こすかもしれないのである。

感染症の問題の重大さは、他の観点からも補足できる。新たなウイルスによって新たな感染症にかかったとしても、潜伏期間が長ければ、すぐには発病しないだろう。とすれば、感染している自覚がないまま、数多くの人にウイルスを撒き散らすことも予想できる。これが絵空事でないのは、エイズの例を見れば分かるだろう。新たな感染症が登場した時、感染症として認識される前に、ウイルスを広く蔓延させてしまう危険性が拭い切れない。もしきわめて危険なウイルスが長い潜伏期間を持っていたとしたら、人びとがウイルスを認知した時にはもはや打つべき手がなにもないという事態になっているかもしれないのである。

感染症以外にも、異種移植の規制ないし公衆衛生上の監督を誰がするのかという問題、移植を受けた人間のプライバシーの問題、法的整備の問題、保険・経済の問題など、たくさんの問題が生じるだろうが、異種移植の社会的問題の側面として何よりも大きな問題を投げかけているのは、感染症の問題であることに間違いはない。

このような観点、つまりある種の功利的な計算の観点からすれば、感染症の危険は大きく、異種移植は避けた方がよいということになるだろう。少なくとも、今の段階では異種移植に慎重な姿勢が望まれる。異種移植の利点がいかに大きくとも、世界中の人を不安に陥れ、場合によってはとてつもなく多くの人間の命を危険に晒すかもしれないのである。このような危険性を前にすれば、患者の自己決定に任せるのは難しいことが分かる。自分はどうなっても構わない。患者がそう思っても、その患者一人の決断が社会全体を不安に陥れ、最悪の場合、社会全体の存在を危険に晒すかもしれないのである。

（b）ドナーにおける問題

異種移植のドナーとは、動物に他ならない。すると、異種移植におけるドナーの問題とは、動物の扱い方、動物の福祉、動物の権利などの問題だということになる。

動物虐待や動物実験に反対する運動は、欧米ではかなり定着している。[7] イギリスでは、「動物虐待防止法」「動物保護法」「動物法」「家畜福祉規制法」などの法律が存在し、ヨーロッパ連合（ＥＵ）でも「家畜の福祉についての指針」などが作成されている。また、国際動物実験協議会（ＩＣＬＡＳ）は「動物実験についての国際ガイドライン」を作成している。さらに、国際医学団体協議会（ＣＩＭＯＳ）は「動物を用いる生物医学研究に関する国際原則」を発表している。

こうした法、ガイドライン等において強調されているのは、たとえばReplacement（置換）、Reduction（使用動物数の削減）、Refinement（洗練）である。生物医学研究では、高等な動物をできるだけ下等な動物に「置き換え」、実験に用いる動物の数を最小限に「削減」し、実験を「洗練」させ、動物に与える苦痛を軽減させようというのである。

ピーター・シンガーなどの思想家たちも動物解放運動に携わり、「アニマルライト（動物の権利）」を擁護し、食肉、狩猟、動物実験などで動物が虐待され殺されていく状況を改善しようとした。[8]人間は種差別（スピーシズム）を行っていると主張する。他の種の動物の利益を無視し、自らが属する種の利益のみを重んじているというのである。

このような考えは、当然のことながら異種移植にも影響を及ぼすことになる。何しろ、異種移植とは人間のために動物を殺して、その臓器を取り出し、人間のために役立てることに他ならない。動物を殺さないにしても、動物に苦痛を与え、動物の臓器や細胞を人間の欲望のために役立てる。これでは、人間は自分たちの種の利益だけを重んじているとしか言いようがない。種差別に異議を唱え、動物の権利を訴える限り、異種移植に乗り出すのは難しい。

では、この動物の権利を受け入れるということは、どのような倫理的立場をとることなのだろうか。快楽を増大させ、苦痛を減少させるという功利主義の立場を動物にまで応用すると考えることもできる。だが、動物の種の保護を強調していくと、必ずしも苦痛や快楽をはっきり感じているとは思えない動物種にまで権利を拡大していくことになる。そうすると、単なる功利主義の立場を超え、環境倫理に基づく動物種の保存の考え方にたどり着く。もちろん、環境倫理の立場にも種々あるだろう。が、近代の古典的なリベラリズムに基づく個人尊重、人間の個としての自律尊重を謳いあげる倫理思想とは一線を画するものであることは間違いないだろう。功利的な計算の観点、そして人間中心の観点——したがって人間の主体や個人の自律という観点——を越え出て、個人よりも人を含めた動物の種というものに大きな価値を置くことになる。(9)

この個人の自律という思想、そして功利的な計算の重視という思想は、近代において主導的な役割を果たしてきた対極的立場に立つ二つの重要な倫理思想である。むろん、どちらか一方の立場を徹底的に貫くのは難しく、その折衷案もしくは改定案を探ることが多いだろう。とくに、生命倫理や医療倫理のような現実に密着したものの場合には、その傾向が強いことが分かる。このことは極端な立場を考えてみればすぐに見て取れる。たとえば、自律の大切さを主張してやまなかったカントの考えはどうだろうか。普遍化可能な事柄だけをなせ。世界が滅びようとも義務をなせ。どのようなことがあっても絶対に嘘をついてはならない。カントはこのような厳しい立場をとる。

けれども、医療倫理や生命倫理でこの立場を貫くのは難しい。もしカント的な立場を貫くとしたら、がん患者やエイズ患者に対する告知の問題すら成り立たなくなる。それに、世界を滅ぼすようなものを生命倫理の義務と呼ぶようなことはできないに違いない。

他方で、功利的な計算を徹底させようとすれば、上述の「サヴァイバルロッタリー」のようなものが登場してくる。これはすでに多くの人に受け入れがたく思われている。受け入れがたく思われているからこそ、激しい反論が巻き起こっているのである。

そこで、近代の現実的な倫理思想の多くは、二つの立場の折衷案を探り、妥協を図っていたのであるが、動物の権利の立場はこの枠組みそのものの外に出て、そこから異種移植に反対していることになる。新たな倫理の立場から、問題を投げかけているのである。つまり、異種移植の是非を論じる時には、この新たな倫理的立場を考慮に入れなければならないのである。

もちろん、動物の権利という考え方に反対する声もあろう。動物の権利を主張するのは行き過ぎで、動物福祉のレベルにとどめるべきだという意見もあるだろう。動物のことを考慮するにしても、人間に対する利益が勝れば、動物を人間のために利用してもよいという意見である。動物に対する苦痛を少なくする努力を行えば、動物を実験対象にしてもよいし、動物から臓器を摘出しても、動物を殺してもよいというのである。だが、それでも動物のことを顧慮しなければならないというのは、上述のように法律レベルでも合意が形成されつつある。動物の権利まで主張するべきか、動物福祉で事足りるか、動物福祉にしても動物の苦痛と人間の利益をどう捉えるか、そもそも動物の権利と動物の福祉の間に明確な境界線を引けるかなど、問題はかなり残るにしても、移植の際にも動物の立場を顧慮しなければならないというのは、主要な流れになりつつある。異種移植のことを考慮する時にも、やはり動物の権利や動物の福祉を顧慮せざるを得ない。したがって、功利主義や個人の自律とは異なる新たな倫理的立場を考慮しなければならないのである。

このように異種移植の登場によって、功利主義や自律の思想とは異なる新たな方向づけが必要になってきたのである。このことは、次の主観的なレベルの問題、アイデンティティのレベルの問題でも、はっきりとあらわれてくる。

（c）主観的レベル

移植手術の場合には、必ず主観的なレベルの問題、アイデンティティの問題がつきまとうと言ってよい。同種移植の場合でも、アイデンティティの問題は生じ得る。他人の臓器を受け入れても、以前と同じ自分であるのか。このような問いを投げかけることもできるのである。肉体の中心になる臓器の移植の際には、とくにアイデンティティの問題が生じやすいだろう。他の臓器よりも心臓の移植の方が、レシピエントのアイデンティティの問題が切迫したものになろう。実現は不可能かもしれないが、脳の移植になれば、はっきりとアイデンティティの問題が浮かび上がってくる。

しかし、異種移植の場合には独特の形でアイデンティティの問題を突きつけられる。何も特別な宗教的な教えを信じている必要はない。種を異にするまったく異質なものが人間に埋め込まれるのである。アイデンティティの問題が浮かび上がらない方がおかしい。

イギリスのナフィールド生命倫理協議会の報告でも、この問題が指摘されている[10]。

「自分の身体やアイデンティティやセルフ・イメージについての考えに異種移植がどのような影響を及ぼすのかは、よく考えてみなければならない」「異種移植がレシピエントにどのような影響を与えるのか、特にレシピエントの身体やアイデンティティについての考えにどのような影響を与えるのかは予測しがたい」「動物の臓器を移植されると、レシピエントは今までとは違うストレスを感じるようになるかもしれない。レシピエントの反応は様々であろう。が、一個の人格であるとはどのようなことか、人間であるとはどのようなことか、動物であるとはどのようなことか、そうしたことについての考え方によってレシピエントの反応やストレスが変わってくると思われる」

したがって、異種移植によって人間のアイデンティティ・クライシスが生じかねないといって間違いはない。異種移植を考える際には、この問題の吟味を避けて通ることはできないだろう。

事実、今日では、異種移植によるアイデンティティ問題を先鋭化する事態が起きている。人間のアイデンティティを根幹から揺るがす大きな問題が生じているのである。それが、「ブタのヒト化」並びに「ヒトのブタ化」とでも呼ぶべき事態である。大まかな言い方をすれば、ブタの中にヒトの遺伝子を注入したり、ヒトの中にブタの遺伝子を注入したりすることである。

このような試みはきわめて過激なもののように思われるだろう。少なくとも、一見したところでは過激なもののように見えるだろう。とすれば、なぜこのような措置が試みられているのか、具体的にブタや人間にどのような介入が行われるのか明らかにされなければならない。

この過激に見える措置の根幹にあるのは、拒絶反応の問題である。冒頭に述べたように異種移植の場合、拒絶反応がとてつもなく強い。とりわけ、手術直後に起こる「超急性拒絶反応」が激烈な形で襲ってくる。拒絶反応にはこの他にも、手術後しばらくして起こる「急性拒絶反応」、移植後数カ月後に起こる「慢性拒絶反応」などがあるが、異種移植の際には「超急性拒絶反応」を克服するのが当面の大きな問題となっている。この拒絶反応を克服する手段として開発されたものの一つ、そしてすでに現実のものとなった（あるいは、現実のものになりつつある）手段の一つ、それが「ブタのヒト化」であり、「ヒトのブタ化」なのである。

拒絶反応の克服なら、免疫抑制剤など普通の手段を使えばよいのではないか。当然、そう考えられるであろう。しかし、サイクロスポリンやＦＫ５０６（プログラフ）など通常の免疫抑制剤を使うだけでは、異種移植の拒絶反応を克服できないのである。異種移植、とりわけ遠縁の種の間の移植では、拒絶反応はそれほど激しい。それなら、少しでも拒絶反応を少なくするために、チンパンジー、サルなど人間と近縁の動物がドナーとして適しているように思われるかもしれない。事実、サルなどで実験が行われてもいる。しかし、このような人間に近い動物種の場合、動物福祉の立場から強い反対論が巻き起こる。しかも、ドナーの候補として見た場合、数が少なすぎる。が、もっと重要な問題は、このような種族の臓器を移植すると、感染症の危険が高くなるということである。エイズのことを思い出せば分かる。エイズはサルから人間に感染したのである。他の感染症が広まる危険が決して小さくない。ドナーである動物には害を及ぼさなくても、人間の中に入った時には致命的な症状を引き起こすかもしれないのである。そこで、ブタがドナーの最有力候補になる。上述のように、繁殖が比較的容易なだけでなく、微生物汚染が少なく、感染症対策を「比較的」施しやすい[11]。また、ブタは人間の家畜としての長い歴史がある。食肉としても広く用いられている。それゆえ、動物福祉の立場からの問題が少ない。そのうえ、体のあり方の面で、人間と似ている点も多い。サイズも人間に比較的近い。人間と同じく雑食性で、消化器や腎臓機能も似ている。心臓の冠状動脈の構造も人間にかなり似ている。尿の濃度も人間に近い。このような様々な理由から異種移植のドナーとしてブタに大きな期待が寄せられているのである。

だが、ブタをドナーにすると、すでに述べたように拒絶反応も強い。それを克服する道を探さねばならない。

今では、ブタの何が超急性拒絶反応を引き起こすかよく分かってきている。免疫反応の担い手たる抗体と、血液成分の一つである補体とが大きな役割を果たしている。抗体の方では、アルファ・ガラクトース抗原に対する自然抗体が決定的に重要になる。アルファ・ガラクトース抗原は、ブタの細胞の表面に見出される糖分子で、ブタのみならずほとんどの哺乳動物に見出される。ただし、この物質は人間とサルには存在しない。そのため、アルファ・ガラクトース抗原に対する自然抗体が人間の中に作られてしまうのである。補体は、血清中に存在し、免疫反応を助ける。この二つが合わさって、超急性拒絶反応を引き起こすのである。

そこで、超急性拒絶反応を阻止するいくつかの道筋が考えられるようになる。[12]

まず、ブタからアルファ・ガラクトース抗原を排除してしまえばよいという考えがある。アルファ・ガラクトース抗原を形作るガラクシトル転移酵素を人為的に破壊すればよいというものである。ノックアウト動物（特定の遺伝子を破壊した動物）、この場合でいえば、ノックアウト・ブタをつくればよいというわけだ。最近、アメリカと韓国の研究チームがこれを実現したという報告がなされた。[13] ただし、部分的な成功でしかない。アルファ・ガラクトース抗原を作り出す遺伝子を壊したのだが、対になっている遺伝子の片方しか破壊していない。実用化はまだ先のことになる。

次に、補体をなくすという方法も考えられるだろうが、これは現在のところ実用化の可能性はきわめて低い。

現時点では、第三の方法の方が研究が進んでいて、現実的な選択肢となっている。すなわち、人間の自然抗体がブタの臓器に結合しても、補体の活動を抑え、免疫反応が進まないようにする方法である。人間の補体制御タンパク質（補体の活性化を制御する物質）を持つブタを作ろうというのである。これにもいくつかの種類や方法があるが、ブタが本来持っていない遺伝子を人為的にブタに導入する点では変わらない。トランスジェニック（遺伝子導入）動物の一つ、トランスジェニック・ブタを作ろうとしているのである。いうなれば、「ブタのヒト化」である。

第四に、キメラ状態をつくる方法も考えられる。ドナーとレシピエント両者の免疫が協調して働く免疫システムを作るのである。人間にブタの骨髄細胞やブタの遺伝子を導入したりすれば、キメラ状態を生み出せる可能性が出てくる。いうなれば、「ヒトのブタ化」である。この方向の議論を理論的に押し進めていけば、（どの人が将来臓器移植が必要になるのか分からないのだから）すべての胎児に妊娠の早い段階でブタの細胞やブタの遺伝子などを注入し、免疫寛容を作り出すことも考えられる。

このような「ブタのヒト化」や「ヒトのブタ化」をどう評価すればよいのだろう。人間を他の動物より優越しているという立場をとろうと、人間以外の動物種を人間と対等なものとする立場をとろうと、受け入れがたいことではないだろうか。前者の立場からすれば、人間より劣っている動物のものが人間の中に導入され、人間の尊厳が損なわれることになる。後者の立場からすれば、動物が人間の欲望の道具としてだけ利用され、動物本来の姿が損なわれるのだから、動物の尊厳を傷つけていることになる。しかしどちらの立場をとろうと、「ブタのヒト化」や「ヒトのブタ化」が行われる以上、人間のアイデンティティが根底から問い直されることに変わりはない。そして個人の自律が揺るがされることも間違いないだろう。免疫系こそ、個人というものをつくり上げるもの、「自分」というものをつくり上げるものである。少なくとも生物学的に見れば、そうである。免疫系こそが「自分」と「他者」「異物」とを区別するのである。もし「ヒトのブタ化」が行われれば、「自分というシステム」に劇的な変更が加えられるのである。個人の自律が根底から揺るがされざるを得ない。なるほど、人間は様々な経験によって「自分」をつくり上げていくのだから、「自分というもの」「自分というシステム」に常に様々な修正が加えられていくのは間違いない。だが、一挙に他人の手で「自分というシステム」に変更が加えられるとなれば、日常の経験に基づく「自分というものの修正」とは次元を異にする変更といえよう。とりわけ、人間全員に胎児の段階でブタの細胞を組み込むとなれば、人間という種の人為的な変更となる危険がある。ほんの少しの免疫系の変更であっても、大きな変化が生じかねない。少なくとも、どの程度の影響で済むかは今のところ分かっていない。人間をこのように勝手に変えることのリスクが今のところ正確には計算できていないのである。というより、普通の功利的計算ではたして計算できるのだろうか。かなり難しいのではないのだろうか。そのためには、たとえば、世代を越える者同士の倫理を考慮に入れなければならないのは間違いない。このような倫理を通常の功利主義や自律の思想から発展させることができるか否か、はっきりしていない。おそらくは、新しい方向づけが必要であろう。

この主観的なレベルの問題においても、新たな倫理学が求められているといえるのではないだろうか。

4　医療倫理への新たな挑戦

以上、社会的レベル、ドナーのレベル、主観的レベルと便宜的に三つの領域に分けて異種移植に関する若干の問題を論じてきた(14)。いうまでもなく、異種移植には他にも様々な問題があるだろう。だが、上述の議論からだけでも、いくつかの結論を導くことができるように思われる。

まず第一に、異種移植には慎重な態度で臨まなければならないといわざるを得ない。異種移植には少なからぬ利点があることは間違いない。しかし、問題点も多い。数が多いだけでなく、人間や社会のあり方を根本から揺るがす深刻な問題を投げかけている。今すぐに異種移植を全面的に解放するわけにはいかないであろう。

当然、医療の技術の進歩によって、いくつか状況が変わってくることは考えられる。その時には新たな考察が必要になるだろう。だが、現在の段階では、慎重な姿勢をとる方が望ましいのではないだろうか。そして、異種移植については現在の段階で倫理的な吟味を行うことが重要なのである。人工臓器の発展や再生医療が発展すれば、異種移植の必要がなくなるかもしれない。その時には、異種移植の問題自体が消えることになる。しかし、ごく近い将来における優れた人工臓器現実化の可能性は、肝臓などに関してはきわめて低い。機械的メカニズムだけでおおむね処理できる心臓などの場合、人工臓器は比較的作りやすい。が、肝臓など複雑な生化学反応を伴う臓器の場合、近い将来に人工臓器を実現するのは難しいのである。再生医療、クローン技術の応用の可能性が大きく広がっているものの、こちらにも倫理的問題が少なからず横たわっている。現在の時点で臓器の不足を補う最も有力な候補が異種移植なのである。[15]とすれば、現在の段階で異種移植の倫理的な検討を行うことが重要になる。

第二に、異種移植問題の検討から、新たな倫理学が求められていることが明らかになったといわざるを得ない。なるほど、功利主義的な計算が役立つ場面もあるだろう。自律ないし自己決定権が役立つ場面もあるだろう。しかし、功利主義や自律の立場では、異種移植の問題を十全に論じ尽くせない。功利主義と自律の立場を止揚する新たな立場が求められているのである。

したがって、様々な試みを行いながら、新しい理論を求めていくことが必要であろう。その道は困難であるに違いない。だが、医療倫理に限らず、功利主義と自律の倫理を乗り越える新しい試みも生まれてきているように思われる。たとえば、医療倫理、少なくとも自律（自己決定権）に基礎を置く医療倫理と、環境倫理とを結びつける試みも、その一つであろう。

また、功利主義や自律などの道徳の原理と「徳の倫理学」を結びつけようとする立場がある。[16]「徳の倫理学」はアリストテレスの倫理学にまで遡る倫理で、人生全体や生き方全体を主題化する。特殊個別的な場面で何が道徳的で何が道徳的でないかを判断する普遍的な道徳的基準を打ち立てようとする倫理学とは、趣を異にしている。

こうした「徳の倫理学」の一つの形態としてケア・エシックスを考え、ケア・エシックスの必要性を説く立場もある。[17]そうしたケア・エシックスと近代的な自律の原理を結び付けようとする試みもある。たとえば、アクセル・ホーネットの試みもそのようなものと考えることができるのではないだろうか。ハーバーマスの討議倫理、つまり近代の原理に基づく考え方と、一方的な献身の倫理（ケア・エシックスの一つの形といえよう）、つまり新たなポストモダンの考え方とを統合しようとしているのである。[18]

このような試みを利用しながら、新たな倫理学の方向づけを探していくことが必要なのではないだろうか。医療倫理に直接結びついていないところで議論されているように思われても、倫理学の新たな試みを利用しない手はない。功利主義と自律の哲学を乗り越えることは簡単なことではないのだから。

注

（1）九州大学などである。その他、旧厚生省でも異種移植に関する勧告を出している。『読売新聞』二〇〇〇年九月二十三日付記事、『毎日新聞』二〇〇一年五月二十二日付記事などを参照のこと。このように異種移植に関心が集まってきているが、異種移植、とりわけその倫理的問題に焦点を当てた書物は日本ではあまり数が多くないようである。数少ないものの一つとして、山内一也『異種移植―二十一世紀の脅威の医療』（河出書房新社、一九九九年）を挙げておく。

（2）全米臓器分配ネットワーク（UNOS）のデータによる。UNOSの最新のデータはhttp://www.unos.org/で提供されている。

（3）全米臓器分配ネットワーク（UNOS）のデータによる。

（4）John Harris, Survival Lottery, Philosophy, 50, 1975, 81-87.

（5）Cf. David K. C. Cooper, Robert P. Lanza, XENO: The Promise of Transplanting Animal Organs into Humans, Oxford UP, 2000, chap.9（『異種移植とは何か』山内一也訳、岩波書店、二〇〇一年、第九章）。

（6）この問題に再度言及する際に述べるように、その他にも理由がある。

（7）この点に関しての簡潔な紹介と歴史は、山内前掲書注（1）第七章を参照せよ。

（8）Peter Singer ed., In Defence of Animals, Blackwell, 1985（『動物の権利』戸田清訳、技術と人間、一九八七年）を参照せよ。

（9）興味深いことに、ピーター・シンガーは自分のことを功利主義者だと主張する。しかし、通常のエコロジストたちは自分たちの考えを功利主義的だと思っていない。そもそも、こうした環境倫理の領域で功利的に計算することは実際上かなり難しい。変数がたくさんある上に、立場や考え方によって何を快楽や利点と考えるかが違ってくるからである。

ジョナサン・グローバーはあるビデオの中で一般の人に向かって、こう言っている。「人と人の幸福をお互いに比べるのは、難しいことです。私はイタリアで休暇をすごしたから、アイルランドに行ったあなたより、二・五四倍幸せなどと言ったりしたら、馬鹿げているではないですか。厳密な比較など無理にきまっているのです」（The Examined Life: Episode119, Does the End Justify the Means? 米国 Telecourses ビデオ教材、制作：米国 INTELECOM、スウェーデンUR、オランダTELEAC/NOT）。チャールズ・テイラーの主張はこうである。「功利主義の理論に即して物事を進めると、深刻な問題を、実際より少なく見積もってしまうのではないでしょうか。なぜかといえば、複雑で深刻な問題は、奥のほうに潜んでいるからです。表面的な問題よりも見えにくいのです」（同ビデオ）。なお、同ビデオでは、マレーシアのバクン・ダム建設という具体的問題を手掛かりにしながら、様々な哲学者の功利主義についての考え方を比較している。立場が異なれば何を功利的な計算に入れるのかも異なってくることがよくわかる。

(10) ナフィールド生命倫理協議会「動物から人への移植—異種移植の倫理」（九・五、九・一二、九・一五、一九九六年、第九章〈Nuffield Council on Bioethics, Animal-to-Human Transplants: the ethics of xenotransplantation, 1996, chap9.〉）なお、同協議会の報告や最新情報は、http://www.nuffieldbioethics.org/で見ることができる。

(11) ドナーとしてヒヒにも期待が寄せられることがあるが、ヒヒは供給数が少ない上に、人間に危険ないくつものウイルスに感染していることが知られている。

(12) 第二の方法と第三の方法については、山内一也の簡潔な説明に多くを負っている。山内前掲書注（1）八九頁以下。

(13) 『朝日新聞』二〇〇二年一月四日付記事。

(14) 繰り返しになるが、三つの領域を明確に区別できるわけではない。様々な領域の問題は密接に結びついている。

(15) 上述のナフィールド生命倫理協議会の報告でも、異種移植が臓器不足の問題を解決する方法として最有力視されている。前掲注（10）第一章を参照のこと。

（16）マーサ・ナスバウムなどがこの立場をとる。The Examined Life: Episode121, Is Ethics Based on Virtue?（米国Telecourses ビデオ教材）参照。

（17）マリリン・フリードマンの発言を参照せよ。前掲ビデオ注（16）。

（18）Axel Honneth, Das Andere der Gerechtigkeit（Suhrkamp, 2000）; Jacques Derrida, Politiques de l'amitie（Galilee, 1994）などを参照せよ。なお、Honneth の講演 Das Andere der Gerechtigkeit – Habermas und die ethische Herausforderung der Philosophie（Deutsche Zeitschrift fur Philosophie, Nr.42, 1994）の後のディスカッションも興味深い（同雑誌同号に収録）。

浅見昇吾

第9章　ヒト組織利用問題の倫理的検討
――「患者のプライバシー」の保護と「同意撤回」権の本源性――

はじめに

「組織利用」とは、いわゆる動物およびヒトの組織を薬剤製作あるいは移植あるいは研究等に利用することを意味している。このような利用は、以前から深く医療現場や製薬事業において行われていたことである。だが、このような利用の正当性が問われるようになったのは、まさに一九九七年の新ＧＣＰ以後である。国際ハーモナイゼーション会議がアメリカ、ヨーロッパそして日本の薬剤開発に対する共通基準を作り上げる動きの中で問題になってきたといえるだろう。その方向がほぼ同時期に三つの方向で現われた。問われたのはこれまでのあり方が生命倫理の洗礼を受けて、果たしてどのように再構築されなければならないかである。早くはアメリカで六〇年代から始まったバイオエシックスが、七〇、八〇年代を経て、九〇年代になって日本においても医療現場の根本的なあり方を問うところにまで至ったのである。まず第一に、直接的には、すでに触れた「臨床試験」における倫理的な問題として現われた。[1] そして第二に、「病理検体」の倫理問題として抜本的に再編成することが迫られた。日常的に行われてきた「病理検体」に関して、生命倫理上のフィルターがかけられ、今後の「病理検体」利用の抜本的に組み替えが要求されることになったのである。[2]さらに本稿の対象とする「ヒト組織」の医薬品開発への利用問題として現われたのである。

ヒト組織に関しては、「医薬品」開発ばかりではなく、「臓器移植」と連動して、「ヒト組織移植」の問題としても議論された。

いずれにしてもこれらの問題が象徴的に示しているのが、生命倫理の問題が端的に「医療倫理」として患者の自己決定権に基づく「医療現場」そのものの再構築を要求するものだということである。そして、それは日本にあってはまさに日本社会の最先端に位置する課題とならざるを得ないことを示していた。すなわち、患者の自己決定権とは限定された「医療現場」における概念であるが、これはその場面を超えて近代の価値である人権を意味しており、日本社会においてはこの人権の定着を意味せざるを得なかったのである。さらには、まさにここにおいて日本の研究者なる人間集団が、自らの立脚すべき根拠に対して、その正当性を積極的に提示することを要求するものとなったと言わねばならない。そして重要なのは、これらの三つのテーマに共通するのが直接的な治療問題ではなく、何らかの間接的な利用、そして研究の問題であったといえることにある。そのとき感覚的にはそれらのいわば「研究材料」を提供する患者－諸個人にとって、いやだな程度にしか感じないかも知れないが、実態を知れば、きわめて強く素朴なわれわれのエゴの感覚をも揺さぶる問題となっていることである。ヒトゲノム解析計画以後、遺伝学的な研究が急激に進み、しかもほぼ同時期に九〇年代になって、そしてその間に急激に広まった情報機器を介した研究のあり方が、われわれのプライバシーを常に暴露する危険の淵にわれわれを追いやった。われわれの個人情報こそがこれらの研究においてきわめて重要なものになっている。だが、この点で決定的に弱いのは、まさに、日本の医師集団が、「患者の権利」を承認していないということである。[3] したがって、われわれのプライバシーの保護といった場合もきわめて危ういところにあると言わねばならないだろう。

他方、この「ヒト組織利用」の問題にとって決定的に大きい問題は、「感染症」問題である。とりわけ最近重要な事件、動物の組織移植で焦点となったのがすでに知られるようになった。動物の体内にある限り、さほど問題とならない病原体が、ヒトという種に移植された時に猛威を振るうという問題である。この典型的な例として「エボラ菌」の問題を挙げることができる。さらに最近問題となった「クロイツフェルト・ヤコブ病」の問題がある。牛において発生した「狂牛病（ＢＳＥ）」が、人間において「クロイツフェルト・ヤコブ病（ＣＪＤ）」となる。

このような事態は、われわれが依然として生物に関してよく知っていないことを示している。今後、遺伝学の進展は、まさにこれらの種の多様性の根拠を暴き出すことだろう。だが、それにしてもこの種差が持つ決定的な意味はわれわれ人間にとって大きな意味を持ってくる。この種差の意味はすでに「異種移植」に関して「免疫反応」の問題として言われてきた。この点の解明こそが重要な課題になっていることを示している。

加えてこの「組織利用」問題では、「胎児組織」利用の問題がある。[4] 前者はより広く何らかの形でわれわれが手術などを受けた時に取り出される組織の問題であり、後者はまさに「流産」あるいは「中絶」した胎児の組織そのものを何らかの医学的な研究や移植などに使用するという問題である。この問題はただちに「人はいつから始まるか」という、今日「ヒト胚研究」の根底にある問題と連動している。

本稿では、とりわけ「プライバシー問題」に焦点を置いて、「ヒト組織使用の問題」を検討し、次いで

「感染症問題」がこの「プライバシー問題」に対してどのような影響を与えるかを検討することにしたい。ない。そして国際的に重要な問題となっている「胎児組織利用問題」は言及するとしても検討の対象とはしていない。

1　「患者のプライバシー保護」はなぜヒト組織利用の中心問題となるのか

「ヒト組織利用」に関しては、通常の利用は意外に一般に知られないままに使用されてきた。手術などで摘出された組織を利用することは、通常の医療行為の流れの中に組み込まれていることに注意しなければならない。その典型的な事例が「病理検体（pathologic specimen, pathological materials）」である。だが、この「病理検体」は、一定の病気に罹患している人の組織を解析することを通じてその病気の性格を特定することを基礎にして医療に貢献する研究および教育に利用されるが故に、病理解剖と同等に分かりやすいところがある。だが「ヒト組織利用」問題は端的に商業利用と結びつくことに問題が生じてくる。

日本においては、この検討は、一九九八年二月から七月にほぼ半年間のあいだ、「ヒト組織を用いた研究開発のあり方に関する専門委員会」が開催され、その結果として「手術などで摘出されたヒト組織を用いた研究開発のあり方について——医薬品の研究開発を中心に」が提示された。次いで翌一九九九年十二月から二〇〇〇年三月にかけて、「ヒト組織の移植などへの利用のあり方に関する専門委員会」が開催されて、やはり報告書が出された。

①「ヒト組織」の利用は、ヒト－動物の種差にもとづくその反応の差があるが故に、これが使えるならば、「無用な臨床試験や動物実験の排除、被験者の保護に十分配慮した臨床試験の実施が期待できる[5]」という有用性がある。これまで「無用な臨床試験や動物実験」を行ってきたのかという疑問は措くとしても、人体実験は、ニュルンベルク綱領やヘルシンキ宣言が提示した戦後医学の進路であり、医学に固有のものであるが故に、これと同様の効果を持つならば、「ヒト組織」を利用することはきわめて重要な問題であるといえるだろう。

だが、「ヒト組織」の性格の問題がここに存しているといわねばならないだろう。今日問題となっているのは、直接的には「手術などで摘出されたヒト組織」である。だが、この報告が指摘するように「ヒト組織」の由来は、「手術」ばかりではなく、「臓器移植」に際して「移植不適合」の臓器、そしてさらに重大なのは、国際的にはすでに問題となっている「胎児組織」の問題があるといわれなければならない。

とりわけ後者に関しては、すでに国際的なガイドラインもあり、ドイツなどではこれが問題の中心になっている。すでに指摘したように、この場合、「中絶」など流産した胎児が対象となる。そのため、ドイツのガイドラインで、世界医師会（WMA）のガイドラインと共通して、次のように述べられているのは印象的である。

「これらの懸念は物質的な刺激あるいは人間的な動機が——たとえば病気の親族のために［胎児の］組織を提供すること——、妊娠中絶の決断に、ならびに一面で医療上の必要という関心と、他面で母胎の健康という関心に関連した、まだ生まれていない生命を保護するという要請の間にある潜在的な衝突に対して影響を与える可能性に関わっている」[6]。

胎児組織に関しては、まさにこのドイツガイドラインが示す「妊娠中絶」の、しかも組織移植のために妊娠して中絶するという問題が生じてくる可能性を持っている。そのために「胎児組織および胎児細胞」に関しては、それを利用するために独自のガイドラインが必要だと思われる。しかもその際には、日本の妊娠中絶の状況を精査した上での、「胎児の倫理的な身分」に対する徹底した検討を踏まえたガイドラインないしは法律の制定が必要だと思われる。

したがって、この日本の「医薬品の研究開発」のためのガイドラインが、無造作に「例えば、死体、移植不適合臓器などを用いる研究」と胎児組織（fetale Gewebe）を視野に入れることは、危険性を含んでいるといわねばならない。

むしろ、このガイドラインも直接には、「手術によって摘出されたヒト組織」であり、このヒト組織の利用として見る限り、臓器提供と同じ次元の問題として考えることが可能であろう。そして日本のこの「報告」の狙いは、それに続く「ヒト組織移植」と別のものとされながら、この「臓器移植不適合」の臓器に関しても視野に入れられている。むしろ、こちらの方が狙いではないかという印象を議事録を見る限り持たざるを得ないのである。

「移植不適合臓器については、現行法上、研究開発に利用することは不可能であるが、臓器移植法の見直しの際には、諸外国と同様に、それらを研究開発に利用できるように検討すべきである」[7]。

「臓器移植法」の改正時の検討課題とされているが故に、現在は「手術などによって摘出されたヒト組織」が問題となってくる。

②だが、問題は、この「ヒト組織」利用のためには、当然のこととして、「同意」の内容に問題が生じてくるといわねばならない。しかも、この「医薬品の研究開発」と「移植」とが、連動したものとして考えられているところに問題が生じてくるといえるだろう。現行の「臓器移植法」の下では、「移植不適合」であると判断された臓器は、その段階で移植はされず、焼却処分されるわけである。「提供した臓器」は「移植」されるか、処分されるかで問題は終わる。

「手術などによって摘出したヒト組織」の場合も、「病理検体」として「研究」および「教育」に供されるとその後、処分されることになる。

つまり、これまでは「提供者の意思」は一つの流れの中で見通すことが可能であったといえる。

ところが、今回の報告が意図しているのは、提供者の治療から離れた目的のための利用である。「ヒト組織の移植」の場合は、「提供された組織」の徹底した検査が必要とされる。それはまさに「感染症」の問題があるが故にである。[8] この感染症の問題は、二重に問題を含んでいるといわなければならない。つまり、感染症の検査のために「提供者」の情報が解明されることである。これが第一点であり、次に、この検査をクリアしたとしても「レシピエント」側に感染症が生じた場合の問題である。すなわち、「感染症」に関しては、未知のものがあり危険を排除できないという問題がある。後者に関しては、節を変えて検討するとして、ここでは前者に関して、すなわち「提供者」の情報が問題となる点に着目したい。しかもこの点で、「医薬品の研究開発」の場合には商業ベースでの利用を目指していることと連動することによって問題は大きくなるといわねばならない。

すなわち、この報告が目指しているのは、「提供者の意思」を治療とは異なった目的で利用することを効率的に行うことである。少なくとも「商業利用」と結びつく時、「提供者の権利」を「同意」によってシャットアウトすることが目指されているといわねばならない。この提供された「ヒト組織」を利用して開発された成果は、製品化と結びつく。このとき「商業化」を阻むために、「善意の意思による無償提供」であることを述べ、「利益の誘導」があってはならないと述べているのは当然であるといえる。だが、この「利益」に結びつく「提供者の権利」に関しては否定されるとしても、「提供者」のいっさいの権利、その権利そのものが否定されるのかどうか、それが問題とならざるを得ないだろう。とりわけ、「感染症」防止のために検査された情報に関しては、その結果を患者の「知る権利」について「提供者やその家族などの要望に応じ、当該医療行為が適切に行われたことについて、情報を開示する」と規定するだけでは、問題は解決できないだろう。

少なくとも、ここでは、「臓器移植」の場合と異なった新しい問題が生じてきていることに留意すべきである。「臓器移植」の場合にしろ、「ヒト組織」移植の場合にしろ、移植のために提供することに同意すれば、「摘出された臓器、ないしは組織」が医学的に適応か不適応かの検査が行われるのは、これは当然のことだと言われなければならない。そして、この点で「情報開示」がなされることもまた当然である。問題は、不適応である時に、これまでは「臓器移植」の場合にはそのまま処分されることによって、提供者の情報の流れが完結することである。ところが、それが研究利用される時、情報開示の流れは完結することなく、その後もこの流れが患者および親族の意思を越えて続くことになる。そうすると、「患者のプライバシー」は依然として侵害される可能性が続いていくことになる。ここに新しい問題が生じてくる。

2 「患者のプライバシー」の侵害の危険とその保護の問題――「同意撤回権」の本源性

さて、この「患者のプライバシー」問題は、少なくとも、研究利用の場合にはきわめて危険なものを含むといわなければならない。そして、情報の漏洩に対する最大の防御手段は何かといえば、今日の段階では、「連結不可能匿名化」という言葉で表わされる処理である。この処理はヒトゲノムなど遺伝子解析研究において生じてきている概念であるが、患者の個人情報に関しては、このことがきわめて重要になってくる。

①まず第一に重要なのは、「患者の同意」が意味するものとの関係である。とりわけ、この同意と相即して「患者の権利」を構成するのは、「同意撤回権」である。この「患者の自己決定権」と「同意撤回権」とは本源的な権利として捉えることが必要である。というのも、まず何よりも「同意撤回権」の放棄を「自己決定できない」と考えるべきであるからである。この点が重要なのは、「自己決定」可能である限り、「同意の撤回」も可能なのだということを示すからである。[9] この点を少し詳しく検討しておこう。

「患者の自己決定権」は、生命倫理の基本原則として、アメリカ・バイオエシックスの運動の当初から大きく主張されてきた。したがって、当然、日本においてもその移入以来、「患者の自己決定権」を求める主張は大きなものとなっている。だが、この「自己決定権」に対する「尊重」はこの数年の間にほぼ共通の認識になりつつある状況でしかなく、それを明瞭に規定した「リスボン宣言」を日本医師会では承認していないことは重視すべきである。[10]

他方で、医療情報に関する情報倫理の文脈では、このリスボン宣言は、一九九八年に報告書がまとめられた「カルテ等診療情報の利用に関する検討会報告」において、当然の前提として承認された。しかし、この報告の直前に提出された「遠隔医療計画」の報告では、「情報開示」および「プライバシーの保護」の問題は、遠隔医療における「情報の流れ」を患者が知っている場合、あるいは「情報の流れ」を患者に知らせなければならない限りにおいてのみ問題になるとされた。つまり、この「プライバシー保護」と「情報開示」という対概念は、「患者の自己決定権」の承認に基づき、この権利から理論的に根拠づけられるのではなく、あくまで効率性の問題からの議論の枠組みに留まった。[11] その後、「情報開示」に関しては「日本医師会」も一九九九年に開示の方針を打ち出し、さらに「国立病院長会議」もまた同年十月に、より積極的な方針を出した。だが、この両者においても「患者の権利」に基づく理論化はなされていない。[12] けれども、昨年から始まった「保健医療システム」の検討のための専門委員会の議事録[13]を読めば、このような「患者の権利」[14]に対する認識の弱さを自己批判的に指摘していることは重要であり、今後の変化が期待できる問題である。他方、医療情報に関しては次のような問題があることに留意しておかねばならない。

「ある患者の電子カルテ情報を病院Aから病院Bへセキュアに転送するといった話であれば今以上に危険になることはないと思うのですが、診療データベースが疫学研究とか遺伝子解析といった医学研究等での二次利用まで射程として広がっているのかもしれない。そういうデータベースを構築していった時に、個人情報が守りきれるのかという問題はかなり大きい問題だと考えています(15)」。

だから、「自己決定権」の核をなす自らの「医療情報」に関して、やはり今日、医療者側の認識の希薄さに加えて、「医療情報」の物理的な防衛手段は基本的に絶対的ではあり得ないことに留意しなければならない。唯一、情報を出す段階での「連結不可能匿名化」だけがその可能性を持っているといわなければならない。この概念は、まさに患者とその情報との連結を切断して不可能にし、その上で匿名化の処理を行うことになる。だから、この処理をなされた場合に、患者の側が自らの情報を回収しようとしても、それもまた不可能になる。そのため、患者の側では、やはり「同意撤回権」を行使しようとしても物理的に不可能な事態をつくり出すことになることを意味する。したがって、「治療」という文脈を超えて二次利用する場合には、どうしても「自己決定」－「同意撤回」について、医療者側が恣意的に、自らの研究上の都合から「同意撤回」を拒むのではなく、「自己決定」の文脈から外してしまうことによってしかこの「同意撤回」を拒むことができないのである。

②けれども「同意撤回権」の本源性に対する了解は希薄であるところに問題が生じてくる。これは自己決定の意味に対する了解の曖昧さにも起因するだろう。医療場面におけるこの「自己決定」とは、何らかの病気に罹患しており、その治癒のために行うことである。したがって、これは患者が自らの病気に関して、情報を手に入れ、病気の治癒とその後の「生活の質」を基準に入れて自ら決定することを意味してい

る。けれども、インフォームド・コンセントという場面を患者－医師関係としてイメージして、それを「契約モデル」に従って構想する時、「患者と医師の対等な関係」とは「素人－専門家関係」という不平等性をあたかも対等な関係として「共同」して決定するという形式を構想する。この時、「自己決定」は自己の「生活の質」に対する決定ではなく、専門家の治療のやり易さに基づく決定になる。したがって、専門家の側からの治療手段の唯一性こそがその基準になるのであり、それを「撤回」することは治療の拒否、あるいは妨げになると考えられる。

注意すべきは、「自己決定権」を認める限り、この「決定」の質は何か一回きりの絶対的な決断、実存的な決断ではないことである。基本的に患者の生活過程が前提され、それへの復帰を前提として、復帰後の「生活の質」を視野に入れて行われる決定である。この自らの「生活の質」に関しては、自ら決定しなければならない。この点にこそ「自己決定権」の本源性があるといわなければならない。

そして「同意撤回」というのも、その意味では二重の意味において「自己決定権」と同様に本源的なのである。第一に、「同意撤回」というのもまた「自己決定」の実現である。そうすると、この「同意」という決定を一度に限定されなければならない理由がない限り、一度「同意」した後に「同意撤回」を決定することを拒む理由はないことである。まして、この「生活の質」に関する決定をその本質とする限り、この決定が一度で済むという保証はあり得ないことである。むしろ「生活過程」という日常の中で、その一時期病気のためにその「生活過程」から切り離された場面で、様々な情報を非専門家が一度で正しく評価して判断を下せる可能性はあり得ないといわねばならない。だからこそ、この「自己決定」はプロセスにおいて捉えられなければならない。それゆえ、第二に、「同意撤回」は「自己決定」というプロセスにおいて試行錯誤を繰り返し、自ら納得のいく日常生活に戻っていく「決定」において真に「自己決定」を行うことができる核心的な決定であるといわねばならない。

しばしば「同意撤回」に関しては、何らかの治療手段について、あるいは研究利用についての決定がなされているのであり、決定後に「撤回」されれば、すでに治療なり研究利用のための準備がなされており、その準備には金がかかっているのだから、それを保証してくれなければ、といった議論もあった。けれどもこのような議論こそが、「自己決定」の名を借りた本末転倒の議論であるといわねばならないだろう。

まして、「ヒト組織移植」のような「感染症」の可能性があり、「連結不可能匿名化」の処理ができず、むしろ「連結」したままにして、移植のためであれ研究開発のためであれ、利用しようとする時に、この「同意撤回権」は利用者側の都合で否定できるものではない。このような議論では、「提供者」には「善意」を要求し「無償性」を強制しながら、レシピエントあるいは研究開発を行う研究者側が一方的に「利益」を被る場面で、このような「提供者」に対してその権利を奪うことは、まさに議論として正当性を主張できないだろう。

「臓器移植」が常に「臓器売買」という危険をはらむのは、この「提供者」と「レシピエント」の間の利益の不平等という事情が絡んでいる。日本の「臓器移植法」を制定する時に「脳死体」という新しい概念を導入したのも、「脳死状態」にある患者――生と死の間のグレーゾーンにある患者を「本人の意思」に基づいて「死者」の領域に組み込むことによって可能になった。そして死者であるが故に、もはや「同意撤回」は不可能な状態にある。だが、あくまでもドナーとして死後自らの臓器を提供するという、この一点だけの「意思表明」である。しかもドナーカードという意思表明は生きている限り自由に否定できたのである。そのうえ、この、本人が表明した「臓器提供という善意」が「提供不適合臓器」である場合には、要するにこの「善意」が「善意」として「レシピエント」の利益につながらない場合には、臓器を焼却処分にするという提供後の自らの臓器の有り様を確認した上での決定という形式を取ることによって成り立っているのである[16]。

けれども「手術によって摘出された組織」および「移植不適合」臓器の二次的利用の問題は、この点での情報の流れを本人に不透明なままにしておくことになる。この点に、提供者の善意の侵害が行われる可能性をはらんでいるといわなければならない。

3　感染症の問題と組織利用

すでに指摘したように、この「提供者の善意の侵害」という問題は情報倫理的に検討すれば、大きな危険をはらむ。けれども、「組織利用」がそれによって直ちに否定されるかといえば、そうではない。「感染症」の問題は、この危険を増大させると同時に医学的にきわめて大きな貢献をなすものであろう。とりわけ「ヒト組織移植」のための利用において生じてくる「感染症」は、事前にその時点での「感染症」の危険をチェックしているが故に、未知の感染症の発見とその意味、そして対応策を産み出す上でどうしても研究と結びつかなければならないだろう。

ところが、この未知の感染症の研究という場合、それはまさに遺伝学の研究と結びつくことになるだろう。だとすれば、この感染症の研究は患者本人の情報にとどまらず、遺伝情報の性格から、その親族にまで関係する情報となる。最初の段階における本人の同意で済むのかどうか、非常に問題を含んでいるといわねばならない。この点で、「医薬品の研究開発」報告は、患者家族の「知る権利」「知らないでいる権利」に言及するだけである。

「……当該医療行為が適正に行われることについて、提供者の理解と同意を得る必要があるとともに、提供者やその家族などの要望に応じ、当該医療行為が適正に行われたことについて情報を開示するようにするべきである[17]」。

この言明は直接には「手術などによって摘出されたヒト組織」の提供に関係していわれているが、手術などによって摘出された場合、これまでの日常活動では「病理検体」としてその手術の対象となった病気の原因の確定、病気の状態および治療結果の究明、障害または病気の経過に関する知識の獲得を目的として研究が行われる。それは死亡した場合には「病理解剖」として行われる。[18]「病理検体」の利用に関しては、この「医薬品の研究開発」の後に出たものであるが、むしろ治療過程の一環として捉えることができる。だから、この場合は当該患者の利益が第一義的な課題となっているが、この「医薬品の研究開発」の場合にはまさしく非臨床的研究であり、当該患者の利益は直接的に問題にされていないのである。この点でニュルンベルク綱領やヘルシンキ宣言以来の区別は明確に位置づけられる必要があり、その限りにおいて、自己決定権に基づくインフォームド・コンセントの理解は正当に行われる必要がある。それゆえ、「医薬品の研究開発」のための利用は、この「病理検体」としての利用とは区別されなければならないし、同意の内容も異ならねばならないはずである。しかし、先に引用した「医薬品の研究開発」が、患者の要望があれば知らせるとした「適切な手術」に関する情報は、むしろ「病理検体」によって行われるべきものであり、そうである限り、何もいっていないことになるだろう。

問題は、最初の段階の「同意」に対する説明に関わってくる。「移植」に利用する場合には、「感染症」問題がきわめて重要な分析内容となることが指摘されなければならない。したがって、まずこの時に「連結可能」な状態に置かれるとすれば、患者の「同意撤回権」は最後まで顧慮されなければならないし、当然、提供者の「知る権利」および「知らないでいる権利」に関する説明が必要になってくる。もしこれが「研究利用」の場合にも、同じことがいえる。

「感染症」問題が厄介なのは、この分析がなされるまでは常に提供者と連結可能にしておかねばならないからである。「移植」にしろ、「研究利用」にしろ、「感染症」が分かれば、直ちに何らかの手を打たねばならないからである。

しかし、「連結可能」である限り、「提供の同意」という自己決定に対して、この提供者は依然として「同意撤回」＝「同意の否定」という自己決定を行い得るといわねばならないだろう。そうであるとすれば、この「移植」であれ、「研究利用」であれ、本人の利益に直接結びつかない利用の仕方である場合であるから、この「同意撤回」件を否定することはできないであろう。

そうであるとすれば、何よりもこの提供した組織が利用される（移植される）までの期間が明らかにされることが必要である。要するに「同意撤回」が技術的に不可能になるのはいつかが明らかにされなければならないのである。そのために、「連結可能」である限り、提供に同意した段階からこの提供した組織の利用に至る過程が透明にされていなければならないのである。

この提供した段階からそれがもはや利用されなくなるまでの過程の透明性の確保は、決定的に重要である。提供者自身がこの過程を監視できる状態になければならないのである。「患者情報」の保護に関しては、今日の段階ではそれを出す最初の段階で「匿名化」ないしは「無名化」の処理を行う以外に守ることができないことはよく知られていることである[19]。そのうえ、日本のように患者情報の保護に対する自覚が希薄である風土にあっては[20]、提供者は、自らの善意が生かされるためにも、利用の全過程を自ら監視することによって防衛せざるを得ないのではないか。そしてまた研究利用する側もまた、これまでに生じてきたカルテ漏洩の可能性を、第一に知らされなければならない。そして第二に、この「ヒト組織」が研究に使われる期間に関する説明である。少なくとも「研究利用」の場合、善意に基づいて「研究」に参加することになるのだから、この点に関する告知については提供者自身が、自らの組織が、不当な取り扱いを受けないかどうかを監視することができる状態をつくり上げておく必要がある。第三に、この提供されたヒト組織が「連結可能」な状態に置かれること、このことが知らされることが重要である。

これらが説明されて初めて、提供者の「知る権利」および「知らないでいる権利」が正当に問題とされるといわなければならない。

実は、この点で「医薬品の研究開発」の際にどのような研究利用が行われるかに関する、不透明性があるといわねばならないのではないか。「感染症」に関する検討をどこまで行うのか、遺伝子解析を含むのか。これらの問題を曖昧にした説明に基づいて同意を得るとすれば、そこには、患者が一度同意すればそれですべて可能であるということにはならない。むしろ、「同意撤回権」は依然として生きていることに留意しなければならない。

おわりに

今日、技術の発展はきわめて鋭くわれわれ個人の存立を脅かすところにまで来ている。だが、依然としてわれわれはその自覚がないままにいることがきわめて今日の危機の性格を表わしている、といえるのではないか。それは、まさしく医療現場そのものの抜本的な変革の様相を呈しつつ、われわれが「自己決定権」の主体であることが困難な状況を示すとともに、そのような主体として陶冶されなければ、われわれはこの危機を脱せないところにまで来ている、といえるのではないか。そしてこの抜本的変革の方向もまた、われわれの「自己決定」の主体への形成過程をフォローアップするシステムの問題としてわれわれの前に提起されている、といわねばならない。

注

（1）伊藤高司・長島隆「臨床試験のモニターシステムと『情報倫理』」（『情報倫理研究資料集Ⅲ』京都大学大学院文学研究科・広島大学文学部・千葉大学文学部「情報倫理の構築」プロジェクト、二〇〇一年六月）一三三—四六頁。

（2）長島隆「情報の開示と『個人情報』の保護—「病理検体」と患者の権利」（『医療・生命と倫理・社会』一、大阪大学大学院医学系研究科・医の倫理学教室）六五—七五頁。

（3）前掲注（2）六六—七頁。

（4）国際的にはこの「胎児組織」利用問題が重要な問題になっている。たとえば、世界医師会では「胎児組織移植に関する世界医師会声明」（一九八九年）が出され、ドイツ連邦医師会にもまた「胎児組織指針『生殖医学、人間の胚についての研究そして遺伝子治療における倫理的諸原則の保持のための連邦医師会中央委員会』の態度」がある。なおこのドイツのガイドラインは本書巻末資料2に翻訳が収録されている。

（5）「手術などで摘出されたヒト組織を用いた研究開発のあり方について―医薬品の研究開発を中心に」。

（6）「胎児細胞および胎児組織の利用についての指針」本書巻末資料2、三〇八頁。

（7）「手術などで摘出されたヒト組織を用いた研究開発のあり方について―医薬品の研究開発を中心に」。

（8）「ヒト組織の移植などに関する専門委員会」第一回議事録（一九九九年十二月二十一日）。ここで一番初めに問題となったのはまさにこの感染症の問題である。

（9）本稿の文脈と相違したコメントを注記しておきたい。すなわち、「患者の取り違え」が立て続けに起こったという衝撃的な事件が報道され、しかも看護婦と医師の責任をめぐって訴訟が起こされ判決がなされた事件は耳新しい。この事件は「治療場面」における問題であるが、ここでも「自己決定」－「同意撤回」という「生命倫理の基本的原則」に対する認識が問われるといわなければならない。つまり手術などの場合、診断と治療法の説明→手術同意→（手術の同意確認→）手術という流れがある。この時、当然のこととして、手術の前に（手術の同意確認→）と入れたのは、まさにこの「同意撤回権」の行使に関わる。すなわち、麻酔をかけることによって患者は意識を失うわけである。それによって自己決定はできなくなる。そうすると当然のこととして「同意撤回」は不可能になる。したがって、この「同意撤回」が不可能になる処置を行う前に、「同意撤回」を行わないことを確認する手続きを意味している。「患者の取り違え」ということはこの点について、単なるルーティーン・ワークではなく、「患者の自己決定権」ということに対する自覚があるなら本来生じ得ない問題だといわなければならない。問題は、この「患者の自己決定権」を承認して、そこから医療現場のルーティーン・ワークを洗い直すことの必要を示していると思われる。

(10) リスボン宣言（The Declaration on the Rights of the Patient, 1981〈一九九五年バリ島修正〉）では、原則三の第二項に、「患者は自分自身の決定を行う上で必要とされる情報を得る権利を有する」と述べ、原則七に「情報を得る権利」を挙げている。とりわけこの第一項で「いかなる医療上の記録であろうと、そこに記載されている自己の情報を受ける権利を有し」と規定している点に留意すべきである。

(11) この点に関しては、かつて報告したことがある。Takashi Itoh, Takashi Nagashima, Information Ethics in Health Care Medicine. Telemedicine-Project in Japan and the problem of patient's privacy. XIIth Annual Cnference of the european society for philosophy of medicine and health care (Marburg), August 20-22, 1998, 22.

(12) この二つの報告は次のものである。日本医師会「診療情報の提供に関する指針」（一九九九年四月）、厚生省通達「国立病院等における診療情報の提供に関する指針」。なお厚生省保健医療局国立病院部から「国立病院、国立療養所及び国立高度専門医療センターにおける診療情報の提供に関する指針について」という通達が出された（二〇〇〇年七月）。

(13)「保健医療情報システム検討会」第一回議事録（二〇〇一年三月二十八日）。

(14) 医療集団の「個人情報」に対する認識のいい加減さに関してはきわめて深刻なものがある。『朝日新聞』二〇〇二年五月十四日付の報道によれば、二〇〇一年十一月に厚生労働省の個人情報に関する研究班の報告では、二六％の医療機関で「同意なし」にカルテが診療以外の外部の利用のために提供されていたことが明らかになった。しかも重要なのは、警察の利用五一％、保険会社四三％である。これはきわめて深刻な事態である。とりわけこの二つは患者の不利益に結びつく可能性がある利用の仕方を示すものであり、その限り今回の様々の問題を含む「個人情報保護法」の除外とされる医療機関がこうであることは、むしろ「個人情報保護」に関する法律が、実はこれらの個人に不利益を与える部門を縛るものとして再考されなければならないことを示している。

(15)「保健医療情報システム検討会」第二回議事録（二〇〇一年四月二十六日）。

(16)この点では、「臓器移植」第十五例目で行われた「生前の提供者の指定」という問題がきわめて大きな危険を含むものとなっていることに留意されたい。日本医学哲学倫理学会・国内学術交流委員会のこれに対する意見書を参照されたい。

(17)「手術などで摘出されたヒト組織を用いた研究開発のあり方のついて—医薬品の研究開発を中心に」。

(18)最近「病理学研究」に関しても「病理解剖に関する法律」が改訂され（一九九六年）、日本病理学会「病理検体を学術研究、医学教育に使用することについての見解」（二〇〇〇年十一月）が出された。

(19)拙稿「ヒトゲノム解読と個人のプライヴァシーの問題—〈同意〉と〈提供者の権利〉をめぐって」（『情報倫理研究資料集Ⅲ』日本学術振興会「未来開拓学術推進事業」「情報倫理の構築」プロジェクト、京都大学文学研究科・広島大学文学部・千葉大学文学部、二〇〇一年五月同上）一四七—五九頁。

(20)注（14）参照。

長島　隆

資料1『韓国臓器等移植に関する法律』

［法律第六〇二三号　一部改正　一九九九・九・七］

第1章　総則

第1条（目的）　この法律は臓器等の寄贈に関する事項ならびに人の臓器等を他の者の臓器等の機能回復のために摘出および移植することにつき必要な事項を規定することにより、臓器等の摘出および移植の適正をはかり、国民保健の向上に資することを目的とする。

第2条（基本理念）
①臓器等の摘出および移植は、人道的精神に従って行われなければならない。
②臓器等を寄贈しようとする者が自己の臓器等の寄贈に関して表示した意思は、尊重されなければならない。この場合、臓器等を寄贈しようとする者の意思は自発的なものでなければならない。
③臓器等の移植の機会は、臓器等の移植を必要とするすべての者に公平に与えられなければならない。
④臓器等の摘出および移植は、倫理的に妥当で医学的に認められた方法によって行われなければならない。

第3条（定義）　この法律において、次の各項に掲げる用語の定義は、それぞれ当該各号の定めるところによる。

1.「臓器等」とは、人の内臓の様々な器官等であって、次の号のいずれかに該当するものをいう。

ア．腎臓・肝臓・膵臓・心臓・肺

イ．骨髄・角膜

ウ．人の器官および組織のうち、他の者の臓器等の機能回復のために摘出して移植され得るものとして大統領令により定められるもの。

2.「臓器等寄贈者」とは、他の者の臓器等の機能回復のために代価なしに自己の特定の臓器等を提供する者をいう。

3.「臓器等移植待機者」とは、自己の臓器等の機能回復の目的で他の者の臓器等を移植されるために、第12条第1項に規定する臓器移植登録機関に登録した者をいう。

4.「生命を有する者」とは、人の中で脳死者を除外した者をいい、「脳死者」とは、この法律に基づく脳死判定基準および脳死判定節次に従って脳全体の機能が不可逆的に停止するに至ったと判定された者をいう。

5.「家族」または「遺族」とは、生命を有する者、脳死者、あるいは死亡した者の次の各目のいずれかに該当する者をいう。ただし、十四歳未満の者は除く。

ア．配偶者

イ．直系卑属

ウ．直系尊属
エ．兄弟姉妹
オ．ア目ないしイ目の家族もしくは遺族がない場合は、四親等以内の親族

第4条（適用範囲）　この法律は、他の者の臓器等の機能回復のための移植を目的として生命を有する者等より摘出および移植される臓器等に適用する。

第5条（国家および地方自治体の義務）　国家および地方自治体は、臓器等の移植を必要とするすべての者に臓器等を公平に移植され得る機会を保障するとともに、臓器等の摘出および移植が適正になされるように努めなければならない。

第6条（臓器等の売買行為等の禁止）
①何人も、金銭もしくは財産上の利益もしくはその他の反対給付を提供し、または提供の約束をし、次の各号のいずれかに該当する行為をしてはならない。
1．他の者の臓器等を第三者に提供し、もしくは第三者に提供するために受け取る行為、またはこれを約束する行為
2．自己の臓器等を他の者に提供し、もしくは他の者の臓器等を自己に移植するために受け取る行為、またはこれを約束する行為

3．第1号および第2号の行為を教唆、斡旋、もしくは幇助する行為

②何人も、第1項第1号および第2号に違反する行為を教唆、斡旋、もしくは幇助してはならない。

③何人も、第1項もしくは第2項の規定に違反する行為があることを知ったときには、その行為と関連する臓器等を摘出および移植してはならない。

第2章　生命倫理委員会および臓器移植管理機関

第7条（生命倫理委員会）

①臓器等の摘出および移植ならびに脳死判定等に関する保健福祉部長官の諮問に応ずるために、保健福祉部に生命倫理委員会（以下「委員会」という）を置く。

②委員会は次の各号の事項を審議するものとする。

1．脳死判定基準に関する事項

2．臓器等を移植される者（以下「移植対象者」という）の選定基準に関する事項

3．第12条第1項に規定する臓器移植登録機関および第21条に規定する臓器移植医療機関の指定基準に関する事項

4．その他、臓器等の摘出および移植等に関して保健福祉部長官が会議に諮る事項

第8条（委員会の構成および運営）

①委員会は、委員長を含む15人以上20人以下の委員から構成され、委員は、医師、弁護士の資格を持つ

者、判事、検事、公務員、もしくは学識および社会的徳望が豊かな者から、保健福祉部長官が任命もしくは委嘱する。
②委員長は、委員がこれを互選する。
③委員長は、委員会の効率的運営のために分野別に専門委員会を置くことができる。
④委員会および専門委員会の構成ならびに運営等に関して必要な事項は、大統領令によりこれを定める。

第9条（国立臓器移植管理機関）

①臓器等の移植に関する事項を適正に管理するために臓器移植管理機関を置き、臓器移植管理機関は国・公立医療機関もしくは保健福祉部所属機関の中から保健福祉部令により定められる機関（以下「国立臓器移植管理機関」という）とする。
②国立臓器移植管理機関の業務は次の各号の通りである。
1. 移植対象者の選定
2. 臓器等寄贈者および臓器等移植待機者の人的事項および身体検査の結果に関する資料の管理
3. 第12条第1項に規定する臓器移植登録機関、ならびに第15条第1項に規定する脳死判定機関および第21条に規定する臓器移植医療機関に対する指導・監督
4. 臓器等の摘出および移植に関する調査、研究、情報および統計の管理、ならびに広報
5. その他、臓器等の摘出および移植に関して、大統領令によって定められた業務
・国立臓器移植管理機関の運営等に関して必要な事項は、大統領令により定める。

第3章 臓器等の摘出および移植等

第1節 通則

第10条（臓器等の摘出および移植の禁止等）

［改正 九九・九・七］

①次の各号のいずれかに該当する臓器等はこれを摘出もしくは移植してはならない。

1．臓器等の移植に適さない伝染性の病原に感染した臓器等
2．癌細胞に侵犯された臓器等
3．その他、移植対象者の生命・身体に危害を加えるおそれがあるものとして大統領令により定められる臓器等

②移植対象者が決定しない場合には、臓器等を摘出してはならない。ただし、角膜等相当の期間が経過しても移植が可能な臓器等として大統領令により定められた臓器等の場合は、この限りではない。

③生命を有する者で、次の各号のいずれかに該当する者の臓器等は、これを摘出してはならない。ただし、第1号に規定された者の場合には、骨髄に限りこれを摘出することができる。

1．十六歳未満の者
2．妊婦および出産した日より三月が経過していない者
3．精神疾患者および精神遅滞者
4．麻薬、大麻もしくは向精神性医薬品の中毒者

④生命を有する者のうち十六歳以上の未成年の臓器等（骨髄を除外する）は、配偶者、直系尊卑属、兄

弟姉妹もしくは四親等以内の親族に移植する場合を除いては、これを摘出することができない。
⑤生命を有する者から摘出できる臓器等は次の各号のものに限る。
　1．腎臓は正常なもの二個のうちの一個
　2．肝臓、骨髄および大統領令により定められた臓器等は、医学的に許容される範囲のうちの一部

第11条（臓器等の寄贈に関する同意）
①この法律に基づく臓器等寄贈者本人および家族、もしくは遺族の臓器等の寄贈に関する同意は、次の当該各号に基づくものでなければならない。
［改正　九九・九・七］
　1．本人の同意
　　本人が署名した文書による同意、もしくは民法の遺言に関する規定に基づく遺言の方式による同意
　2．家族もしくは遺族の同意
　　第3条第5号に規定する家族もしくは遺族の順位に基づく先順位者二名（家族もしくは遺族が一名である場合には一名）の書面による同意。ただし、先順位者二名がいずれも未成年者である場合は、当該未成年者の同意のほかに、未成年者でない次順位の家族もしくは遺族の一名が共に同意をするのでなければならない。
②第18条第2項第1号に規定する脳死者もしくは死亡した者の臓器等の摘出に関する家族もしくは遺族

の拒否の意思表示は、第3条第5号に規定する家族もしくは遺族の順位に基づく先順位者二名のうち一名がこれを行わなければならない。

③第1項第2号および第2項に規定する先順位者二名の確定において、先順位者に該当する者が三名以上である場合には、次の各号の方法により、これを確定する。［改正　九九・九・七］

1. 最先順位者が三名以上の場合——最先順位者のうち親等数もしくは年長者順（親等数が優先する）による二名

2. 最先順位者が一名で、次の先順位者が二名以上の場合——最先順位者一名と、次の先順位者のうち親等数もしくは年長者順（親等数が優先する）による一名。

第2節　臓器等寄贈者および臓器等移植待機者の登録

第12条（臓器移植登録機関）

①臓器等寄贈者、臓器等寄贈希望者および臓器等移植待機者の登録に関する業務を遂行しようとする者は、大統領令により定められた施設および人的設備等を整え、保健福祉部長官より臓器移植登録機関（以下「登録機関」という）として指定を受けなければならない。この場合、保健福祉部長官は、大統領令により定められたところにより、当該登録機関が登録を受けられる臓器等の種類を定めて指定することができる。

②登録機関として指定を受けられる者は次の各号の通りである。

1. 国家もしくは地方自治体

2. 大韓赤十字社組織法により設立された大韓赤十字社
3. 医療法第3条に規定する医療機関（以下「医療機関」という）
4. 臓器等の寄贈および移植に関連する事業を主たる目的として設立された非営利法人
③登録機関の業務は、次の各号の通りである。
1. 臓器等寄贈者もしくは臓器等移植待機者等の登録に関する業務
2. 臓器等寄贈者もしくは臓器等移植待機者として登録しようとする者の身体検査に関する事項
3. 臓器等寄贈者もしくは臓器等移植待機者等の登録結果についての国立臓器移植管理機関への通報
4. その他、第1項に規定する登録に関して大統領令により定められた業務

第13条（臓器等寄贈者等の登録）
①臓器等寄贈者もしくは臓器等移植待機者として登録しようとする者は、保健福祉部令により定められるところによって登録機関に登録申請をしなければならない。ただし、臓器等寄贈者が脳死者もしくは死亡した者である場合には、その家族もしくは遺族のうちの一名が登録申請をすることができるものとする。
②登録機関の長は、第1項に規定する申請を受領した場合には、次の各号の基準により登録の可否を決定しなければならない。
1. 臓器等寄贈者の場合
第11条および第18条に規定する本人、家族もしくは遺族の同意の可否、ならびに登録機関の長が

実施する身体検査（登録機関が医療機関でない場合は登録機関の長により定められる医療機関が実施する身体検査をいう。以下同じ）の結果による臓器等寄贈者にふさわしいかどうかの可否。ただし、臓器等寄贈者にふさわしいかどうかの可否を確認し得る身体検査の結果がある場合には、身体検査を省略することができる。

2. 臓器等移植待機者の場合

登録機関の長が実施する身体検査の結果による臓器等移植待機者にふさわしいかどうかの可否

③登録機関の長は、将来臓器等を寄贈する意思表示をする者に対しては、第11条に規定する本人の同意の可否のみを確認した上で、臓器等寄贈希望者として登録することができる。

④登録機関の長は、第2項および第3項に規定する登録を決定した場合には、その登録を行い、遅滞なくその結果を申請人および国立臓器移植管理機関の長に通報しなければならない。

⑤第2項に規定する身体検査の項目および方法ならびにその他身体検査の実施に関して必要な事項は、国立臓器移植管理機関の長が保健福祉部長官の承認を得てこれを定める。

⑥登録機関の長は、登録をした者が臓器等の寄贈等に関する意思表示を撤回したときには、ただちにその登録を抹消しなければならない。

第3節　脳死の判定

第14条（脳死判定医療機関および脳死判定委員会）

①臓器等の摘出および移植のための脳死判定業務をしようとする医療機関は、保健福祉部令により定め

られるところにより、国立臓器移植管理機関の長に通報しなければならない。

②脳死判定業務をしようとする医療機関は、第1項に規定する通報の前に保健福祉部令により定められた施設・装備・人的設備等を整え、当該医療機関に脳死判定委員会を設置しなければならない。

③第2項に規定する脳死判定委員会は、大統領令により定められたところに従い、専門医師三名以上を含む七名以上十名以下の委員から構成されるものとする。

④脳死判定委員会の運営等に関して必要な事項は大統領令によりこれを定める。

⑤第1項に規定する通報した医療機関でなければ、臓器等の摘出および移植のための脳死判定業務をすることはできない。

第15条（脳死の判定申請）

①脳死と推定される者（以下「脳死判定対象者」という）の臓器等の寄贈のための脳死判定を受けようとする者は、保健福祉部令により定められたところにより、脳死判定対象者についての検査記録および診療を担当した医師の所見書を添付して、第14条に規定する国立臓器移植管理機関の長に通報した医療機関（以下「脳死判定機関」という）の長に脳死判定の申請をしなければならない。

②第1項に規定する脳死判定の申請をできる者は、次のいずれかに該当する者とする。

1. 脳死判定対象者の家族
2. 脳死判定対象者の家族がいない場合は、診療を担当した医師（脳死判定対象者が第13条第3項に規定する臓器等の寄贈に同意した場合に限る）

第16条（脳死の判定等）
①脳死判定機関の長は、第15条第1項に規定する脳死判定の申請を受けた場合には、保健福祉部令により定められるところにより、専門医師二名以上と診療を担当した医師が共に適正な脳死調査書を添付して脳死判定委員会に脳死判定を要請しなければならない。
②第1項に規定する脳死判定の要請を受けた脳死判定委員会は、専門医師の委員二名以上を含む在籍委員三分の二以上の出席と、出席委員全員の賛成によって脳死判定をする。この場合、脳死判定の基準は別表の通りである。
③脳死判定委員会は、脳死判定のために必要と認める場合には、脳死調査書を作成した専門医師と診療を担当した医師に、脳死判定委員会に出席して意見を陳述させることができる。
④脳死判定委員会は、第2項に規定する脳死判定をした場合には、大統領令により定められるところにより、出席委員全員が署名もしくは記名捺印した脳死判定書および会議録を作成し、これを脳死判定機関の長に提出しなければならない。
⑤脳死判定期間の長は、第4項に規定する脳死判定書および会議録の提出を受けたときには、その写本と保健福祉部令により定められた資料を国立臓器移植管理機関の長に送付しなければならず、脳死判定申請者に対しては脳死判定書の写本を送付しなければならない。

第17条（脳死者の死亡原因）　脳死者がこの法律による臓器等の摘出によって死亡した場合には、脳死の原因となった疾病もしくは行為により死亡したものと見なす。

第４節　臓器等の摘出および移植

第18条（臓器等の摘出要件）

①生命を有する者の臓器等は、本人が同意した場合に限り、これを摘出することができる。ただし、十六歳以上の未成年者の臓器等と十六歳未満の未成年者の骨髄を摘出しようとする場合には、本人の同意のほか、その父母（父母がなく兄弟姉妹に骨髄を移植するために摘出しようとする場合には法定代理人）の同意を得なければならない。

②脳死者と死亡した者の臓器等は、次の各号のいずれかに該当する場合に限り、これを摘出することができる。ただし、精神疾患者および精神遅滞者の臓器等の場合は、第１号の場合に限り、これを摘出することができる。

1. 本人が脳死もしくは死亡前に臓器等の摘出に同意した場合。ただし、その家族もしくは遺族が臓器等の摘出を明示的に拒否する場合は除く。
2. 本人が脳死もしくは死亡前に臓器等の摘出に同意もしくは反対をしていたという事実が確認されなかった場合で、その家族もしくは遺族が臓器等の摘出に同意した場合。ただし、本人が十六歳未満の未成年者である場合には、その父母が臓器等の摘出に同意した場合に限る。

・第１項もしくは第２項に規定する同意をした者は、臓器等の摘出のための手術が始まるまでは、いつでも臓器等の摘出に関する同意の意思表示を撤回することができる。

第19条（臓器等の摘出時の遵守事項）　臓器等を摘出しようとする医師は、次の各号の事項を遵守しなければならない。

1．第18条に規定する同意の事実を確認すること

2．臓器等寄贈者が生命を有する者である場合は、本人とその家族に次の各事項を十分に説明すること

ア．臓器等寄贈者の健康状態

イ．臓器等の摘出手術の内容と健康に及ぼす影響

ウ．臓器等の摘出後の治療計画

エ．その他の、臓器等寄贈者が臓器等の摘出と関連して事前に知らなければならない事項

第20条（解剖もしくは検視の優先）　刑事訴訟法もしくは検疫法により解剖もしくは検視をしなければならない場合には、その解剖もしくは検視前に臓器等の移植のために臓器等を摘出することはできない。ただし診療を担当した医師が、摘出する臓器等と死亡の原因との間に相関関係がなく、解剖もしくは検視を待っていては摘出する時期を逸するおそれがあると判断する場合には、管轄地方検察庁もしくは地方検察庁支庁の検事および管轄検疫所長の承認ならびに遺族の同意を得て、臓器等を摘出することができる。

第21条（臓器移植医療機関）

①臓器等の移植のために臓器等を摘出し、もしくはこれを移植しようとする医療機関は、保健福祉部長官より臓器移植医療機関（以下「移植医療機関」という）として指定を受けなければならない。

②移植医療機関の指定を受けた医療機関は、大統領令により定められた施設、装備および人的設備等を整えなければならない。

③移植医療機関以外の者が、臓器等の移植のために臓器等を摘出し、もしくはこれを移植することはできない。

第22条（移植対象者の選定等）

①国立臓器移植管理機関の長は第13条第4項に規定する臓器等寄贈者の登録結果の通報を受けたときには、大統領令により定められた臓器等移植対象者の選定基準により臓器等移植待機者のうちから移植対象者を選定しなければならない。この場合に、国立臓器移植管理機関の長は、これを臓器等寄贈者もしくは移植対象者が登録された登録機関の長に通報しなければならず、登録機関の長は選定事実を、登録された臓器等寄贈者もしくは移植対象者およびその家族もしくは遺族にただちに通報しなければならない。

②第1項の規定にかかわらず、移植対象者の選定を待っていては移植の時期を逸するおそれが明白である場合等、大統領令により定められるやむを得ない事由がある場合には、移植医療機関の長が移植対象者を選定することができる。この場合、移植医療機関の長は、その事由および選定結果を国立臓器移植

管理機関の長に通報し、登録機関の長、臓器等寄贈者および移植対象者ならびにその家族もしくは遺族に対して選定結果を通報しなければならない。
③生命を有する者のうち二十歳以上である臓器等寄贈者と、二十歳未満である者のうち骨髄を寄贈しようとする者は、第1項の規定にかかわらず、自己の臓器等の移植対象者を選定することができる。この場合、保健福祉部令により定められたところにより、あらかじめ国立臓器移植管理機関の長の承認を得なければならない。
④移植対象者の選定は、第2項、第3項および第10条第4項の規定に該当する場合を除いて、第1項の規定による国立臓器移植管理機関の移植対象者選定手続に従わなければならない。

第23条（脳死判定医師の臓器等の摘出等禁止）　次の各号のいずれかに該当する者は、当該脳死者の臓器等を摘出もしくは移植する手術に関与してはならない。
1．当該脳死者についての脳死調査書を作成した専門医師および診療を担当した医師
2．当該脳死者について脳死判定をした脳死判定委員会に出席した委員である医師

第5節　記録の作成および閲覧等

第24条（記録の作成および臓器等の摘出事実の通報等）
①臓器等を摘出もしくは移植した医師は、保健福祉部令により定められたところにより、その記録を作成して当該臓器等を摘出もしくは移植した移植医療機関の長に提出しなければならない。

②第1項に規定する記録の提出を受けた移植医療機関の長は、保健福祉部令により定められるところにより、その内容を国立臓器移植管理機関の長に通報しなければならない。
③脳死者の臓器等を摘出した移植医療機関の長は、遅滞なくその事実を管轄地方検察庁もしくは地方検察庁支庁の長に書面で通報しなければならない。

第25条（記録の保存）
①脳死判定機関の長は遅滞なく第16条第4項に規定する脳死判定書、会議録およびその他保健福祉部令により定められた脳死判定に関連する資料を十五年間保存しなければならない。
②移植医療機関の長は第24条第1項に規定する臓器等の摘出もしくは移植に関する記録を保健福祉部令により定められたところにより保存しなければならない。

第26条（記録の閲覧等）　移植医療機関の長は、次の各号のいずれかに該当する場合には臓器等の摘出もしくは移植に関する記録を閲覧させ、もしくは写本を交付しなければならない。ただし、当該記録の内容を臓器等を寄贈もしくは移植を受ける者本人が知るに至った場合は、その治療もしくは回復に著しい支障をきたすおそれがあると診療を担当した医師が判断するときは、これを拒否することができる。
1. 臓器等を寄贈した者またはその家族もしくは遺族が、当該臓器等の摘出に関する記録の閲覧もしくは写本の交付を要求する場合
2. 臓器等の移植を受ける者またはその家族もしくは遺族が、当該臓器等の移植に関する記録の閲覧

もしくは写本の交付を要求する場合

第27条（秘密の維持）

①国立臓器移植管理機関・登録機関・脳死判定機関もしくは移植医療機関に従事する者として大統領令により定められる者は、この法律に特別に規定した場合を除いては、当該臓器等寄贈者等の登録もしくは臓器等の摘出と関連した業務を担当する者以外の者に対し、次の各号のいずれかに該当する行為をしてはならない。

1. 臓器等寄贈者および摘出した臓器等に関する事項を知らせる行為
2. 移植対象者および移植した臓器等に関する事項を知らせる行為
3. 臓器等寄贈希望者および臓器等移植待機者に関する事項を知らせる行為

②次の各号のいずれかに該当する場合には、第1項の規定を適用しない。

1. 捜査機関が犯罪捜査の目的で臓器等の摘出もしくは移植と関連した資料を要請する場合
2. 裁判と関連して裁判官が臓器等の摘出もしくは移植と関連した資料の提出命令をする場合

第4章　監督

第28条（報告および調査等）

①保健福祉部長官もしくは国立臓器移植管理機関の長は、臓器等の寄贈、摘出もしくは移植等に関連して必要と認める場合には、登録機関、脳死判定機関もしくは移植医療機関の長およびその従事者に対し

て、その業務に関する必要な命令をしたり、報告もしくは関係書類の提出を命ずることができる。
②保健福祉部長官もしくは国立臓器移植管理機関の長は、第1項に規定する登録機関等の関係書類等を、関係公務員に調査させることができる。この場合、調査を担当する関係公務員はその権限を証明する証票を提示しなければならない。
③第1項および第2項に該当する場合には、登録機関・脳死判定機関もしくは移植医療機関の長およびその従事者は、正当な事由がない限り、これに応じなければならない。

第29条（是正命令）　保健福祉部長官は、登録機関・脳死判定機関もしくは移植医療機関の長およびその従事者が、次の各号のいずれかに該当する場合には、該当機関の長に対して一定の期間を定め、違反した事項の是正を命ずることができる。

1．第13条第4項に規定する臓器等寄贈者等の登録結果を通報しなかった場合
2．第16条第5項に規定する脳死判定書および会議録の写本等を国立臓器移植管理機関の長に送付しなかった場合
3．第24条第1項に規定する臓器等の摘出もしくは移植に関する記録を作成しなかった場合
4．第24条第2項もしくは第3項に規定する通報をしなかった場合

第30条（指定取消等）
①保健福祉部長官は、登録機関もしくは移植医療機関が次の各号のいずれかに該当する場合には、その

指定を取り消したり、または一年以内の期間を定めて臓器等寄贈者等の登録、臓器等の摘出もしくは移植に関する業務の停止を命ずることができる。

1. 第12条第1項前段もしくは第21条第2項に規定する施設、装備、および人的設備等を整えていなかったとき
2. 第12条第1項後段に規定する登録を受けることのできない臓器等についての登録業務を行ったとき
3. 第28条第1項に規定する命令を履行せず、もしくは同条第2項に規定する調査に応じなかったとき
4. 第29条に規定する是正命令を履行しなかったとき
5. その他、大統領令により定められた事由に該当するとき

②保健福祉部長官は、脳死判定機関が次の各号のいずれかに該当する場合には、三年以内の期間を定めて脳死判定業務の停止を命ずることができる。

1. 第14条第2項に規定する施設、装備、および人的設備等を整えていなかったとき
2. 第14条第2項ないし第4項に規定する脳死判定委員会を設置しなかったとき
3. 第16条の規定に違反して脳死判定業務を行ったとき
4. 第28条第1項に規定する命令を履行せず、もしくは同条第2項に規定する調査に応じなかったとき
5. 第29条に規定する是正命令を履行しなかったとき

6．その他、この法律もしくはこの法律による命令に違反したとき

③保健福祉部長官は、登録機関若しくは移植医療機関が第1項に規定する業務の停止命令に違反して業務を行ったときは、その指定を取り消すことができる。

④第1項および第3項の規定によって指定が取り消された登録機関および移植医療機関は、その指定が取り消された日より一年以内に登録機関もしくは移植医療機関として指定を受けることはできない。

第31条（廃業等の申告および通報ならびに資料移管）

①登録機関もしくは移植医療機関が廃業しようとし、または臓器等寄贈者および臓器等移植待機者等の登録や臓器等の摘出もしくは移植業務を終了しようとするときは、保健福祉部令により定められたところにより国立臓器移植管理機関の長に申告しなければならない。

②脳死判定機関が脳死判定業務を終了しようとするときは、その事実を国立臓器移植管理機関の長に通報しなければならない。

③第1項および第2項に規定する廃業し、もしくは業務を終了しようとする登録機関、移植医療機関もしくは脳死判定機関の長、または第30条に規定する業務の停止命令を受けもしくは指定が取り消された登録機関、移植医療機関もしくは脳死判定機関の長は、大統領令により定められるところにより関連資料を国立臓器移植管理機関の長に移管しなければならない。

第5章 補則

第32条（国立臓器移植管理機関等に対する支援） 国家もしくは地方自治体は、国立臓器移植管理機関・登録機関、脳死判定機関および移植医療機関に対して必要な支援をすることができる。

第33条（協助義務） 保健福祉部長官もしくは国立臓器移植管理機関の長は、臓器等を安全かつ迅速に摘出、運搬、および移植するために必要な措置を関係機関の長に要請することができる。この場合、関係機関の長は正当な事由がない限り、これに応えなければならない。

第34条（国立臓器移植管理機関等の名称使用禁止） この法律による国立臓器移植管理機関、登録機関、脳死判定機関もしくは移植医療機関でなければ、それぞれ当該名称を使用することはできない。

第35条（権限の委任） この法律による保健福祉部長官の権限は、その一部を、大統領令により定められたところにより、所属機関の長や特別市長、広域市長、もしくは道知事または市長、郡守、もしくは区庁長（自治体の区庁長をいう。以下同じ）に委任することができる。

第36条（聴聞） 保健福祉部長官は、第30条第1項および第3項に規定する取消処分をするときには、聴聞を実施しなければならない。

第37条（臓器等の摘出および移植費用の負担等）

①臓器等の摘出および移植に必要な費用は、当該臓器等の移植を受けた者が負担する。ただし、移植を受けた者が負担する費用について、他の法令が別に定める場合には、当該法令により定められるところによる。

②第1項に規定する費用の算出は、医療保険法により定められるところによる。ただし、医療保険法が規定していない費用の算出は、保健福祉部令により定められるところによる。

第38条（手数料）

①臓器等移植待機者として登録しようとする者は、登録機関の長に手数料を納付しなければならない。

②第1項に規定する手数料の金額等に関しては、保健福祉部令にこれを定める。

第6章　罰則

第39条（罰則）

①次の各号のいずれかに該当する者は無期懲役もしくは二年以上の有期懲役に処する。

［改正　九九・九・七］

1．第10条第1項の規定に違反し、伝染性の病原に感染した臓器等、癌細胞に侵犯された臓器等または移植対象者の生命もしくは身体に危害を加えるおそれがある臓器等を摘出し、もしくは移植した者

2. 第10条第2項の規定に違反し、移植対象者が決まっていない臓器等を摘出した者
3. 第10条第3項の規定に違反し、同項各号のいずれかに該当する者より臓器等を摘出した者
4. 第10条第4項の規定に違反し、16歳以上の未成年の臓器等を摘出した者
5. 第10条第5項の規定に違反し、生命を有する者より摘出することのできない臓器等を摘出した者
6. 第16条に規定する脳死判定を受けていない脳死判定対象者の臓器等を摘出した者
7. 第16条第2項の規定に違反して脳死判定をした者
8. 第18条第1項の規定に違反し、本人等の同意を受けずに臓器等を摘出した者
9. 第18条第2項の規定に違反し、脳死者より臓器を摘出した者

・第1項の各号の一の規定に違反し、人を死に至らしめた者は、死刑、無期懲役若しくは五年以上の有期懲役に処する。

第40条（罰則）

①第6条第1項第1号もしくは第3号の規定に違反して臓器等を提供し、またはその提供を受け、もしくはその約束をした者、これを教唆、斡旋、もしくは幇助する者、および同条第3項の規定に違反して臓器等を摘出もしくは移植した者は、二年以上の有期懲役に処する。

②第6条第1項第2号の規定に違反して臓器等を提供し、またはその提供を受け、もしくはその約束をした者、ならびに同条第2項の規定に違反して同条第1項第1号および第2号の行為を教唆、斡旋、もしくは幇助する者は、十年以下の懲役もしくは5千万ウォン以下の罰金に処し、またはこれを併科する。

③第22条第1項ないし第3項に規定する移植対象者の選定もしくは選定承認と関連して、金銭、財産上の利益およびその他代価的給付を受けた者は、七年以下の懲役もしくは三千万ウォン以下の罰金に処したり、これを併科することができる。
④第1項ないし第3項の違反により得た金銭や財産上の利益は、これを没収する。ただし、これを没収することができないときは、その価額を追徴する。

第41条（罰則）
①第16条第1項に規定する専門医師もしくは診療を担当した医師が脳死調査書を虚偽に作成し、脳死者でない者について脳死判定をしたときは、一年以上の有期懲役に処する。
②第1項の罪を犯し人を傷害に至らしめたときは、二年以上の有期懲役に処する。
③第1項の罪を犯し人を死に至らしめたときは、死刑、無期懲役もしくは五年以上の有期懲役に処する。

第42条（罰則）
①第16条第1項に規定する専門医師もしくは診療を担当した医師が、業務上の過失により脳死調査書を事実と異なって作成し、脳死者でない者について脳死判定をしたときには、五年以下の禁固もしくは二千万ウォンの罰金に処する。
②第1項の罪を犯し、よって人を傷害に至らしめたときは、七年以下の禁固もしくは三千万ウォン以下の罰金に処する。

③第1項の罪を犯し、よって人を死に至らしめたときは、十年以下の禁固もしくは五千万ウォン以下の罰金に処する。

第43条（罰則） 次の各号のいずれかに該当する者は5年以下の懲役もしくは3千万ウォン以下の罰金に処する。

1. 第14条第1項の規定に違反し、国立臓器移植管理機関の長に通報せずに脳死判定業務を行った医療機関の長、もしくは第30条第2項に規定する脳死判定業務の停止期間中に脳死判定業務を行った医療機関の長
2. 第14条第2項ないし第3項に規定する施設、装備、人的設備等を整えなかった医療機関の長、もしくは脳死判定委員会を設置せずに脳死判定業務を行った医療機関の長
3. 第18条第2項の規定に違反して死亡した者より臓器等を摘出した者
4. 第21条第3項の規定に違反して臓器等を摘出もしくは移植した者
5. 第22条第1項前段の規定に違反して移植対象者の選定基準に従わずに移植対象者を選定した者
6. 第22条第4項の規定に違反して移植対象者を選定しもしくはその臓器等を移植した者
7. 第23条の規定に違反して脳死者の臓器等の摘出もしくは移植手術に参与した者

第44条（罰則） 次の各号のいずれかに該当する者は三年以下の懲役もしくは二千万ウォン以下の罰金に処する。

1. 第22条第2項後段の規定に違反して、移植対象者を選定した事由および選定結果を国立臓器移植管理機関の長に通報しなかった者
2. 第24条第3項の規定に違反して、脳死者の臓器等の摘出事実を管轄地方検察庁もしくは地方検察庁支庁の長に通報しなかった者
3. 第27条の規定に違反して、同条第1項各号のいずれかに該当する行為をした者

第45条（罰則）　次の各号のいずれかに該当する者は、二年以下の懲役もしくは一千万ウォン以下の罰金に処する。

1. 業務上の過失により第10条第1項の規定に違反して、伝染性病原に感染した臓器等、癌細胞に侵犯された臓器等もしくは移植に適さない臓器等を摘出もしくは移植した者
2. 第12条第1項の規定に違反して登録機関の指定を受けずに臓器等寄贈者等の登録業務を遂行した者
3. 第16条第5項の規定に違反し、脳死判定書および会議録の写本および当該資料を国立臓器移植管理機関の長に送付しなかった者
4. 第20条の規定に違反して臓器等を摘出した者
5. 第22条第3項の規定に違反し、国立臓器移植管理機関の長の承認を受けずに移植対象者を選定して臓器等を寄贈した者
6. 第24条第1項の規定に違反し、臓器等の摘出もしくは移植に関する記録を作成せず、または虚偽

に作成した者

7．第25条第１項の規定に違反して脳死判定書等脳死判定に関連した資料を十五年間保存しなかった者

8．第25条第２項の規定に違反して臓器等の摘出もしくは移植に関する記録を保存しなかった者

第46条（資格停止の併科）　この法律に違反した者を有期懲役に処する場合には、十年以下の資格停止を併科することができる。

第47条（両罰規定）　法人の代表者、法人もしくは個人の代理人もしくは使用人ならびにその他従業員が、第40条第２項および第３項、第42条ないし第45条の違反行為をしたときは、行為者を罰するほかにその法人もしくは個人に対しても、各本条の罰金刑を科す。

第48条（過料）

①次の各号のいずれかに該当する者は、三百万ウォン以下の過料に処する。

1．第13条第４項の規定に違反して登録結果を国立臓器移植管理機関の長に通報しなかった者

2．第19条の規定に違反して同意事実を確認せず、もしくは必要な説明をしなかった者

3．第22条第１項後段もしくは第２項後段の規定に違反し移植対象者の選定事実を臓器等寄贈者、移植対象者、ならびにその家族もしくは遺族に通報しなかった者

4. 第31条第3項の規定に違反して国立臓器移植管理機関の長に関連資料を移管しなかった者

②次の各号のいずれかに該当する者は二百万ウォン以下の過料に処する。

1. 第28条第1項に規定する命令を履行せず、または同条第2項に規定する調査を拒否、妨害もしくは忌避した者

2. 第34条の規定に違反して国立臓器移植管理機関、登録機関、脳死判定機関もしくは移植医療機関という名称を使用した者

③次の各号のいずれかに該当する者は百万ウォン以下の過料に処する。

1. 第26条の規定に違反して記録の閲覧もしくは写本の交付要求に応じなかった者

2. 第31条第1項および第2項に規定する申告もしくは通報をしなかった者

第49条（過料の賦課および徴収手続）

①第48条に規定する過怠料は大統領令により定められたところにより保健福祉部長官もしくはその所属機関の長、特別市長、広域市長、道知事もしくは市長、郡守、ならびに区庁長（以下「賦課権者」という）が賦課もしくは徴収する。

②第1項に規定する過料処分に不服がある者は、その処分の告知を受けた日より三十日以内に賦課権者に異議を申し立てることができる。

③第1項に規定する過料処分を受けた者が第2項に規定する異議を申し立てるときには、賦課権者は遅滞なく管轄法院にその事実を通報しなければならず、通報を受けた管轄法院は非訟事件手続法による過

料の裁判をする。
④第2項に規定する期間内に異議を申し立てず、過料を納付しないときは、国税滞納処分もしくは地方税滞納処分の例によりこれを徴収する。

附則

①（施行日） この法律は公布後一年が経過した日より施行する。
②（登録機関等に対する経過措置） この法律の施行時に、臓器等寄贈者等の登録、臓器等の移植のための臓器等の摘出もしくは移植業務を行っている者で、この法律の施行日より十四日以内に保健福祉部長官に次の各号のいずれかの事項を申告した者は、この法律の施行日より六月までは、それぞれ第12条第1項および第21条第1項の規定にかかわらず、この法律による登録機関もしくは移植医療機関の業務を行うことができる。
1. 当該機関の名称、所在地および代表者の人的事項
2. 当該機関の設立根拠および法人である場合にはその定款
3. 当該機関の臓器等寄贈者等の登録、臓器等の摘出もしくは移植業務の実績、ならびにその施設、装備、もしくは人的設備
③（他の法律の改正） 死体解剖および保存に関する法律のうち、次のように改正する。第1条中「解剖、保存および部分分離」を「解剖および保存」とする。第5条を削除する。第11条第2項前段中「区庁長」を「区庁長（自治区の区庁長をいう。以下同じ）」とする。

第19条第3号、第4号および第21条第1項第1号をそれぞれ削除する。

附則

この法律は二〇〇〇年二月九日より施行する。

水野邦彦＝訳

資料2 『ドイツ胎児細胞および胎児組織の利用についての指針』

「生殖医学、人間の胚についての研究そして遺伝子治療における倫理的諸原則を守るための連邦医師会中央委員会」の態度

前文

胎児細胞および胎児組織は、数年来ますます実験上および臨床上の研究意図で利用される。この発展にとって決定的であったのは、とりわけ胎児細胞および胎児組織を適切に移植することによって特殊機能的な器官の欠損に基づく様々の病気に効果的に影響を与える試みである。

医療上の目的で使用される胎児細胞及び胎児組織は、たいていの場合、人工妊娠中絶に由来する。ここから様々な倫理的かつ法的な懸念が生じてくる。これらの懸念は物質的な刺激あるいは人間的な動機が――たとえば病気の親族のために組織を提供すること――、妊娠中絶の決断に、ならびに一面で医療上の必要という関心と、他面で母胎の健康という関心に関連した、まだ生まれていない生命を保護するという要請の間にある潜在的な衝突に対して影響を与える可能性に関わっている。

したがって、胎児細胞および胎児組織を利用するために倫理的に代替できない企図をふさわしい諸規則によって排除することが、客観的ならびに公共的な関心のうちに存している。このために職業に関連した自己の義務という意味で以下に挙げる指針が寄与するはずである。

医学博士　カルステン・フィルマール
連邦医師会およびドイツ医師会議会長

医学博士　教授ハンス・ペーター・ヴォルフ
生殖医学、ヒト胚研究および遺伝子治療における倫理的原則の保護のための連邦医師会中央委員会委員長

1　医学における意義

胎児細胞および胎児組織はますます医学的に必要とされ、次のことに役に立つだろう。
——基本的な生物学的、医学的な認識の獲得（基礎研究）
——該当する胎児自身のためであれ、第三者のためであれ、直接的な臨床的な進歩（応用に方向づけられた診断上の治療的な研究）
——診断上の目的のために日常的に使用することに（ヴィールスの確認）

近年特殊な機能上の器官欠損を適合した胎児細胞あるいは胎児組織を移植することによって補完する実験がとくに注目されてきた。

胎児細胞および胎児組織は様々の特性を持っている——分化、成熟、成長と細胞増殖への能力ならびに低い抗原性という長所——。これらの特性は胎児細胞および胎児組織を移植目的にとくに適切なものにする。移植された胎児細胞あるいは胎児組織による治療の試みは、これまで糖尿病、パーキン

ソン病、免疫不全症候群、造血不全貧血症、そのほか若干の疾病、たとえば一部は遺伝的に条件づけられた血液代謝疾患および代謝疾患の場合に行われた。これらの実験について現在の結果については詳しく言及することができないが、現在の成果は、一部はわれわれを励ますものであり、一部は失望させるものである。このような処置が治療上、実行することか可能かどうかについて評価が異なっていることは、さらなる研究が必要とされている。

この種の、また別種の実験上・臨床上の研究と利用とは、時として多くの国で、とりわけドイツ連邦共和国でも移植され実行されている。それらの研究は、倫理的・法的な懸念が負わされている。

—胎児細胞や胎児組織が生きている胎児から取られたり利用されたりする場合（たとえば羊水穿刺）

—このために利用する胎児細胞と組織が中絶に由来する場合

そして結局、生きている胎児細胞および胎児組織一般を利用するために、である。

2　倫理的判断および法的判断

実験上の、および臨床上の研究の際に、ならびに予防、診断そして治療のために胎児細胞と胎児組織を利用する場合に、保護する価値がある財と対立する関心の衝突から様々な倫理的な諸問題が生じてくる。

2—1　生きている胎児の胎児細胞あるいは胎児組織の場合

生命と身体的な統合性に対する胎児の権利が原則的にすべての他の関心に先行する。生きている胎児の細胞摘出あるいは組織摘出は、したがって、当該の胎児あるいは必要な場合は母親の（出生前診断）直接的な必要とリスクを適切な比較考量に従って考慮の対象になり得る。

2—2　死んでいる胎児の胎児細胞と胎児組織の場合

産まれなかった子どもに対する尊敬という一般的な要請ならびにその親族および一般に対する敬虔の感情は死後もはたらいており、それは守られなければならない。胎児細胞と胎児組織を利用することは、この保護財に対する生きているもののために医学的に利用することの必要を比較考量することが前提される。したがって、ただ治療上、あるいは予防医学上、診断・治療上の領域に対する医学の実践的な認識を目標とするこのような利用だけが考慮の対象になり得る。死んでいる胎児の胎児細胞と胎児組織の利用は、両親の処理権、なかんずく妊産婦の権利と結びついている。死の確認は、定義された基準に従って行われていなければならない（4—2を見よ）。

2—3　妊娠中絶による胎児細胞あるいは組織の獲得が考慮されるとき、財政的な刺激あるいは人間的な根拠——たとえば病気の親族あるいは第三者に対する組織提供——が歯止めとなる敷居を低くして、提供についての決断に影響を与えることは排除されなければならない。したがって次のことは許されない。

—胎児組織の提供に対して対価を申し出たり供与したりすること

—特定の受容者のために胎児組織を提供すること

—妊娠中絶を最終的に決断する前に、胎児組織の利用に関する説明を行い母親の同意を得ること

2—4 倫理的に疑念のある行動様式を排除するために、**自由意志に基づく提供者の側**（freigebender Seite）**と利用する側の間で独立性**が保証されなければならない。妊産婦に影響を及ぼすことは、自由にできる胎児組織の利用のあり方に限られている。その際、臓器移植のために発展させられた基準は方向を示すと見なされることができる。

◆したがって、可能性から見れば、提供組織を取り出す医師とこれを利用する医師の間で、一方は他方から独立していて、非営利的な組織バンクが間に入って両者の直接的な結びつきを遮っているべきである。組織バンクは、正式の認可を受けた利用者に対して、組織の由来、譲渡に関する記録を行い自由意識に基づいて提供する者と利用者とは相互に匿名であることを保証しなければならない。

◆このような処理が医学的な根拠（出来る限り「新鮮な」組織を必要とする）に基づいて考慮されないところでは、適切な組織的な措置によって、次のことが保証されなければならない。すなわち、提供組織を取り出す医師とその組織を必要とする医師が異なった医師であり、相互に指示し合う関係にないことを保証しなければならない。

◆胎児組織を使用することは、すべて説明に従って与えられた妊産婦の同意と結びついている。妊産婦は、第三者による利用の一般的なあり方に関して（実験研究、その他のあるいは後になっての臨床上の利用）自分の同意を限定することができる。それを超える規定、たとえば組織受容者の個人に関して、あるいは対価の約束などは無視されているものとする。胎児組織および胎児細胞を利用すること

に同意を与えることは、組織バンクないしは利用者への譲渡に至るまで撤回することができる。

2—5　研究の利益と母親の利益の間で衝突する際には、後者が優先されなければならない。胎児細胞と胎児組織の利用に対する利益は、妊娠中絶への決断ばかりではなく、中絶の時点および方法にも影響を与えることができない。母親の健康に対する利益のうちには、最終的決定に従って、妊娠中絶を出来る限り早く行うことがある。その一方で、移植目的で胎児組織を取り出すことを後の時点に、たとえば妊娠の第2月経周期において初めて行うように、延期することも都合がよいこともあり得る。［だが］この種の言明は、医学的処置に関する決断においていかなる余地も持つべきではない。妊娠中絶の時点、場所および方法は、ただ母親の健康という利害に従ってのみ決められるべきである。妊娠中絶に関与する医師は、直接的であれ間接的であれ、胎児組織の研究上の利用、あるいは他の利用のために使用することから利益を得てはならない。

3　法状態についての補完的な指示

刑法典（StGB）ならびに胚保護法（ESchG）の法的な諸規則は、胎児組織と胎児細胞に関連していないか、あるいは関連する場合でも隙間がある。すなわち、

3—1　刑法第218条aは、妊娠中絶をまったく妊産婦の一定の利益（適応）を守るために行うことは許容し処罰の対象とならないとしている。研究あるいは他の目的のために、直接妊産婦の利益に役

に立たない目的で胎児組織を得ることに対する利益は、したがって、妊娠中絶が処罰の対象にならないことを根拠づけることはできない。

3―2　刑法典第168条によれば、死者の安寧を妨げるという理由で、「死胎児あるいはその一部を……それに権利を持つものの保管から何らの権能もなく除去するものは」、これに刑罰を科することができる。死胎児を犯罪事実を構成する要件に含むことによって、なかんずく死胎児の商業利用に反対すべきである。けれども刑法第168条によって死胎児を権利者（たいていの場合、流産もしくは妊娠中絶が行われた施設の管理下にある）自身による死胎児の譲渡、とくに「利用」目的でその胎児を譲渡すること、ならびに利用そのものは［そこには］含まれていない。こうして刑法第168条は利用に対して保護するが、十分ではない。

3―3　胚保護法によって、とくに次のことが禁止されている。
―医学的に支持された生殖の方法を介して、妊娠を引き起こすこととは異なった目的のためで胚を作ること
―胎外で生み出されたヒト胚、あるいは産みの母への着床を完了する以前に摘出されたヒト胚をその維持に役に立たない目的で譲渡、取得、利用すること
―妊娠を引き起こすこと以外の目的でヒト胚を胎外で培養することを引き起こすこと（胚保護法第1章第2条）

3—4　憲法上保障された研究の自由（基本法3章第5条）はそのものとして研究者に治験対象者への侵襲に対する資格をまだ与えない。この基本法はまた胎児組織を研究目的で利用する際にも重要である。

4　指針

4—1　生きている胎児の胎児細胞および胎児組織は、ただ胎児の直接的な必要のためにのみ——あるいは時として母親のそれのための（出生前診断）——取り出されるべきである。

4—2　胎児あるいは母親の直接的な必要に役に立たない実験的・治療的な目的のためには、死胎児の細胞および組織だけが使用されてもよい。死の基準は胎児の低体温症（Hypothermie）あるいは医療手段の効果のような可逆的な影響を排除した後で、自発呼吸がないことと心臓の鼓動がないことである。未熟児には脳死の基準が通用する。

4—3　妊娠中絶の決断は、研究あるいは治療目的のために使用する計画から独立して行われなければならない。胎児細胞あるいは組織の使用に関する対話は、妊娠中絶への決定が最終的になされたときに初めて行われるべきである。

4―4　妊娠中絶あるいは胎児の使用についての決断が影響を受けると思われる便益は提供されることも保証されることもあってはならない。

4―5　妊産婦は、胎児細胞と組織の使用に対する同意を、説明が行われた後に手術する医師に対して文書で与えなければならない。妊産婦は細胞と組織の摘出範囲に関して、ならびに使用の一般的なあり方に関して指示することができる（Verfügung treffen）。受容者の人格に対しては、彼女は何らの影響力も行使してはならない。

4―6　妊娠中絶の時点、方法および場所に関する決定に対しては、ただ妊産婦の健康に対する利益だけが決定権を持つべきであり、科学的、診断上のあるいは治療上の目的のために胎児細胞と胎児組織を使用するという［研究上の］利益が決定権を持ってはならない。

4―7　妊娠中絶に関与するものは、研究目的あるいは他の利用目的のために胎児細胞と組織を使用することに関与することも、この一方の利用からも引き出されることができない。

4―8　胎児細胞あるいは胎児組織を対象とする実験的諸研究と治療実験は、公共の法的な倫理委員会に評価のために提示されなければならない。この委員会が確認しなければならないのは、
―計画された研究が高い科学的基準にふさわしいこと

―研究者が必要な資格を持ち、科学的－技術的な装備を自由にすることができることである。

―望まれた認識が他の仕方では獲得されることができないこと

4―9　胎児組織を収集、保存、分配のために組織バンクの施設の創設[1]が勧告される。組織は、ただ倫理委員会によって鑑定された使用目的のためにのみ提供されるべきである。

4―10　データ保護と記録には以下の規則が適用される。

―組織を獲得する場所（医師、病院）は母親と父親に関するデータを保存する。その同一性を彼らは開示することができない。コード化は科学的に重要な諸情報を源泉と利用者の間で交換することを可能にする。

―組織バンクは、それらによって保存された胎児細胞と胎児組織に関する由来と、譲渡に関するデータを（少なくとも十年間）保存しなければならない。

―利用者は受容された資料の利用に関する証拠を裏打ちする。

4―11　組織バンクは、利用者によってまったく保存と仲介によって生じた費用だけを要求すべきである。

注

（1） Council on Scientific, Ethical and Judical Affairs of the American Medical Association: "Medical Application of Fetal Tissue Transplantation". J.Amer.Med.Ass.263(1990)565-570.

-Vawter, D. et al.: "The Use of Human Fetal Tissue: Scientific, Ethical and Policy Concerns. Report on an Interdisciplinary Research Project", Center for Biomedical Ethics, University of Minnesota, 1990.

（2） Kellnar, St. u. T. Rattanasouwan: Die intraperitoneale fetale Dünndarmtransplantation als Therapie des Kurzdarmsyndroms. Z. Europ. J. Ped. Surgery(im Druck).

（3） Stellungsnahmen und Regelungsvorschriften internationaler und nationaler Institutionen:

-Report of the Human Fetal Tissue Transplantation Research Panel, National Institutes of Health, Bethesda, Maryland 1988.

-Statement on Fetal Tissue Transplantation. The World Medical Association, Hong-kong 1989.

-Report of the Committee to Review the Guidance on the Research Use of Fetuses and Fetal Material. Presented to Parliament, Her Majesty's Stationery Office, London 1989.

-Report on the Use of Foetal Embryonic and Preembryonic Material for Diagnostic, Therapeutic, Scientific, Industrial and Commercial Purposes. Select Committee of Experts, Council of Europe 1990.

研究グループ会員

教授　H・バイアー博士

アーヘン工科大学医学部解剖学および産科学研究所所長
私講師　D・ビルンバッヒャー博士
エッセン総合大学　専門領域1，哲学、宗教学および社会科学
マリタ・ブリューム、ボン
教授　F・ベックレ博士
ボン大学道徳神学研究所名誉所長
H・G・コッホ博士
フライブルク大学外国刑法および国際刑法のためのマックス・プランク研究所
教授　H・ヘップ博士
ミュンヘン、大学病院婦人科部長
教授　ウタ・ゲルハルト博士
ギーセン大学医療社会学部門責任者
教授　ヘルガ・レーダー博士
マールブルク大学ヒト遺伝学医学センター臨床遺伝学部門責任者
インゲボルク・レツラーフ博士
リューベック、シュレスヴィヒ―ホルシュタイン州医師会会長
教授　D・レスラー博士
チュービンゲン大学福音主義神学セミナール

教授　H・B・ヴュールメーリング博士
エアランゲン大学法医学研究所所長

---

(1)予見可能であるのは、研究使用を科学的研究所と大病院に制限することである。組織バンクの施設は、したがって地域的・病理学的施設の中で最も目的に適って行われる。

長島　隆＝訳

資料3 『臓器の移植に関する法律』

公布：平成九年七月十六日法律第一〇四号
施行：平成九年十月十六日
改正：平成十一年十二月二十二日法律第一六〇号
施行：平成十三年一月六日

（目的）

第一条　この法律は、臓器の移植についての基本的理念を定めるとともに、臓器の機能に障害がある者に対し臓器の機能の回復又は付与を目的として行われる臓器の移植術（以下単に「移植術」という。）に使用されるための臓器を死体から摘出すること、臓器売買等を禁止すること等につき必要な事項を規定することにより、移植医療の適正な実施に資することを目的とする。

（基本的理念）

第二条　死亡した者が生存中に有していた自己の臓器の移植術に使用されるための提供に関する意思は、尊重されなければならない。

2　移植術に使用されるための臓器の提供は、任意にされたものでなければならない。

3　臓器の移植は、移植術に使用されるための臓器が人道的精神に基づいて提供されるものであることにかんがみ、移植術を必要とする者に対して適切に行われなければならない。

4　移植術を必要とする者に係る移植術を受ける機会は、公平に与えられるよう配慮されなければならない。

（国及び地方公共団体の責務）

第三条　国及び地方公共団体は、移植医療について国民の理解を深めるために必要な措置を講ずるよう努めなければならない。

（医師の責務）

第四条　医師は、臓器の移植を行うに当たっては、診療上必要な注意を払うとともに、移植術を受ける者又はその家族に対し必要な説明を行い、その理解を得るよう努めなければならない。

（定義）

第五条　この法律において「臓器」とは、人の心臓、肺、肝臓、腎臓その他厚生労働省令で定める内臓及び眼球をいう。

（臓器の摘出）

第六条　医師は、死亡した者が生存中に臓器を移植術に使用されるために提供する意思を書面により表示している場合であって、その旨の告知を受けた遺族が当該臓器の摘出を拒まないとき又は遺族がないときは、この法律に基づき、移植術に使用されるための臓器を、死体（脳死した者の身体を含む。以下同じ。）から摘出することができる。

2　前項に規定する「脳死した者の身体」とは、その身体から移植術に使用されるための臓器が摘出されることとなる者であって脳幹を含む全脳の機能が不可逆的に停止するに至ったと判定されたものの身体をいう。

3　臓器の摘出に係る前項の判定は、当該者が第1項に規定する意思の表示に併せて前項による判定に従う意思を書面により表示している場合であって、その旨の告知を受けたその者の家族が当該判定を拒まないとき又は家族がないときに限り、行うことができる。

4　臓器の摘出に係る第2項の判定は、これを的確に行うために必要な知識及び経験を有する二人以上の医師（当該判定がなされた場合に当該脳死した者の身体から臓器を摘出し、又は当該臓器を使用した移植術を行うこととなる医師を除く。）の一般に認められている医学的知見に基づき厚生労働省令で定めるところにより行う判断の一致によって、行われるものとする。

5　前項の規定により第2項の判定を行った医師は、厚生労働省令で定めるところにより、直ちに、当該判定が的確に行われたことを証する書面を作成しなければならない。

6　臓器の摘出に係る第2項の判定に基づいて脳死した者の身体から臓器を摘出しようとする医師は、

あらかじめ、当該脳死した者の身体に係る前項の書面の交付を受けなければならない。

（臓器の摘出の制限）

第七条　医師は、前条の規定により死体から臓器を摘出しようとする場合において、当該死体について刑事訴訟法（昭和二十三年法律第一三一号）第二二九条第1項の検視その他の犯罪捜査に関する手続が行われるときは、当該手続が終了した後でなければ、当該死体から臓器を摘出してはならない。

（礼意の保持）

第八条　第六条の規定により死体から臓器を摘出するに当たっては、礼意を失わないよう特に注意しなければならない。

（使用されなかった部分の臓器の処理）

第九条　病院又は診療所の管理者は、第六条の規定により死体から摘出された臓器であって、移植術に使用されなかった部分の臓器を、厚生労働省令で定めるところにより処理しなければならない。

（記録の作成、保存及び閲覧）

第十条　医師は、第六条第2項の判定、同条の規定による臓器の摘出又は当該臓器を使用した移植術（以下この項において「判定等」という。）を行った場合には、厚生労働省令で定めるところにより、判定等に関する記録を作成しなければならない。

2　前項の記録は、病院又は診療所に勤務する医師が作成した場合にあっては当該病院又は診療所の管理者が、病院又は診療所に勤務する医師以外の医師が作成した場合にあっては当該医師が、五年間保存しなければならない。

3　前項の規定により第1項の記録を保存する者は、移植術に使用されるための臓器を提供した遺族その他の厚生労働省令で定める者から当該記録の閲覧の請求があった場合には、厚生労働省令で定めるところにより、閲覧を拒むことについて正当な理由がある場合を除き、当該記録のうち個人の権利利益を不当に侵害するおそれがないものとして厚生労働省令で定めるものを閲覧に供するものとする。

（臓器売買等の禁止）

第十一条　何人も、移植術に使用されるための臓器を提供すること若しくは提供したことの対価として財産上の利益の供与を受け、又はその要求若しくは約束をしてはならない。

2　何人も、移植術に使用されるための臓器の提供を受けること若しくは受けたことの対価として財産上の利益を供与し、又はその申込み若しくは約束をしてはならない。

3　何人も、移植術に使用されるための臓器を提供すること若しくはその提供を受けることのあっせんをすること若しくはあっせんをしたことの対価として財産上の利益の供与を受け、又はその要求若しくは約束をしてはならない。

4　何人も、移植術に使用されるための臓器を提供すること若しくはその提供を受けることのあっせんを受けること若しくはあっせんを受けたことの対価として財産上の利益を供与し、又はその申込み若しくは約束をしてはならない。

5　何人も、臓器が前各項の規定のいずれかに違反する行為に係るものであることを知って、当該臓器を摘出し、又は移植術に使用してはならない。

6　第1項から第4項までの対価には、交通、通信、移植術に使用されるための臓器の摘出、保存若しくは移送又は移植術等に要する費用であって、移植術に使用されるための臓器を提供すること若しくはその提供を受けること又はそれらのあっせんをすることに関して通常必要であると認められるものは、含まれない。

（業として行う臓器のあっせんの許可）

第十二条　業として移植術に使用されるための臓器（死体から摘出されるもの又は摘出されたものに限る。）を提供すること又はその提供を受けることのあっせん（以下「業として行う臓器のあっせん」という。）をしようとする者は、厚生労働省令で定めるところにより、臓器の別ごとに、厚生労働大臣の許可を受けなければならない。

2　厚生労働大臣は、前項の許可の申請をした者が次の各号のいずれかに該当する場合には、同項の許可をしてはならない。

一　営利を目的とするおそれがあると認められる者

二　業として行う臓器のあっせんに当たって当該臓器を使用した移植術を受ける者の選択を公平かつ

適正に行わないおそれがあると認められる者

（秘密保持義務）

第十三条　前条第1項の許可を受けた者（以下「臓器あっせん機関」という。）若しくはその役員若しくは職員又はこれらの者であった者は、正当な理由がなく、業として行う臓器のあっせんに関して職務上知り得た人の秘密を漏らしてはならない。

（帳簿の備付け等）

第十四条　臓器あっせん機関は、厚生労働省令で定めるところにより、帳簿を備え、その業務に関する事項を記載しなければならない。

2　臓器あっせん機関は、前項の帳簿を、最終の記載の日から五年間保存しなければならない。

（報告の徴収等）

第十五条　厚生労働大臣は、この法律を施行するため必要があると認めるときは、臓器あっせん機関に対し、その業務に関し報告をさせ、又はその職員に、臓器あっせん機関の事務所に立ち入り、帳簿、書類その他の物件を検査させ、若しくは関係者に質問させることができる。

2　前項の規定により立入検査又は質問をする職員は、その身分を示す証明書を携帯し、関係者に提示しなければならない。

3　第1項の規定による立入検査及び質問をする権限は、犯罪捜査のために認められたものと解してはならない。

（指示）

第十六条　厚生労働大臣は、この法律を施行するため必要があると認めるときは、臓器あっせん機関に対し、その業務に関し必要な指示を行うことができる。

（許可の取消し）

第十七条　厚生労働大臣は、臓器あっせん機関が前条の規定による指示に従わないときは、第十二条第1項の許可を取り消すことができる。

（経過措置）

第十八条　この法律の規定に基づき厚生労働省令を制定し、又は改廃する場合においては、その厚生労働省令で、その制定又は改廃に伴い合理的に必要と判断される範囲内において、所要の経過措置（罰則に関する経過措置を含む。）を定めることができる。

（厚生労働省令への委任）

第十九条　この法律に定めるもののほか、この法律の実施のための手続その他この法律の施行に関し必要な事項は、厚生労働省令で定める。

（罰則）

第二十条　第十一条第1項から第5項までの規定に違反した者は、五年以下の懲役若しくは五百万円以下の罰金に処し、又はこれを併科する。

2　前項の罪は、刑法（明治四十年法律第四十五号）第三条の例に従う。

第二十一条　第六条第5項の書面に虚偽の記載をした者は、三年以下の懲役又は五十万円以下の罰金に処する。

2　第六条第6項の規定に違反して同条第5項の書面の交付を受けないで臓器の摘出をした者は、一年以下の懲役又は三十万円以下の罰金に処する。

第二十二条　第十二条第1項の許可を受けないで、業として行う臓器のあっせんをした者は、一年以下の懲役若しくは百万円以下の罰金に処し、又はこれを併科する。

第二十三条　次の各号のいずれかに該当する者は、五十万円以下の罰金に処する。

一　第九条の規定に違反した者

二　第十条第1項の規定に違反して、記録を作成せず、若しくは虚偽の記録を作成し、又は同条第2

項の規定に違反して記録を保存しなかった者

三　第十三条の規定に違反した者

四　第十四条第1項の規定に違反して、帳簿を備えず、帳簿に記載せず、若しくは虚偽の記載をし、又は同条第2項の規定に違反して帳簿を保存しなかった者

五　第十五条第1項の規定による報告をせず、若しくは虚偽の報告をし、又は同項の規定による立入検査を拒み、妨げ、若しくは忌避し、若しくは同項の規定による質問に対して答弁をせず、若しくは虚偽の答弁をした者

2　前項第三号の罪は、告訴がなければ公訴を提起することができない。

第二十四条　法人（法人でない団体で代表者又は管理人の定めのあるものを含む。以下この項において同じ。）の代表者若しくは管理人又は法人若しくは人の代理人、使用人その他の従業者が、その法人又は人の業務に関し、第二十条、第二十二条及び前条（同条第1項第三号を除く。）の違反行為をしたときは、行為者を罰するほか、その法人又は人に対しても、各本条の罰金刑を科する。

2　前項の規定により法人でない団体を処罰する場合には、その代表者又は管理人がその訴訟行為につきその団体を代表するほか、法人を被告人又は被疑者とする場合の刑事訴訟に関する法律の規定を準用する。

第二十五条　第二十条第1項の場合において供与を受けた財産上の利益は、没収する。その全部又は一

部を没収することができないときは、その価額を追徴する。

附則 ［抄］

（施行期日）

第一条 この法律は、公布の日から起算して三月を経過した日から施行する。

（検討等）

第二条 この法律による臓器の移植については、この法律の施行後三年を目途として、この法律の施行の状況を勘案し、その全般について検討が加えられ、その結果に基づいて必要な措置が講ぜられるべきものとする。

2 政府は、ドナーカードの普及及び臓器移植ネットワークの整備のための方策に関し検討を加え、その結果に基づいて必要な措置を講ずるものとする。

3 関係行政機関は、第七条に規定する場合において同条の死体が第六条第2項の脳死した者の身体であるときは、当該脳死した者の身体に対する刑事訴訟法第二二九条第1項の検視その他の犯罪捜査に関する手続と第六条の規定による当該脳死した者の身体からの臓器の摘出との調整を図り、犯罪捜査に関する活動に支障を生ずることなく臓器の移植が円滑に実施されるよう努めるものとする。

(角膜及び腎臓の移植に関する法律の廃止)

第三条 角膜及び腎臓の移植に関する法律(昭和五十四年法律第六十三号)は、廃止する。

(経過措置)

第四条 医師は、当分の間、第六条第1項に規定する場合のほか、死亡した者が生存中に眼球又は腎臓を移植術に使用されるために提供する意思を書面により表示している場合及び当該意思がないことを表示している場合以外の場合であって、遺族が当該眼球又は腎臓の摘出について書面により承諾しているときにおいても、移植術に使用されるための眼球又は腎臓を、同条第2項の脳死した者の身体以外の死体から摘出することができる。

2 前項の規定により死体から眼球又は腎臓を摘出する場合においては、第七条中「前条」とあるのは「附則第四条第1項」と、第八条及び第九条中「第六条」とあるのは「附則第四条第1項」と、第十条第1項中「同条の規定による」とあるのは「附則第四条第1項の規定による」と読み替えて、これらの規定(これらの規定に係る罰則を含む。)を適用する。

第五条 この法律の施行前に附則第三条の規定による廃止前の角膜及び腎臓の移植に関する法律(以下「旧法」という。)第三条第3項の規定による遺族の書面による承諾を受けている場合(死亡した者が生存中にその眼球又は腎臓を移植術に使用されるために提供する意思がないことを表示している場合であって、この法律の施行前に角膜又は腎臓の摘出に着手していなかったときを除く。)又は同項ただし書の場合に該当していた場合の眼球又は腎臓の摘出については、なお従前の例による。

第六条　旧法第三条の規定（前条の規定によりなお従前の例によることとされる眼球又は腎臓の摘出に係る旧法第三条の規定を含む。次条及び附則第八条において同じ。）により摘出された眼球又は腎臓の取扱いについては、なお従前の例による。

第七条　旧法第三条の規定により摘出された眼球又は腎臓であって、角膜移植術又は腎臓移植術に使用されなかった部分の眼球又は腎臓のこの法律の施行後における処理については、当該摘出された眼球又は腎臓を第六条の規定により死体から摘出された臓器とみなし、第九条の規定（これに係る罰則を含む。）を適用する。

第八条　旧法第三条の規定により摘出された眼球又は腎臓を使用した移植術がこの法律の施行後に行われた場合における当該移植術に関する記録の作成、保存及び閲覧については、当該眼球又は腎臓を第六条の規定により死体から摘出された臓器とみなし、第十条の規定（これに係る罰則を含む。）を適用する。

第九条　この法律の施行の際現に旧法第八条の規定により業として行う眼球又は腎臓の提供のあっせんの許可を受けている者は、第十二条第１項の規定により当該臓器について業として行う臓器のあっせんの許可を受けた者とみなす。

第十条　この法律の施行前にした行為に対する罰則の適用については、なお従前の例による。

第十一条　健康保険法（大正十一年法律第七十号）、国民健康保険法（昭和三十三年法律第一九二号）その他政令で定める法律（以下「医療給付関係各法」という。）の規定に基づく医療（医療に要する費用の支給に係る当該医療を含む。以下同じ。）の給付（医療給付関係各法に基づく命令の規定に基づくものを含む。以下同じ。）に継続して、第六条第2項の脳死した者の身体への処置がされた場合には、当分の間、当該処置は当該医療給付関係各法の規定に基づく医療の給付としてされたものとみなす。

2　前項の処置に要する費用の算定は、医療給付関係各法の規定に基づく医療の給付に係る費用の算定方法の例による。

3　前項の規定によることを適当としないときの費用の算定は、同項の費用の算定方法を定める者が別に定めるところによる。

4　前2項に掲げるもののほか、第1項の処置に関しては、医療給付関係各法の規定に基づく医療の給付に準じて取り扱うものとする。

附則（平成十一年十二月二十二日法律第一六〇号）〔抄〕

（施行期日）

第一条　この法律（第二条及び第三条を除く。）は、平成十三年一月六日から施行する。〔後略〕

以上

あとがき

本書は「生命倫理コロッキウム」叢書の第2集であり、「臓器移植」問題を取り上げた。臓器移植問題については、すでに一九九七年に日本において「臓器の移植に関する法律」が成立して以後、法律に従って運用されている問題である。だが、この法律が成立することによって問題が解決したわけではなく、本書の中でも取り扱われているが、今日、小児移植問題、異種移植問題などさらに問題は広がっている。

とりわけ、この法律が「臓器移植禁止法」のごとく、臓器移植に関して厳しいルールを設けているゆえに、三年見直し規定に基づいて、「臓器提供者（ドナー）」の増加を目指して「改正」が企図されていることは注意すべきであろう。小児移植問題はその典型的事例であるといえる。さらに法律の拡大解釈の危険も生じている。四月から五月にかけてなされた「意見公募」は「生前意思」をどのように評価するかという問題である。これは十五例目に親族に提供したいという「遺言」があったと称して、それこそこの法律の核心をなしていた「匿名性」と「平等性」を超えて親族の臓器移植手術を行ったという問題に端を発している。

この事例に関して専門委員会はほぼ賛成、肯定の意見で染まり、ただ一人反対した法律家の委員の意見を「法律家の特殊な意見」とまでいう議論を展開した。だが、検証会議では、この「遺言」なるものが文書で存在したのではなく、家族から口頭であったとされることが明るみに出され、しかもこの事例のあり方に対して否定的な報告が出されたことを機縁としている。

筆者が責任者をしている日本医学哲学倫理学会・国内学術交流委員会は、当然のこととしてこの「生前意思」に関する「意見公募」に応じている。この件に関してはすでに七月に結果報告がなされ、現時点では、結局「臓器提供先」を特定する「生前意思」なるものは認めないことになった。

臓器移植法そのものにも問題があり、しかもその改正に関しても問題がある。この臓器移植法の成立そのものが三十年以上前に問題を起こした「和田心臓移植事件」以来、生命倫理に関する国民的な議論が起こってきた象徴的な問題であるが故に、私たちはこの問題に関しては引き続き注目し、監視していかなければならないと考えている。

それと同時に、「臓器移植」という技術そのものの見直しもまた必要な時期に入ってきているのではないかと考えている。その一つは「異種移植」問題である。ドナー不足を解消するために検討・研究されてきている問題である。とりわけ遺伝学の研究が進む中で、異種動物にヒトの遺伝子を組み込んで抗体反応を克服する試みが行われている。だが、新しく大きな問題として浮かび上がっているのは「感染症」問題である。この間の「感染症」問題としては典型的には、「クロイツフェルト・ヤコブ病」問題を挙げることができる。この問題は極めて大きな問題である。医学上重要な問題となっているとともに、あらためて私たちに、私たちが生命体について分かっていないことを思い起こさせる現象である。

そして今回の論集では取り上げることができなかったが、極めて大きく宣伝されはじめている「再生医学」問題がある。最近では「臓器」の再生などは宣伝されなくなっているけれども、神経など一部の再生について成功例が新聞紙上でも報告されるような状況にある。この「再生医学」の問題もまた私たちは「臓器移植」について考察する際には考慮に入れるべきであろう。もちろん、この場合は、「科学ジャーナリズム」の問題としても取り上げることが重要なのではないかと考えている。そしてマスコミおよび専門家の社会的責任問題としても取り上げられるべきものだろうと思われる。和田心臓移植事件以来、マスコミ報道の変化そして専門家の折々の対応とその変化はまだ検証されていない。

生命倫理の議論そのものが、専門家による専門家内部での議論ではなく、そのような議論を踏まえた公共政策そのものをめぐる議論であるが故に、専門家の責任も強く問われなければならないと考えている。

最後に、何人かの人に謝辞を述べさせていただきたい。この「生命倫理コロッキウム」叢書の刊行を支援し、その母体となる日本医学哲学倫理学会・国内学術交流委員会の活動を強力にバックアップしていただいている、木阪昌知前会長、桝形公也現会長にお礼を申し上げる。また本書の刊行が可能になったのは、ひとえに太陽出版社主籠宮良治氏の理解に基づくのは第1集と同様であり、お礼を申し上げる。そして第2集が当初の予定より大幅に遅くなったにもかかわらず、第1集に引き続き、編者、執筆者との連絡から面倒な校正に至るまで編集作業を担当してくださった同社の藤沢祥子さんにも謝辞を表したい。

二〇〇二年八月

執筆者を代表して　長島　隆

〔索　引〕

＊当該項目について、次頁まで続く場合はf.、次々頁まで続く場合はff.、さらにそれ以上続く場合は初めの頁と終りの頁を「-」でつないで示してある。

執筆者紹介

倉持　　武* 松本歯科大学歯学部助教授

古川原明子 龍谷大学矯正・保護研究センター博士研究員

趙　炳宣 清州大学法学部教授

澤田愛子 富山医科薬科大学医学部教授

田村京子 昭和大学教養部助教授

黒須三惠 日本医科大学医学部講師

鞭　　熙 舞鶴市民病院小児科部長

浅見昇吾 慶應義塾大学文学部講師

長島　　隆* 東洋大学文学部教授

水野邦彦 北海学園大学経済学部教授

（初出順、＊は編者）

生命倫理コロッキウム②

臓器移植と生命倫理

2003年2月5日　第1刷

［編者］
倉持武・長島隆

［発行者］
籠宮良治

［発行所］
太陽出版

東京都文京区本郷4-1-14　〒113-0033
TEL 03（3814）0471　FAX 03（3814）2366

装幀＝渡辺嘉己（ガレージ）
［印字］ガレージ ［印刷］壮光舎印刷 ［製本］井上製本

ISBN4-88469-307-8